한방이 답이다

대한민국 한의학 명의가 알려주는 **24**가지 질병과 그 해답

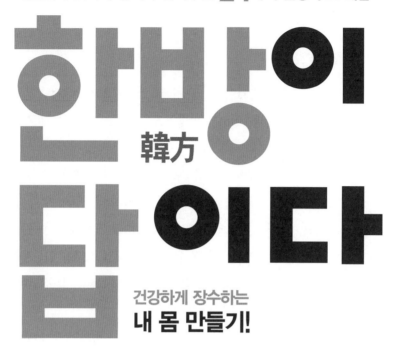

한방이 韓方 답이다

건강하게 장수하는
내 몸 만들기!

매일경제TV 〈건강 한의사〉 지음

매일경제신문사

책 을 편 집 하 면 서

2016년 《내가 지금 한의원에 가야하는 이유》를 필두로 2017년 《어떤 병이든 한방이 답이다》에 이어 이제 2018년 《한방이 답이다》의 출간으로 그 계보를 이어가게 되었습니다.

매년 발간되어 온 그 간의 출간 서적들은 〈매일경제TV〉에서 매일 생방송되는 한방건강상담 프로그램인 〈건강 한의사〉의 고정출연 한의사들이 열과 성을 다해 각각 집필하고 공동 출간한 책입니다. 2014년 12월 15일 첫 방송을 시작한 〈건강 한의사〉에 고정출연하는 현직 한의사들이 직접 풍부한 임상경험과 많은 건강상담 경험을 토대로 방송에서 충분히 설명하지 못한 대표질환에 대하여 심도 있게 다룬 한의학 임상소개서입니다.

〈건강 한의사〉란 타이틀을 걸고 처음 발간한 《내가 지금 한의원에 가야 하는 이유》는 한국출판문화산업진흥원에서 도서문화 향상을 도모하고자 매년 선정하여 발표하는 〈세종도서〉에 2016년 교양도서 부분 추천도서 중 하나로 선정되는 영광도 누렸습니다.

진정한 건강함을 지켜가는 일은 참으로 어려운 일입니다. 그것은 몸을 편하게만 만드는 일과는 사뭇 다른 일이기 때문입니다. 이 책을 모두 읽으신 후엔 자신의 주변을 돌아보고 한번쯤 살펴보시길 바랍니다. 올바른 관점을 가지고 그 관점에 맞추어서 살아가고 평가하는 일, 그것이 건강함을 유지하고 건강해서 편해지는 유일한 방법입니다.

"사람이여 고상하게 되어라. 동정이 많고 선량하게 되어라. 그러할 때만 사람은 우리가 아는 모든 생물과 구별되는 것이다."

《젊은 베르테르의 슬픔》, 《파우스트》로 유명한 독일의 문학가이자 사상가인

괴테의 말입니다. 얼마 전 작고하신 아버지의 수첩 첫 장에 적혀있던 이 말을 저는 한의사로서 이렇게 마음에 새기고 독자분들께 전달하고 싶습니다.

"건강을 바라는 사람이여 질병에 고상하게 대처하여라. 질병을 미워하지 말고 이해하고 내 자신의 잘못된 행동과 습관을 반성하고 치료하여 선량한 몸이 되어라. 그러할 때에만 편하기만을 쫓다가 겨우 연명하는 사람과 구별되고 건강하게 살아가며 남에게도 나눠줄 수 있는 사람이 될 것이다."

여기 그 노력을 외롭지 않게 이어갈 수 있도록 한의학이라는 훌륭한 관점과 방법을 통해 건강의 길로 안내하는 한의사들의 제안이 있습니다. 이 책을 통해 올바르고 참된 의료인 한의학의 다양한 접근방법들을 접해보시기 바랍니다. 그리고 이러한 한의학적인 관점과 이해를 바탕으로 자신에게 맞는 한의치료 기술을 선택하고 부단히 노력하셔서 진정으로 건강한 삶을 누리시길 바랍니다.

끝으로 이번 책 발간에 한의학의 이론적 정수와 치료현장에서의 실제 임상내용을 알차게 채워주신 스물 네 분의 〈건강 한의사〉 패널 원장님들과 〈건강 한의사〉 대표로 헌신적 수고를 마다않으시는 S앤비 한의원 염창섭 원장님, 편집과정에 실질적인 노고를 다해주신 박채윤, 진보라, 유혜은 작가님, 그리고 건전한 한의학 알리기에 훌륭한 터전이 되어주고 있는 〈매일경제TV〉 서정희 대표님 이하 모든 관계자 여러분께 감사드립니다.

편집위원장 · 소생한의원장

황 상 준

추 천 사

장수의 시대가 열리면서 '건강하게 오래 사는 법'은 많은 이들의 주요 관심사가 되었습니다. 장수는 축복임이 분명하지만, 그러나 현실은 건강하지 않은 삶을 오래 사는 경우가 많은 것 같습니다. 호시탐탐 건강을 노리는 질병으로부터 자유로우려면 먼저 자신의 몸을 아는 것이 중요하죠.

〈매일경제TV〉의 장수 프로그램인 〈건강 한의사〉 출연자들이 환자들을 진료하면서 겪었던 임상경험과 그 속에 담긴 한의학 상식 및 치료방법 등을 담은 책이 발간되었습니다.

사람은 기질과 성향에 따라 관심을 두는 대상이 달라지는데, 무엇인가에 깊이 몰입하는 사람들의 동력을 살펴보면 그 바탕에는 열정이라는 공통의 코드가 숨어 있습니다. 열정을 지닌 사람들은 인생을 살아갈 때 결과를 계산하지 않고 그저 묵묵히 자신의 길을 걸어가죠. 400여 년 전, 의학을 벗으로 삼고 평생 이를 연구하며 살아간 허준 선생처럼 말입니다. 우리나라 전통의료의 소신과 열정을 이어받은 현대판 24인의 허준 정신이 이 책에 고스란히 담겨 있습니다.

약식동원藥食同源, 우리 선조들은 '약과 음식은 그 근원이 같다'는 철학으로 마시는 차 한 잔, 죽 한 모금까지도 몸의 상태에 맞춰 먹었다고 합니다.

《한방이 답이다》에는 모호하고 신비한 인간의 몸을 되살리는 한의학의 원리가 무엇인지, 심각한 환경오염과 화학물질로 인해 고통 받는 현대인들에게 실용적이고 자연친화적인 '한의학의 지혜'를 제공하는 책이 될 것입니다. 더불어 제각각 체질에 맞는 소박한 건강법부터 왕실의 보약까지, 진귀한 약재들과 섭생의 중요성을 알리고 있습니다. 병을 죽이려다 건강도 상하는 의학이 아니

라 진정 사람을 살리는 안전하고 자연 친화적인 한의학이 독자 여러분의 건강
을 지켜줄 것입니다.

이 책이 수천 년간 우리 민족의 건강을 담당해 온 한의학에 대한 잘못된 편견
과 오해를 말끔히 해소하는 가정의 건강지침서가 되길 기대해봅니다.

끝으로 〈건강 한의사〉라는 의미 있는 TV 프로그램 운영과 《한방이 답이다》
집필에 노고를 다해주신 24인의 한의사들께 응원과 축하의 말을 전합니다.

㈜매일경제TV 대표이사

서 정 희

추 천 사

〈매일경제TV〉〈건강 한의사〉 출연 원장님들의 2018년 책 발간을 진심으로 축하드립니다.

지난 3년간 국내 유일무이한 한의학 상담 방송으로 자리 잡기까지 우여곡절도 많았지만, 첫 회부터 지금까지 인연으로 함께 해주신 여러 원장님들의 애정과 노력이 있었기에 〈건강 한의사〉가 명맥을 이어오게 된 것이라 생각합니다. 담당 PD로서 고개 숙여 감사의 인사를 전합니다.

PD라는 직책을 떠나 〈건강 한의사〉의 애청자로서 그동안 많은 것을 배우고 느꼈습니다. 한의학의 역사와 위대함, 질병을 바라보는 눈, 근본 치료의 중요성, 양생법까지 건강과 질병을 대하는 관점이 달라졌습니다. 나날이 과학과 의료기술이 성장함에도 불구하고 오히려 현대인들은 더 많이 아프고 재발하는 질병과 싸워야 하는 이유가 무엇인지. 그 모순에 대한 해답이 한의학에 숨어 있다는 것을 알게 되었습니다.

〈건강 한의사〉는 지난 800회 동안 회 당 평균, 스무 명 가량의 시청자가 전화 상담을 주셨고, 총 1만 6,000여 건의 질병 상담을 진행해왔습니다. 노화에 따른 질병, 사고, 마음의 병 등 다양한 고통으로 〈건강 한의사〉의 문을 두드려 주신 시청자들의 이야기를 듣고 있자면, 곧 나와 내 가족, 이웃의 이야기라는 생각을 하게 됩니다. 그리고 한 가지 안타까운 점은 꽤 많은 분들이 본인의 질환과 상태를 자세히 알지 못한 채 병원을 전전하며 진통제 등으로 하루하루를 버티고 있다는 사실입니다. 비록 직접 문진을 하지 못하는 상황과 짧은 상담 시간이지만, 원장님들의 애정 어린 조언과 제안이 실질적인 도움이 되길 바라며, 〈건강 한의사〉는 더욱 성장하는 방송으로 시청자들과 함께 할 것을 약속합니다.

현대의 화두는 '100세 시대'입니다. '골골' 백세를 살 것인가, 아니면 건강하게 '튼튼' 백세를 살 것인가. 행복한 노후를 위해 스스로 건강을 어떻게 지켜야 하는지, 몸이 보내는 이상 신호를 어떻게 살펴봐야 하는지, 《한방이 답이다》에 담긴 한의학적 지식을 통해 건강과 행복의 길을 찾아보시기 바랍니다.

끝으로 〈매일경제TV〉 〈건강 한의사〉의 담당 PD로서 프로그램의 무궁한 발전을 위해 아낌없이 열정을 쏟을 것을 약속드리며 다시 한 번 존경하는 원장님들의 책 발간을 축하드립니다.

(주)매일경제TV 담당PD

김 준 호

한 밤 이 담 이 다

차 례

제1부 내경편 內景篇
소화기 · 순환기 · 대사 · 신경정신질환

제2부 외형편 外形篇
척추 · 신경계 · 피부 · 항문질환

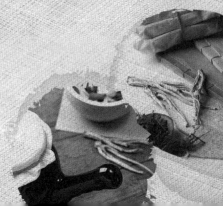

제3부 잡병편 雜病篇
부인 · 소아질환

제 1 부

내경편

內景篇

소화기 · 순환기 · 대사 · 신경정신질환

과민대장증후군 탈출하기

평장침, 청비탕

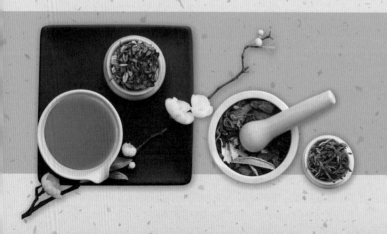

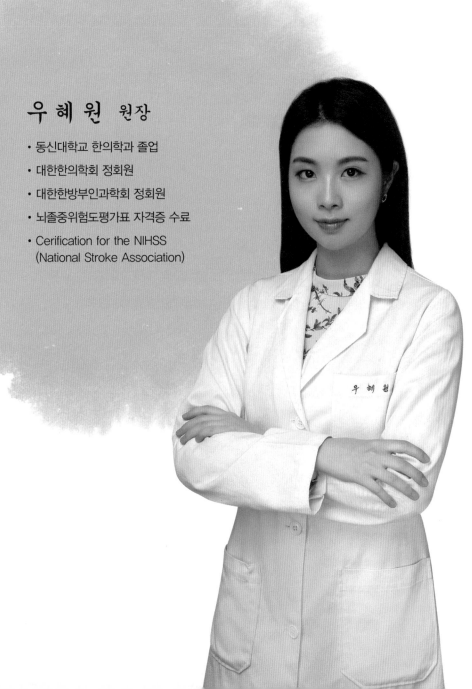

우혜원 원장

- 동신대학교 한의학과 졸업
- 대한한의학회 정회원
- 대한한방부인과학회 정회원
- 뇌졸중위험도평가표 자격증 수료
- Cerification for the NIHSS
  (National Stroke Association)

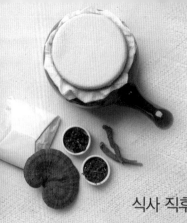

식사 직후, 바로 화장실로 달려 간다면?

과민대장증후군 탈출하기

대표요법 평장침, 청비탕

사람의 장腸은 '제2의 뇌'로 불린다. 뇌세포의 수는 약 150억 개로 인체에서 가장 많으며, 그 다음으로 많은 것이 1억 개에 이르는 장 세포다. 장에는 다른 장기에 없는 독자적인 신경계가 있으며, 이 신경이 영양을 흡수하고 배설하고 감정까지도 관장한다. 이러한 이유로 스트레스가 가중되는 현대인들의 장 건강에 적신호가 켜지고 장내 면역력 저하에 따른 여러 가지 증상이 발현되는 것이다.

'과민대장증후군'은 전 세계 9.5~25%의 성인이 앓고 있는 증상이다. 과민해진 장이 정상적으로 회복되려면 우선적으로 장에 자극을 주는 요인들을 피해야하지만, 생활관리만으로 증상을 개선하는 것은 사실 쉽지 않은 일이다. 장부의 자생력을 향상시키고 민감한 장을 안정시킬 수 있는 '평장침平腸鍼'과 '청비탕淸脾湯'의 도움을 받아보자.

과민대장증후군에 대한 일문일답

Q. 과민대장증후군이란 무엇인가요?

서른 살 직장인 김모 양은 아랫배 통증으로 아침에 화장실을 들락거리는 일이 많아 고민이었습니다. 반복되는 변비와 설사 때문에 병원에서 내시경 검사를 받았지만, 돌아온 소견은 '아무 이상이 없다'였죠.

이처럼 과민대장증후군은 내시경이나 엑스레이와 같은 검사에서 특별히 부각되는 증상이 드러나진 않지만, 변비나 설사와 같은 배변습관의 변화와 함께 복통, 복부 불편감이 동반되는 만성적인 기능성 장 질환을 말합니다.

Q. 과민대장증후군의 증상은 무엇인가요?

과민대장증후군의 증상은 크게 3가지로 나눌 수 있습니다. 첫 번째, 복통입니다. 주로 장이 꼬이는 양상으로 식후 갑자기 심한 통증이 나타납니다. 두 번째, 배변습관의 변화입니다. 전과 다르게 최근 몇 개월간 변비나 설사와 같이 불규칙한 배변을 한다면 과민대장증후군을 의심할 수 있습니다. 설사와 변비가 번갈아 발생하거나 설사 혹은 변비 중 한 가지 형태의 배변습관이 주로 나타납니다. 세 번째, 가스가 차고 배가 부글거리는 복부 불편감입니다. 배변 후에는 증상이 호전되거나 소실되는 것이 특징입니다.

《동의보감》에서는 과민대장증후군에 대해 '대변大腸에 병病이 들면 배가 아프고 꾸르륵 소리가 나면서 기氣가 가슴으로 치받으며 숨이 차고 오래 서 있지 못한다腹痛腸鳴, 氣上衝胸, 喘不能久立, 邪在大腸也.', '먹은 것이 그대로 대변으로 나온다時發殯泄'라고 언급하고 있습니다. 그럼 과민대장증후군 증상에 따른 유형을 살펴보겠습니다.

설사형

설사형 환자들은 실제로 설사를 자주 합니다. 아침에 화장실을 세 번 이상 들락거리기도 하고 복통이나 복부 불쾌감을 호소합니다.

변비형

변비형 환자들은 만성적인 변비로 일상생활에 장애를 겪습니다. 화장실에서 30분 이상 시간을 보내도 변이 나오지 않는 경우가 많습니다.

혼합형

혼합형 환자들은 설사와 변비가 교대로 나타납니다. 배변 장애로 인해 큰 스트레스를 받습니다.

Q. 과민대장증후군 자가진단법은?

다음 'Rome Ⅱ 기준'을 통해 본인이 과민대장증후군에 해당하는지 알 수 있

설사형 vs. 변비형 과민대장증후군 분류기준

설사형	변비형
① 하루 배변 횟수 3회 초과 ② 무른 변 또는 물 설사 ③ 배변 시 급박감 　(참지 못하고 화장실로 달려감)	④ 주 3회 미만의 배변 횟수 ⑤ 단단하거나 덩어리진 대변 ⑥ 배변 시 과도한 힘주기
①②③ 중 1가지 이상을 만족하고, ④⑤⑥은 해당되지 않을 때	④⑤⑥ 중 1가지 이상을 만족하고 ①②③은 해당되지 않을 때

습니다. 연속적일 필요는 없지만, 지난 3개월 동안 적어도 12주 이상 복부 불쾌감이나 복통이 있고 다음 3가지 항목 중 2가지 이상이 해당될 때 과민대장증후군을 의심해볼 수 있습니다.

하나, 배변 후 증상이 완화된다.

둘, 증상과 함께 배변 횟수의 변화가 있다.

셋, 증상과 함께 대변 형태의 굳기와 변화가 있다.

Q. 과민대장증후군의 원인은 무엇인가요?

과민대장증후군은 특정한 원인에 의해 발생한다기보다는 내장의 과민성, 장내 세균의 변화, 스트레스나 불안, 우울 등 다양한 원인에 의한 것으로 알려져 있습니다. 내장의 과민성은 식습관과 관련이 있습니다. 잦은 야식, 간식, 음주 등 불규칙한 식습관이 가장 큰 원인입니다. 또한 찬 음식을 자주 먹을 때도 내장의 과민성이 증가합니다. 《동의보감》에는 '대장大腸은 차가운 것을 싫어하고 뜨거운 것을 좋아한다大腸惡淸冷而喜熱'고 기록돼 있습니다. 다음은 스트레스나 불안에 의해 장운동이 항진되어 불규칙한 배변습관을 초래하는 것입니다. 또한 과민대장증후군이 있는 경우 가족 중에 같은 증상 및 기타 기능적인 소화기장애를 가진 사람이 있다고 대답한 경우가 45.2%에 달합니다.

Q. 과민대장증후군의 한의학적 치료법은?

과민대장증후군은 한의학적 원인에 따라 두 가지로 나누어 치료합니다. 선천적으로 비위脾胃 자체의 기氣가 떨어진 경우와, 후천적으로 스트레스를 받아 간장肝腸과 비장脾腸이 조화를 이루지 못한 경우입니다.

비위기허脾胃氣虛

① 비위는 소화기관과 관련 있는 장부

② 기가 허하다는 것은 빠져나가는 것을 잡아주지 못하는 것을 의미

③ 통섭統攝·비기脾氣는 우리 몸에서 빠져나가는 물질들을 잡아주는 작용

④ 통섭이 잘 되지 않으면 설사 발생

⑤ 설사가 심한 경우 약해진 비기를 끌어올리는 치료법을 사용

⑥ 보補해주는 뜸이나 한약 치료를 사용

간비불화肝脾不和

① 간肝은 스트레스와 관련 있는 장부

② 신경이 예민한 경우 간기울결肝氣鬱結되어 비장의 기능까지 저하

③ 스트레스를 받은 직후 바로 설사나 변비가 발생

④ 울체되어 있는 간기肝氣를 풀어주는 치료법을 적용

⑤ 사瀉해주는 침이나 한약 치료를 사용

한약 치료

과민대장증후군의 한약 치료는 두 가지로 분류합니다. 증상을 일으키는 근본 원인에 따라 치료하는 방법과 복부의 증상에 따른 치료법입니다.

구분	근본 원인에 따라		복부 증상에 따라	
처방	삼령백출산	통사요방	반하사심탕	시호계지탕
원인 및 증상	**비위기허**脾胃氣虛 찬 것을 먹고 악화되는 경우	**간비불화**肝脾不和 평소 스트레스를 많이 받는 경우	가슴이 답답하고 복부 팽만감이 심한 경우	복직근이 긴장되고 불안 증상이 심한 경우
구성약재	인삼, 백출, 백복령, 산약, 자감초, 의이인, 연자, 길경, 사인	백출, 백작약, 방풍, 진피	반하, 황금, 인삼, 감초, 건강, 황련, 생강, 대조	시호, 계지, 황금, 인삼, 백작약, 반하, 자감초, 생강, 대조
효과	소화증진, 피로감 개선	옆구리의 그득한 느낌 해소	오심구토 억제, 한랭제거, 팽만감 해소	복부 근육 긴장완화, 복통 감소

침·뜸 치료

과민대장증후군 치료에 탁월한 효과를 발휘하는 혈 자리에 침과 뜸 치료를 합니다. 대표적인 혈은 대장의 복모혈腹募穴인 천추혈天樞穴입니다. 천추혈은 배꼽에서 양옆으로 2촌† 되는 곳에 떨어져 있습니다.

천추혈은 대장에 직접 자극을 주어 설사, 변비 등 배변과 관련된 질환을 모두 치료할 수 있습니다. 어렸을 때 배가 아픈 경우, 어머니께서 '엄마 손은 약손'이라고 하시며 배를 문질러 주었던 경험이 있을 겁니다. 거기에 해당하는 곳이 바로 천추혈입니다. 따라서 평소 소화기가 안 좋은 분들은 누워서 스스로 배를 문질러 주는 것도 도움이 됩니다. 천추혈은 침이나 뜸 치료를 통해 대장 기능을 회복시키고 소화문제를 개선시켜주는 중요한 혈 자리입니다. 이 밖에도 외부의 요인에 의해 갑자기 배가 아픈 경우 엄지와 검지 사이에 있는 합곡혈合

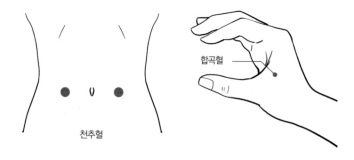

합곡혈

천추혈

谷穴을 눌러주는 것도 도움이 됩니다. 엄지와 검지를 벌렸을 때 엄지 손뼈와 검지 손뼈가 갈라지는 부분이 바로 합곡혈입니다.

평장약침 치료

평장약침平腸藥針 치료란 민감해진 장을 평온하게 해주며 심신을 안정시키고 비위기능을 올려주는 한약재를 추출하여 혈 자리에 주입하는 방법입니다. 화학적인 한약의 효과와 물리적인 침 치료의 효과를 동시에 구현할 수 있는 한방 치료법입니다. 천추혈 주변에 약침 액을 주입하여 긴장되어 있는 대장의 기능을 안정시켜주는 역할을 합니다.

Q. 과민대장증후군으로 타고난 체질이 있나요?

우리 몸은 본인이 갖고 태어난 오장육부의 허실에 따라 다양한 질병이 나타날 수 있습니다. 태어날 때부터 오장육부의 기능 중 강한 장기가 있고 상대적으로 약한 장기가 있습니다. 이를 체질이라고 합니다. 소화기능이 약해 밥을 먹어도 바로 설사하고 살이 잘 찌지 않는 사람들이 있죠? 이런 사람들은 대개 '소음인'일 가능성이 높습니다. 소음인은 신대비소腎大脾小하여 소화기능이 떨어집니다. 이때 장기적인 한약복용으로 떨어진 소화기능을 높이면 전반적인 체질개선에 도움이 됩니다.

Q. 과민대장증후군을 위한 생활습관은?

과민대장증후군에는 무엇보다 규칙적인 식습관이 중요합니다. 장에 무리를 주는 음식은 피하고 도움이 되는 음식을 섭취하시는 것이 좋습니다. 또한 스트레스 해소를 위해 꾸준한 운동과 충분한 수면을 취하는 것이 좋습니다. 충분한 수면을 통한 인체의 재충전은 대장의 과도한 긴장을 풀어주기 때문입니다.

1. 과민대장증후군에 좋은 음식

섬유질이 많은 채소나 과일은 과민대장증후군의 증상을 완화하는 데 도움이 됩니다. 대표적으로는 마, 매실, 생강, 당근, 고구마 등이 있습니다.

마에 포함돼 있는 '뮤신'이라는 효소는 소화관의 점막을 보호하는 효과가 있습니다. 또한 참마에는 소화효소인 아밀라아제가 다량 함유돼 소화를 잘 되게 합니다.

참마는 주스로 만들어 먹는 것이 좋습니다. 참마 150g, 우유 200ml, 설탕 2큰 술, 얼음 2~3개를 준비합니다. 참마는 껍질을 깎아 적당한 크기로 썰어 믹서에 위 재료를 넣고 15초 정도 갈아서 마십니다.

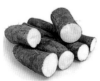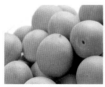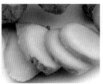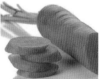

▲ 과민대장증후군에 좋은 마, 매실, 생강, 당근

매실은 '카테킨' 성분이 많이 함유돼 있어 장의 염증을 예방하는 효과가 있습니다.

생강은 장의 기능 및 혈액순환을 촉진합니다. 차로 끓여 마시면 과민대장증후군에 좋은 효과가 있습니다.

당근에는 '비피더스균 인자'가 포함돼 있기 때문에 변비 등의 기능성 장 질환에 도움을 줍니다.

2. 과민대장증후군에 해로운 음식

성질이 찬 돼지고기, 아이스크림, 냉면, 보리 등은 피하는 것이 좋습니다.

밀가루 음식, 소주, 맥주, 커피, 청량음료 등은 피하는 것이 좋습니다.

유제품, 콩 종류 등은 특정 환자들에게 증상을 악화시킬 수 있습니다.

과민대장에 해로운 'FODMAP'

FODMAP은 잘 분해되지 않는 당 성분이다. 분해되지 않는 당 성분은 가스를 유발한다. 과민대장증후군 환자들은 증상을 악화시키는 FODMAP이 함유된 식품을 조절해서 먹어야 한다. 본인에게 맞지 않아 알레르기 반응이나 과민대장증후군을 초래한다면 해당 식품들을 적게 섭취하는 것이 좋다.

· 과일 : 배, 망고, 수박, 복숭아, 사과, 체리
· 야채 : 양파, 마늘, 양배추, 브로콜리, 아스파라거스
· 기타 : 꿀, 액상과당

3. 스트레스 관리–편안한 마음가짐, 걷기운동

무엇보다 가장 중요한 것은 편안한 마음가짐을 갖는 것입니다. 과민대장증후

군 환자들의 경우, 식후에 변의를 참지 못하고 당장 화장실을 가야만 하는 불안한 마음이 생깁니다. 이 때 '지금 당장 화장실을 가지 않아도 문제가 생기지 않을 거야. 일시적으로 배가 아픈 것뿐이야', '괜찮아. 아무 일도 일어나지 않을 거야'라고 스스로 불안한 마음을 가라앉히는 것이 중요합니다. 몸을 양팔로 감싸 안으면서 5분 정도 스스로 괜찮다고 다독이면 복부 경련 및 불안 증상이 개선됩니다. 또한 평소 유산소 운동을 하는 것도 도움이 됩니다. 운동이 장 움직임을 촉진하고 스트레스를 없애주기 때문입니다. 운동은 스트레스를 받을 때 상승하는 '카테콜아민'이라는 호르몬 분비를 억제하는 작용을 합니다. 하루 30분 정도 걸으면서 건강한 삶을 가지도록 합니다.

과민대장증후군 상담사례

- 176cm, 76kg 보통 체격의 53세 남성
- 3주 전부터 찬 음식을 먹으면 배가 부풀고 소화불량. 밀가루, 돼지고기 먹으면 나중에 더부룩함을 느낌
- 식사 후 바로 화장실 가야 함
- 전에는 그렇지 않았는데 대변이 묽게 나옴

우 원장   대장 내시경 검사를 받아본 적이 있으신가요?

환자   네. 최근에 내시경 검사를 두 번 정도 받았는데 별다른 이상이 없었습니다.

우 원장   찬 음식을 먹으면 배가 부푼다고 하셨는데, 따뜻한 음식을 드셨을 때는 배가 아프지 않으신가요?

환자   네. 찬 것을 먹으면 바로 배가 살살 아프고, 따뜻한 음식을 먹으면 상대적으로

배가 아프지 않았습니다.

우 원장 식사는 규칙적으로 하시는 편이신가요? 긴장을 하거나 스트레스를 받으면 바로 화장실에 가고 싶으신가요?

환자 아침을 먹지 않고, 끼니를 거를 때가 많습니다. 식습관이 불규칙한 것 같습니다. 스트레스를 받으면 갑자기 배가 아파서 당장 화장실로 달려가고 싶습니다. 또 배에서 소리도 자주 나는 것 같습니다.

우 원장 배꼽 양 옆에 2촌 위치를 천추혈이라고 하는데, 그곳을 손으로 눌러보면 결려 있는 느낌이 드시나요?

환자 네 한쪽이 많이 결려있고, 눌렀을 때 차가운 것 같습니다.

우 원장 대장내시경 상, 이상이 없고 3주 전부터 배변습관의 변화, 복통 양상을 보여 과민대장증후군으로 판단됩니다. 증상을 악화시키는 돼지고기, 밀가루를 피하시고 음식을 따뜻하게 드시기 바랍니다. 대변이 묽게 나오는 것으로 보아 설사형으로 판단되며 긴장되는 상황에서는 미리 약속시간에 도착하거나, 스스로 안심시키고 스트레스를 완화하는 생활습관이 필요합니다.

한 방 이 답 이 다

불면증

—

숙면보심탕, 숙면보심침

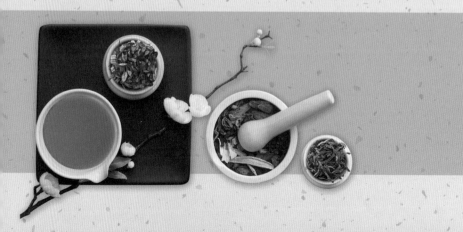

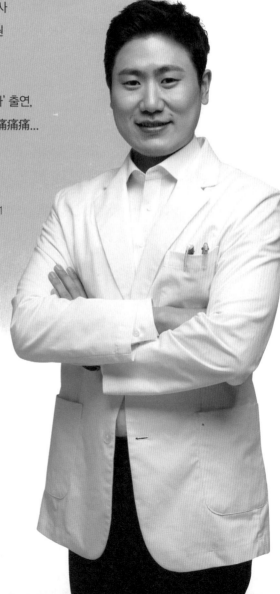

김 주 영 원장

- 동국대학교 한의학과
- 동국대학교 한방신경정신과 박사
- 대한한방신경정신과학회 정회원
- 대한한방부인과학회 정회원
- 대한면역약침학회 정회원
- 아프리카TV '아프니카 한방이다' 출연.
- 한국경제TV '한의사 김주영의 痛痛痛... 통증을 잡아라' 연재

성유당 한의원

주소 경기도 부천시 성주로 252-1
전화 032-664-5898

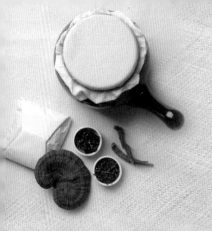

잠이 보약이다

불면증

숙면보심탕, 숙면보심침

—

현대인에게 스트레스는 피할 수 없는 요소다. 한국인의 스트레스 지수
는 세계에서도 손꼽힐 정도로 높다. 한국인의 일상에서 가장 큰 문제는
잠을 제대로 못자는 것이다. 건강보험심사평가원의 조사에 따르면 2016
년 기준 국내 불면증 환자는 약 54만 명에 달한다. 이는 4년 만에 무려
34% 증가한 수치로, 잠을 설치는 증상은 이제 대수롭게 여길 수 없는
'질환'임이 증명된 것이다. 숙면을 취하지 못한다는 건 신체적으로나 정
신적으로나 어느 곳에 문제가 있다는 뜻이며 이로 인해 또 다른 질환들
이 파생될 수 있다. 잠이 보약이다! 고품질의 잠을 위하여 불면증 치료법
에 대해 알아보자.

불면증에 대한 일문일답

Q. 불면증이란 무엇인가요?

수면장애란 건강한 수면을 취하지 못하는 상태, 충분한 수면을 취했음에도 낮 동안 정신을 차리지 못하는 상태, 또는 수면 리듬이 흐트러져 잠자거나 깨어 있을 때 어려움을 겪는 상태를 말합니다. '불면증', '기면증', '하지불안증후군(잠들기 전 다리에 불편한 감각이 나타나 수면에 장애를 일으키는 질환)', '코골이·수면무호흡증' 등 모두 수면장애의 범주로 볼 수 있습니다.

수면장애자 중에서는 50대 비중이 19.9%로 가장 높으며 40대 16%, 60대 15.3%, 30대 14.6%, 70대 14.6%, 80대 이상 8.6%, 20대 8.2%, 10대 1.9% 순으로 성별로는 여성이 남성보다 많습니다.

여러 가지 사회적 스트레스와 노인인구가 늘어나면서 수면장애 혹은 불면증으로 고통 받는 사람의 수는 매년 크게 증가하고 있습니다. 50만 명 수면장애 환자들을 위해 불면증 치료기기, 애플리케이션, 각종 불면증 클리닉까지 우후죽순 생기고 있지만 아직도 많은 환자들이 효과적이면서 부작용이 적은 치료에 대한 기준을 세우지 못하고 있는 실정입니다.

Q. 불면증을 방치하면 왜 위험한가요?

불면증이 지속되면 스트레스 때문에 일시적으로 체중은 줄지만 음식 섭취량은 오히려 증가합니다. 장기적 수면부족이 비만을 야기할 수 있다는 사실이 여러 연구결과로도 밝혀져 있습니다.

또한 간과 적혈구의 항산화효소 감소와 혈관 속 염증세포 활동 증가로 동맥경화, 심근경색, 뇌졸중의 발병 가능성을 높이고, 그로 인해 사망까지 이를 수 있습니다. 실제 쥐를 이용한 불면증 실험에서는 대상 5마리 중 1마리가 실험 5일째 되는 날 죽어버린 경우도 있었습니다.

원래 잠이 들 때는 혈압이 10~20% 정도 떨어지면서 심장의 부담이 줄어드는데, 숙면을 취하지 못하다 보니 심장에 지속적인 부담이 생겨 심장질환 위험성은 더욱 높아지게 됩니다. 일반적으로 불면증 환자는 심혈관질환으로 사망할 위험이 수면장애가 없는 사람에 비해 8.1배 높은 것으로 알려져 있습니다. 이외에도 남성호르몬인 테스토스테론의 수치가 감소하는데 이는 성기능 저하와 심할 경우 생식기능 상실까지 유발할 수 있습니다.

Q. 불면증 자가진단법이 있나요?

치료가 필요한 불면증인지, 단순 일시적인 입면장애인지, 그 정도를 판단하기 애매모호한 부분이 있습니다. 다만, 미국 정신의학회의 정신장애 진단기준 DSM-Ⅳ과 국제 입면장애분류ICSD의 진단준거에 따라, 불면증을 평가하고자 개발된 아래의 불면증 심각성 척도ISI 설문지를 통해 자신의 상태를 좀 더 명확하게 확인할 수 있습니다.

불면증 심각도 설문지

아래 각 질문에서 수면상황을 고려하여 해당 번호에 V표 하십시오.

1. 현재(지난 2주) 불면문제(들)의 심각도를 평가하십시오.

   a) 잠들기 어려움 ☐ 없음 ☐ 약간 ☐ 중간 ☐ 심함 ☐ 매우
   b) 잠을 유지하기 어려움 ☐ 없음 ☐ 약간 ☐ 중간 ☐ 심함 ☐ 매우
   c) 너무 일찍 깨는 문제 ☐ 없음 ☐ 약간 ☐ 중간 ☐ 심함 ☐ 매우

2. 현재 당신의 수면패턴에 대해 얼마나 만족하고 있습니까?

   ☐ 매우 만족　　☐ 만족　　☐ 중간　　☐ 불만족　　☐ 매우불만족

3. 불면증이 일상생활(주간피로, 업무 혹은 일상적 가사능력, 집중력, 기억력, 기분 등)을 어느 정도 방해한다고 생각합니까?

   ☐ 전혀 방해되지 않음　　☐ 조금 방해됨　　☐ 다소 방해됨
   ☐ 많이 방해됨　　☐ 매우 많이 방해됨

4. 불면증으로 인한 삶의 질 손상 정도가 다른 사람들에게 어떻게 보인다고 생각합니까?

   ☐ 전혀 현저하지 않음　　☐ 조금 현저함　　☐ 다소 현저함
   ☐ 많이 현저함　　☐ 매우 많이 현저함

5. 현재 불면증에 관하여 얼마나 걱정하고 있습니까?

   ☐ 전혀　　☐ 조금　　☐ 다소　　☐ 많이　　☐ 매우 많이

※ 5문항 7개 선택지 중 모두 좌측부터 우측 방향으로 각 0점, 1점, 2점, 3점, 4점 배점.
　7개 선택지 점수 합산 불면증 심각성 척도(Insomnia Severity Index: ISI), 8점 이상 불면증

불면증 심각성 척도는 점수가 높을수록 불면증이 심각한 것인데, 8점 이상 이면 불면증을 의심할 수 있습니다. 좀 더 구체적으로, 0~7점은 임상적 불면증 없음, 8~14점은 가벼운 수준의 임상적 불면증, 15~21점은 중등도 불면증, 22~28점은 중증의 불면증으로 해석합니다.

Q. 불면증의 원인은 무엇인가요?

청장년층

젊은 불면증 환자들은 대개 과도한 스트레스가 원인인 경우가 많습니다. 우리 몸은 스트레스를 받으면 부신에서 나오는 코르티솔과 같은 스트레스호르몬으로 혈당과 혈압을 조절하고, 자율신경계의 조화로 신체를 적응시키며 외부변화에 대응합니다. 하지만 이것이 만성화되면 점차 그 기능에 문제가 생기게 됩니다. 야간에 혈당이 떨어지거나 혈압이 올라 잠이 안 온다든지, 코르티솔의 분비가 감소하지 않고 흥분상태가 이상 지속되는 등 입면장애를 야기하는 기능이상이 생기게 됩니다.

노년층

비교적 연세가 있는 불면증 환자들은 대체적으로 대사능력이 저하되어 있고 오장육부 혹은 골수온도라 할 수 있는 심부온도가 떨어져 있는 경우가 많습니다.

일반적으로 멜라토닌과 같은 수면호르몬이 분비되면 체온이 일정 수준 떨어지면서 잠이 듭니다. 또한 체온과 수면호르몬은 상호작용하기 때문에 반대로 체온이 떨어지면 수면호르몬이 더욱 잘 분비됩니다. 따라서 낮에 활동하는 동안 높아진 체온이 밤에 떨어지는 온도 낙차가 제대로 이루어져야 원활한 입면이 가능합니다. 그러나 불면증에 시달리는 노년층의 경우 낮에도 대사와 심부온도가 떨어져 있어 그 낙차가 발생하기 어렵습니다. 멜라토닌의 분비도 젊었을 때에 비해 확연히 떨어집니다. 이를 한의학에서는 큰 틀에서 신양腎陽 부족이라 보고 구체적인 변증의 기준을 세웁니다.

불면증의 기타 원인

주야간 교대근무 환경으로 인해 생체시계 균형이 깨진 경우, 천식을 앓고 있는 경우, 야간통증이 심해지는 급성관절염을 앓는 경우, 자기 전에 휴대폰이나 컴퓨터를 보는 생활습관, 비염이나 비만으로 인한 수면무호흡증도 불면증의 원인입니다.

Q. 불면증에 효과적인 치료법은 무엇인가요?

한약 치료

불면증에 대한 한약 치료의 우수성은 이미 많은 연구와 논문을 통해 입증되었습니다. 자연에서 채취한 약재를 한의학적 치료 원리에 따라 알맞은 배합으로 조합하여 쓰는데, 수면제에 비해 장기간 복용을 해도 부작용이 없고 체질과 증상에 따라 다양하게 맞춤형 처방을 할 수 있다는 것이 가장 큰 장점입니다.

대표적인 불면증 처방

① 귀비탕: 뇌신경계의 안정으로 인한 기억력 증진, 혈당조절로 인한 숙면 유도

귀비탕(歸脾湯)과 귀비탕가미방(歸脾湯加味方)의 항산화 효과 및 6-Hydroxydopamine에 대한 PC12 세포 보호효과 비교연구, 동의신경정신과학회지, 2009

② 온담탕: 중추억제작용, 수면시간 연장, 강심작용(스트레스 심한 젊은 층 다용), 우울증을 동반한 수면장애에 효과

온담탕(溫膽湯)과 사물안신탕(四物安神湯) 및 시호소간산(柴胡疏刊散)이 비만(肥滿)과 스트레스에 미치는 영향(影響), 동의신경정신과학회지, 1992

③ 산조인탕: 좌심실 수축기말 압력 감소, 이완기말 압력 증가, 심장의 수축력 및 이완력 감소 효과, 심장 안정화로 인한 진정 효과

가감산조인탕(加減酸棗仁湯)이 만성 스트레스 모델 쥐에 대한 항스트레스 효과, 대한본초분과학회지(본초분과학회지), 2012

위와 같이 다수의 논문에서 한약이 불면증에 효과적이라는 임상근거들을 찾을 수 있습니다. 실제로 필자의 병원에서도 숙면보심탕이라고 해서 불면증에 효과적인 처방들을 배합해 만든 기본 처방에 체질별, 증상별로 약재를 가감하여 불면증 환자들을 치료하고 있습니다.

침구 치료

침구 치료 또한 약물이나 기타 다른 원인이 아닌 일차성 불면증에 대해 수면 시간을 향상시키고, 낮 시간의 기능을 향상시킨다는 연구결과들이 나와 있습니다. 침 치료법은 전통적으로 중국에서부터 많이 쓰였던 각 혈 자리의 기본 속성을 이용하여 치료하는 체침법이 있으며, 혈 자리가 속한 기운이 흐르는 통로, 경락의 흐름을 조절하는 스위치로서 활용·치료하는 우리나라 고유 침법인 사암침법이 있습니다. 체침법으로는 심신안정에 기여하는 기본적인 혈 자리인 조해, 신맥, 신문, 내정, 내관 음릉천 등을 이용하는 방법이 있고, 사암침법으로는 뇌기능의 활성화 효과가 있는 심정격, 삼초정격 혹은 안정화시키는 심포정격이나 방광정격 등의 침 처방을 활용할 수 있습니다. 그러나 이 또한 효과적인 치료를 위해서는 증상과 처방과의 단순 일대일 대응이 아닌 환자들의 체질과 증상에 맞춰 변증을 통한 침구 치료를 해야 합니다.

뇌파 훈련 및 호흡 치료

뇌는 신경망으로 구성되어 있고 신경망은 훈련을 통해서 바뀔 수 있는 '가소성'을 가지고 있습니다. 뇌파되먹이기 치료는 뇌파를 이용해서 뇌의 상태를 바꾸는 방법입니다. 뇌파훈련기를 이용해 환자의 뇌파를 측정하고 게임 등 여러 가지 훈련프로그램을 통해 특정 파장이 나오도록 유도합니다. 불면증과 같이 뇌가 적절하지 않은 시간에 지나치게 활성화되어 있는 경우에 뇌 상태를 안정시켜 잠들 수 있는 길을 알려주는 효과적인 치료법입니다. 최근 오스트리아 연구팀은 뇌파되먹이기를 불면증 환자에게 적용해 잠드는 데 걸리는 시간을 단축시키고 기억력을 향상시키는 결과를 얻기도 했습니다.

더불어 뇌파되먹이기 방법만큼 효과적인 뇌파 훈련법은 바로 호흡 훈련으로, 뇌파를 변화시킬 수 있다고 검증된 방법 중 하나입니다. 보통 화가 나있는 사람을 진정시킬 때 심호흡을 크게 하고 천천히 내쉬라고 합니다. 호흡을 깊게, 천천히 할수록 뇌파도 안정되어 흥분이 가라앉고 심신이 평온해집니다. 반대로 호흡을 짧고 빠르게 하는 사람은 기운이 위로 떠있고 생각이 많으며 뇌파도 덩달아 불안정합니다. 명상이 마음을 평온하게 하는 효과가 있는 것은 바로 이 호흡법과 함께 하기 때문이며 이는 전문적인 훈련을 통해 장소나 시간에 구애받지 않고 효과적으로 뇌파를 조절할 수 있는 방법입니다.

Q. 숙면을 위한 생활습관은 무엇인가요?

셰익스피어의 작품 《헨리 4세》를 보면, 잠을 '자연의 부드러운 간호사'라고 칭하며 잠이 오지 않아 전신의 감각이 무디어질 것을 두려워하는 구절이 나옵니다. 이처럼 잠이란 낮에 신체가 정상적인 기능을 하도록 만드는 회복과 치유의 과정입니다. 따라서 모든 건강의 시작은 잠이며, 숙면을 취하지 않고서는 어떠한 병도 완전히 치유될 수 없습니다.

젊은 분들의 사회적 스트레스는 갈수록 심해지고 있으며, 고령화 시대로 접어들면서 노인인구도 점차 많아져 불면증 환자는 매해 큰 폭으로 증가하고 있습니다. 하지만 귀찮다는 이유로 혹은 그 방법을 몰라서 불면증의 근본적인 원인을 찾아 해결하려는 노력은 접어둔 채 매일같이 수면제만 장기간 복용하는 환자들이 많습니다.

식물은 농부의 발걸음을 듣고 자란다는 얘기가 있습니다. 끊임없는 관심과 사랑을 갖고 살펴보아야 합니다. 식물도 그러할진대 수십 년간 쉴 새 없이 애써온 우리들의 몸은 어떨까요? 내 몸을 향한 애정을 가지고 불면증에 대한 근본적인 원인과 해결책을 찾아보셨으면 좋겠습니다.

불면증 해소 위한 방법

1. 잠자리에 드는 시간과 아침에 일어나는 시간을 규칙적으로

2. 잠자리 소음 없애고 온도와 조명은 안락하게 한다. 여름에는 25℃, 겨울에는 12~13℃가 최적이지만 문제는 체감온도이기에 자신에게 가장 적합한 수면온도를 찾는 것이 중요하다. 잠을 잘 때 보통 바닥에 까는 이불과 덮는 이불이 있다. 이 두 장의 이불 사이 공간의 온도, 습도, 통기성, 흡습성 등을 종합해보는 것이 좋다. 일본의 한 연구결과에 따르면 이 공간의 온도가 32~34℃, 습도가 45~55%가 가장 이상적인 수치라고 한다.

3. 낮잠은 되도록 피하고 자더라도 15분 이내로 제한

4. 30분에서 1시간 정도 땀이 날 정도의 운동(단, 늦은 밤 운동은 도리어 수면을 방해)

5. 카페인이 함유된 음식, 알코올, 그리고 담배 피하기

6. 잠자기 전 과도한 식사는 피하고 수분은 적당히 섭취. 저녁식사는 잠자기 3시간 전까지, 장운동으로 수면이 방해받지 않도록 한다.

7. 자기 전 배가 고프면 따뜻한 우유 한 잔. 칼슘이 부족하면 숙면을 방해한다.

8. 수면제의 습관적 복용 피하기

9. 자기 전 따뜻한 물로 목욕하는 습관 갖기. 40℃ 정도의 더운 물에 20분 목욕이나 반신욕은 혈액순환을 원활하게 하고 부교감 신경의 작용으로 목이나 어깨 결림 등 근육의 긴장을 풀어준다. 목욕 후 몸이 식으면서 졸음이 오기 때문에 푹 자기 위해서는 자기 전 목욕이 효과적이다. 목욕을 하지 못할 때는

'족욕'을 해도 좋다. 40℃의 더운 물에 15분 정도 다리를 담근다.

10. 잠자리는 수면을 위해서만 사용. 즉 잠자리에서 책이나 TV 보지 않기

11. 편안한 음악을 통한 뇌긴장 완화. 우리의 뇌파는 긴장할 때 베타파가, 편안할 때 알파파가 발생한다. 잠이 잘 오는 환경에 도움이 되는 것은 음악이다. 느린 멜로디, 단조로운 리듬의 음악을 편안하게 듣는 것도 불면증에 효과적

불안장애

청심요법, 보심요법

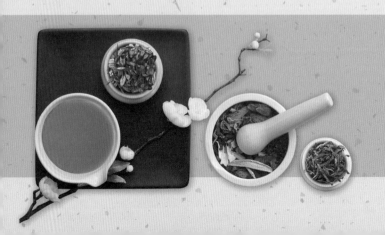

주 성 완 원장

- 現 다나을 한의원(강남구 논현동 소재) 대표원장
- 대구한의대학교 한의학과, 경희대학교 한의과대학원 예방의학교실 박사과정
- 2013년 국회 후원 대한민국 창조경영인물대상 〈한방신경정신과〉 부문 대상
- 2014/2015년 헬스조선 베스트 클리닉
  〈한방신경정신질환〉 부문
- 2017년 헬스조선 '함께하는 병원'
  〈한방신경정신질환〉 부문
- 서울특별시 강남구 한의사회 기획이사
- 한의정보협동조합 홍보이사, 강남문화원 이사
- 산업통상자원부 산하 국제구호기관 〈W-재단〉 이사

다나을 한의원

주소 서울특별시 강남구 논현동 5-4
     광명빌딩 3층
전화 02-542-8175
홈페이지 www.danaul.com

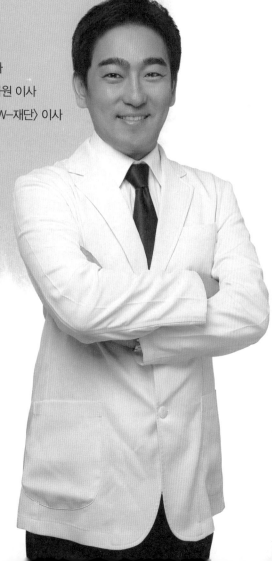

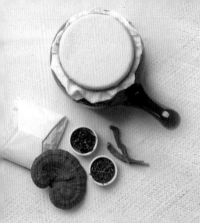

불안한 것은 병이다!

불안장애

대표요법 청심요법, 보심요법

불안이란, 마음이 편안하지 않고 조마조마한 상태를 말한다.

'가스 불을 끄지 않고 나왔나?', '도착하려면 아직 멀었는데, 자동차 기름이 떨어지면 어떡하지?'와 같은 확신이 상실된 심리상태를 우리는 하루에도 몇 번이나 느끼곤 한다. 그만큼 불안은 희로애락과 같은 인간의 정상적인 감정이다.

그런데 왜, 불안장애라는 질환이 존재하는 것일까? 현대인에게 급속도로 퍼지고 있는 이 정서적 상태는 왜 간과해선 안 되는 심각한 질환이 되어버린 걸까? 한의학으로 이해하는 불안장애, 그 정의와 치료법을 확인해보자.

불안장애에 대한 일문일답

Q. 한의학에서 바라보는 정신과 불안장애의 의미는 무엇인가요?

이틀에 한 번꼴로 연예인들의 불안장애 소식을 접하는 요즘입니다. 많은 이들이 약해 빠진 정신력 탓이라고 치부하고 맙니다. 하지만 위경련이나 심장 발작이 의지나 정신력의 문제가 아닌 것처럼 병적인 불안은 뇌 신경전달물질의 균형이 깨진 의학적인 문제이지, 결코 정신력의 문제가 아닙니다.

한의학에서는 예전부터 인간의 기본 감정을 칠정七情으로 보고 감정의 변화나 정서의 불안정으로 인해 발생하는 여러 가지 증상을 주의 깊게 관찰했습니다. 그리고 정상적인 범위를 넘어선 변화나 불균형, 이로 인한 신체 증상들을 질환으로 보며 심신의학(몸-마음 의학)의 관점을 가지고 발전해왔습니다.

칠정이란, 우리가 흔히 들어본 희喜·노怒·우憂·사思·비悲·공恐·경驚 7종의 정지情志변화를 말하는 것으로, 정서상태를 표현하는 포괄적인 개념이고 정신활동의 구체적인 표현이며, 외계의 환경조건에 대한, 반응과 자극에 대한 결과로 나타나는 변화라고 할 수 있습니다.

특히 한의학에서는 불안장애를 경계驚悸, 정충怔忡, 공경恐驚, 초려焦慮 등의 범주에서 다루고 있으며, 이는 칠정 중 공恐, 경驚의 정서와 관련이 깊습니다. 덧붙이자면 노怒는 화병, 분노조절장애 등과 관련이 깊고 사思, 비悲는 우울, 불안증 등과 연관이 있습니다.

불안과 공포는 정상적인 정서반응이지만, 정상적 범위를 넘어서면 정신적 고통과 신체적 증상을 초래합니다. 불안으로 교감신경이 흥분되면 두통, 심장박동 증가, 호흡수 증가, 위장관계 이상과 같은 신체적 증상이 나타납니다. 이런 증상으로 인해 가정생활, 직장생활, 학업과 같은 일상을 수행하기 어렵다면 불안장애로 진단할 수 있습니다. 불안장애는 현재 다양한 진단이 있으며, 각각 특징적인 정의와 진단기준이 마련되어 있습니다.

Q. 불안장애를 특징별로 구분한다면?

2013년 발표된 새로운 기준DSM-5에 따르면 불안장애에는 분리불안장애, 선택적 함구증, 특정 공포증(고소공포증, 혈액공포증, 뱀 공포증 등), 사회불안장애, 공황장애, 광장공포증, 범불안장애가 포함됩니다. 이전에 불안장애에 속했던 강박장애와 외상 후 스트레스장애는 별도의 질환군群으로 분리됐습니다.

1. 공황장애

공황장애는 특별한 이유 없이 예상치 못하게 나타나는 극단적인 불안 증상, 즉 공황발작Panic Attack이 주요한 특징인 질환입니다. 공황발작은 극도의 공포심이 느껴지면서 심장이 터지도록 빨리 뛰거나, 가슴이 답답하고 숨이 차며 땀이 나는 등의 신체증상이 동반되는 극도의 불안증상입니다. 발작이 없을 때는 발작 재발에 대해 과도하게 걱정하게 됩니다. 공황장애는 광장공포증Ago-raphobia이 동반되는 경우가 있는데 광장공포증은 공공장소나 공황발작과 관련

되어 있다고 생각하는 장소(사람 많은 곳, 좁은 장소, 터널 등), 교통수단(지하철, 비행기)에 혼자 놓여 있게 되는 것을 두려워하는 증상입니다.

2. 범불안장애

범불안장애는 일상생활의 다양한 주제에 관해서 통제하기 힘들 정도로 과도하게, 비합리적으로 걱정하는 증상입니다. 직업, 재정, 건강, 죽음, 가족, 우정, 연인관계 등 일상의 다양한 일들에 관해 과도한 불안과 걱정이 장기간 지속되며, 이를 통제하기 어렵고, 대인관계, 직업활동과 같은 생활기능을 저해하게 됩니다. 또한 전반적으로 높은 신체적 긴장 수준, 초조함, 예민함으로 다양한 신체증상(피로, 두통, 메스꺼움, 근긴장도 증가, 불면증 등)을 동반합니다.

3. 특정 공포증

특정 조건에서 불안이 과도하게 상승하여 행동에 대한 통제가 되지 않는 증상으로 높은 곳, 뱀, 곤충, 혈액, 주사기 바늘 등을 접했을 때 울면서 주저앉거나 의식을 잃는 등의 행동이 나타납니다.

4. 사회공포증

다른 사람들 앞에서 당황하거나 바보스러워 보일 것 같은 사회 불안을 경험한 후, 다양한 사회적 상황을 회피하게 되고 이로 인해 사회적 기능이 저하되는 정신과적 질환입니다. 사회공포증을 가진 사람들은 다양한 사회적 상황에서 창피를 당하거나 난처해지는 것에 대한 과도한 두려움이 있는데, 예를 들면 사람 앞에서 이야기할 때, 공중화장실에서 소변을 볼 때, 그리고 이성에게 만남을 신청할 때 심한 불안감을 경험합니다.

5. 분리불안장애

분리불안장애는 애착 대상으로부터 분리될 때 혹은 분리될 것으로 예상될 때 느끼는 불안의 정도가 일상생활을 위협할 정도로 심하고 지속적인 경우를 말합니다. 지나치게 밀착된 가족, 부모의 과보호적인 양육 태도, 의존적인 성향의 아이에게서 나타날 수 있으며, 부모가 무의식적으로 아이와 떨어지는 것을 두려워하거나 불안장애가 있을 때도 위험도가 높습니다. 분리불안장애의 발병 계기는 부모의 질병, 동생 출산, 어머니의 직장 출근, 이사, 전학, 부모 다툼 등이 있습니다.

6. 선택적 함구증

선택적 함구증Selective Mutism은 어떤 특정한 사회적 상황에서 말을 개시하지 않거나 다른 사람의 말에 언어적으로 반응하지 않는 것을 일컫습니다. 과거에는 선택적 함구증을 소아 청소년기에 나타나는 기타 정신장애로 분류했으나, 최근에는 불안장애의 한 범주로 분류하고 있습니다.

Q. '한의학은 원래 마음을 다루는 학문'이라는 말이 있던데요?

"한의학으로 이런 질환을 치료할 수 있는지 몰랐어요."

불안장애를 진료할 때 환자분들에게 제일 많이 듣는 이야기입니다. 한의원은 통증 질환을 위주로 하고, 소화기 질환이나 부인과 질환 혹은 보약을 처방하는 곳으로만 생각하기 때문입니다. 그러나 신경정신과 질환의 한의학 치료 역사는 생각보다 꽤 오래되었습니다. 우리가 익히 아는 화병火病은 원래 한의학에서 언급되어 오던 질환입니다. 이를 모 신경정신과 박사님께서 우리나라만의 특수한 문화적 질병으로 학계에 보고하셨고 이것이 공식적인 병명(Hwabyung, 화병)으로 인정되었습니다.

불안장애에 대한 기록은 굉장히 많습니다. 전통적인 한의학에서는 불안장애에 나타나는 증상들을 경계驚悸, 정충怔忡이라는 용어로 표현하고 있습니다. 경계는 깜짝 놀라서 두근거리는 증상을 의미하고, 정충은 자각적인 두근거림이 극심해지고, 호흡이 곤란해지는 상태를 표현한 용어입니다. 두 가지 다 한의학 문헌에 매우 많이 소개되고 있으며, 치료법 역시 굉장히 자세히 다루어지고 있습니다.

공황장애를 관찰하고 치료한 기록들도 많습니다. 여러 한의학 문헌들에는 '심담담대동心澹澹大動'이라는 표현으로 공황장애를 언급하고 있습니다. 심담담대동은 갑자기 심장이 너무 심하게 뛰고 어지러워 쓰러질 것 같은 상태를 지칭하는 용어입니다. 이에 대한 치료법들 역시 상세하게 기술되어 있습니다. 옛사람들이 이러한 질환의 존재 여부를 전혀 몰랐거나 치료를 못했던 것이 아닙니다.

무엇보다 한의학은 마음의 문제를 크게 다루어 왔습니다. 한의학은 서양의학과 다르게 몸과 마음의 문제를 둘로 보지 않습니다. 마음이 아프면 몸도 안좋아지고, 몸이 좋지 않으면 마음이 편안하거나 행복하지 않다는 심신일여心身一如의 관점을 지니고 있습니다. 실제로 환자분들을 진료해보면 마음의 문제를 안고 있는 분들이 육체적인 컨디션이 좋지 않은 것을 알 수 있습니다. 자세가 굉장히 좋지 않거나, 호흡 상태가 나쁘거나, 신진대사가 매우 떨어져있거나 하는 등으로 말이죠.

최근에는 불안장애에 관한 한의학 치료가 과학적으로 입증되고 있습니다. 많은 논문들이 불안장애의 치료에 한약이나 침 치료, 전침 치료, 뜸 치료 등이 도움이 된다고 보고하고 있습니다. 전통이 현대과학으로 증명되면서 자리를 잡아가고 있는 것이죠. 앞으로 연구성과들이 점점 더 늘어날 것입니다.

Q. 한의학에서 바라본 불안장애는?

한의학에서는 불안장애라는 직접적인 표현을 쓰지는 않았지만, 불안不安이나 앞서 이야기한 것처럼 경계, 정충, 심담담대동 등 증상을 나타내는 표현들로 불안장애를 분류하고 언급해왔습니다. 어떤 문헌에서는 '곧 사람이 잡으러 올 것만 같다如人將捕之'라는 표현으로 불안장애에 관해 묘사하기도 했습니다.

불안이 없이 평온한 상태를 한의학에서는 염담허무恬淡虛無라고 이야기합니다. 이는 도가道家에서 이야기하는 궁극의 경지인데, 아무런 거리낌 없이 티끌 없이 마음이 평온한 상태를 의미합니다. 이를 위해서는 마음을 평소에 갈고 닦는 수양을 강조했습니다. 수양이란 현대적인 의미에서 일상적인 스트레스 관리를 의미합니다. 내 몸과 마음의 긴장을 평소 잘 관찰하고, 그것을 내려놓고, 흘려버리고, 이완이 되도록 해야 한다는 것이죠. "몸과 마음의 긴장을 잘 관찰하라"는 최근 스트레스 의학이 밝힌 연구결과들과 일맥상통하는 부분이 많은 대목이라 하겠습니다.

아울러 오장육부의 균형이 깨지지 않도록 생활습관들, 예를 들어 식습관, 수면습관, 성생활 등을 꾸준히 관리해야 불안이 오지 않고, 또 극복할 수 있다고 이야기하였습니다. 먹는 것과 자는 것 등이 정상적으로 이루어지지 않는 것이 불안의 원인이 될 수 있다는 것입니다. 최근의 연구들은 장내 미생물의 비정상적인 상태와 수면 리듬의 이상이 여러 가지 신경증의 원인이 될 수 있음을 밝히고 있습니다.

Q. 불안장애 치료의 핵심은 '심장'이다?

한의학에서는 불안장애와 관련된 장기를 심장心이라고 봅니다. 불안함은 곧 여러 가지 원인에 의해서 심장이 크게 동요하고 있다는 뜻입니다. 따라서 심장을 안정시키고, 튼튼하게 만들어주는 것을 제1원칙으로 삼습니다.

한의학 문헌에서 심장은 혈맥血脈을 주로 다룬다고 표현하는데心主血脈, 이는 곧 심장이 혈액순환에서 중요한 장기라는 뜻입니다. 동양 사람들은 서양인들보다 훨씬 오래전부터 혈액순환에 대해 인식하고 있었습니다. 한의학 자체가 어찌 보면 혈액의 순환을 다루는 학문입니다. 그 가운데 가장 중요한 역할을 하는 것을 심장으로 본 것입니다. 심장은 혈액순환뿐만 아니라 정신精神을 다루는 장기로도 인식하였는데, 심장이 동요하게 되면 불안이나 우울 등의 신경정신과적인 병리 상태가 발생한다고 하였습니다.

심장 문제로 발생하는 불안장애는 크게 두 가지로 나눌 수 있습니다. 하나는 심장이 지나치게 흥분해서 나타나는 상태이고, 다른 하나는 심장이 지나치게 쇠약해져서 나타나는 상태입니다. 전자는 심화心火라고 해서 심장에 화나 열이 있다고 표현하고, 후자는 심허心虛라고 하여 심장이 쇠약해졌다고 표현합니다.

심장에 열이 있어 불안함이 심한 환자의 특징

1. 두근거림이 매우 심하게 나타난다.
2. 가슴에 돌덩이가 있는 것처럼 답답하다.
3. 상열감이 심하다.
4. 혈압이 높아지는 경향이 있다.
5. 스트레스를 많이 받는다.
6. 갈증이 심한 경향이 있다.
7. 백태가 심하게 낀다.
8. 자는 동안 땀을 심하게 흘린다.
9. 여성의 경우 생리통이 심하게 나타난다.

10. 최근에 짜증이나 화가 많이 늘었다.

11. 두통이나 현기증이 자주 나타난다.

12. 얼굴에 땀이 많이 난다.

13. 소리나 촉각에 굉장히 예민해진다.

심장이 쇠약해 불안함이 심한 환자의 특징

1. 평소 완벽주의 성향이 강하다.

2. 상처받은 말들이 쉽게 잊혀 지지 않는다.

3. 깜짝깜짝 놀라는 경향이 있다.

4. 식욕이 없다.

5. 때때로 얼굴이 붉어진다.

6. 혈압이 낮은 경향이 있다.

7. 불안장애 이후 판단력이나 기억력이 떨어졌다.

8. 우울감이 최근 자주 찾아온다.

9. 이유 없이 눈물이 나는 날이 많아졌다.

10. 피곤하지만 잠이 쉽게 오지 않는다.

11. 아침에 일어날 때 몸이 너무 무겁다.

12. 평소 본인의 감정 표현을 잘 못하고 쌓아둔다.

Q. 심화(心火)형 불안장애 환자의 치료방법은 무엇인가요?

심화형 불안장애의 치료는 무엇보다 불안을 진정시키는데 초점이 맞추어져야 합니다. 따라서 열을 내리고 기운을 가라앉혀주는 약재들을 활용해 한약 치료를 하거나, 흥분 상태를 가라앉혀주는 혈 자리를 이용한 침 치료를 할 수 있습니다. 또한 자율훈련법, 점진적 근육이완, 이완호흡법, 감정자유기법EFT, 명상 등을 위주로 관리가 되어야합니다. 이러한 것들은 몸과 마음을 차분하게 만들어주고, 편안하게 하여 불안을 개선하는 방법입니다.

심화형 불안장애 환자 사례

30대 직장인 남성 A씨는 업무 때문에 극심한 스트레스를 받는다. 회사에서 인사를 담당하고 있는데, 항상 사람들의 관계에 대해서 신경을 써야 하고 눈치를 보기 때문이다. 건강검진에서 고혈압과 고지혈증 판단을 받았고, 최근 5년간 10kg 이상의 체중이 늘어났는데 좀처럼 개선되지 않고 있다.

몇 달 전 있었던 스트레스 사건 이후 극심한 불안이 찾아왔다. 사람들이 A씨에게 사람이 변했다는 말을 자주한다. 굉장히 예민해져서 짜증이나 화를 내는 일이 잦아졌다. 덥고 갈증이 계속 나며, 조금만 흥분해도 손이나 목소리가 떨리는 일이 많다. 평소에도 뭔가에 늘 쫓기는 듯한 느낌이 있고, 불안해서 안절부절 못하는 일이 많아졌다. 거울을 보면 늘 인상을 쓰고 있고, 얼굴이 붉게 상기되면 좀처럼 가라앉지 않는다. 가슴이 답답해 어디 가서 꼭 소리를 질러야 풀릴 것만 같은 상태가 계속되고 있다.

Q. 심허(心虛)형 불안장애 환자의 치료방법은?

심장이 쇠약해 불안장애를 앓고 있는 환자들 또한 불안을 진정시키는 방법은 심화형과 크게 다르지 않습니다. 다만 쇠약해진 심장을 튼튼하게 만들어주는 치료가 병행되어야 합니다. 아울러 이러한 환자들은 위장이 약해져 있는 경우가 많기 때문에 위장도 같이 회복되도록 해야 합니다. 심장의 열을 내리면서, 튼튼하게 만들어주고, 아울러 위장 기능을 강화시키는 약재와 그에 해당하는 혈 자리의 침 치료, 전침 치료 등을 통해 치료할 수 있습니다. 또한 여러 감정 훈련 방법들과 감사일기 등의 방법을 통해 감정을 표출하는 일에 치중하는 것이 불안장애를 개선하는데 큰 도움이 될 수 있습니다.

심허형 불안장애 환자 사례

30대 은행원 여성 B씨는 최근에 업무가 너무 괴롭다. 이른바 진상 고객과의 다툼 이후 찾아온 극심한 불안 때문에 사람을 대하는 일이 두렵고, 조금만 누군가 소리를 질러도 금세 얼굴이 붉어지고 두근거려 일을 하는 것이 여간 고역이 아니기 때문이다. 그러다보니 업무 중에 트러블이 자주 생기고 눈물을 몰래 훔치는 일이 잦아졌다. 이런 일이 반복되면서 일에 대한 의욕이 떨어지는 것뿐만 아니라 식욕이 너무 없어져 끼니를 거르는 일이 많다. 아울러 판단력이 흐려져서 예전에는 좀처럼 하지 않던 어처구니없는 실수들을 하곤 한다.

밤에는 두근거림 때문에 잠을 잘 못 자는데, 새벽이 되어갈수록 그 정도가 점차 심해진다. 불안함에 잠을 잘 수 없게 되는 날이 많아지고, 거의 뜬 눈으로 새다시피 하며 출근하는 일이 잦아졌다. 남편에게도 짜증을 내거나 불만을 토로하는 일이 많아졌고, 그 때문에 다툼이 잦아져 더욱 스트레스를 받고 있다. 지인들이 운동이나 다른 방법으로 스트레스를 해소하라고 권유를 하지만, 퇴근 후 운동을 할 만큼 체력적인 여건이 되질 않는다. 시간이 갈수록 우울감이 심해지고, 그에 따라 불안함도 점차 커져가고 있는 상태다.

한방 다이어트

하늘애감비탕

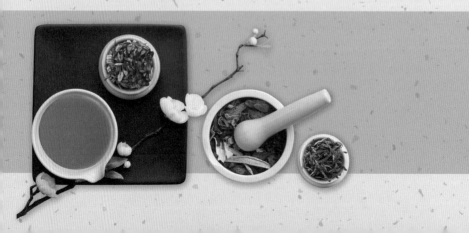

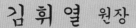
김 휘 열 원장

- 하늘애(愛) 한의원 대표원장
- 대한동의방약학회 상임이사
- 한의사 잡지 〈Onboard〉 집필진
- 대한한방비만학회 정회원
- 대한한방피부과학회 정회원
- 대한약침학회 정회원

하늘애 한의원

주소 서울특별시 강동구 동남로73길 31
　　　한국4H빌딩 2층
전화 02-3427-1075

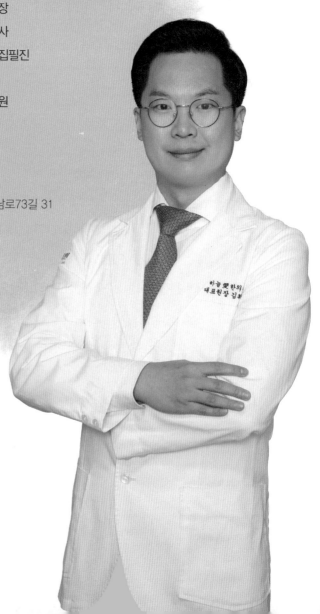

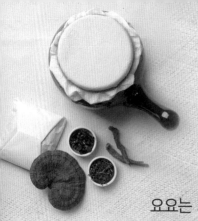

요요는 가라! 건강한 다이어트 비법!

한방 다이어트

대표요법 하늘애감비탕(대청룡탕가감방)

현대인에게 다이어트는 이제 일상이다. 멋진 몸매를 위한 체중 관리는
특별한 행사가 아닌 생활인 것이다. 계획대로 목표한대로 체중을 조절한
다는 건 얼마나 꿈같은 일인가? 하지만 우리의 희망을 좌절시키는 무서
운 복병이 있으니, 바로 요요다.

세게 던지면 던질수록 실을 따라 빠르게 돌돌 말려 돌아오는 장난감, 요
요. 그 이름대로 힘들게 빼놓은 살은 다시 돌아온다. 그리고 체중의 감소
와 증가를 반복하는 요요 현상은 건강을 위협하는 합병증을 초래할 수
있다. 요요 없이 다이어트에 성공하는 방법은 없는 것일까? 건강하게 체
중을 감량하고 유지할 수 있는 길을 한의학에서 찾아보자.

한방 다이어트에 대한 일문일답

Q. 요요 없는 다이어트, 가능한가요?

다이어트에 관한 여러 가지 요법, 치료, 시술이 있지만 한의원에 내원하시는 환자분들이 일관되게 하시는 말은 바로 '요요로 인해 다시 살이 쪘어요'입니다. 환자분들은 대부분 고통 없이 편하게 다이어트를 하길 원하시지만, 실제로 한의사와 같은 전문가의 도움 없는 체중 감량은 대부분 실패합니다. 한방 치료의 가장 큰 장점은 인체의 기본기능을 극대화해서 몸의 불편감을 해소하고 환자 자신의 회복력을 통해 질병을 극복할 수 있다는 것입니다. 때문에 소위 '요요 없는 다이어트'는 한방이 어떤 방식보다 더 효과적일 수밖에 없습니다.

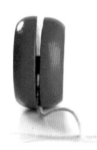
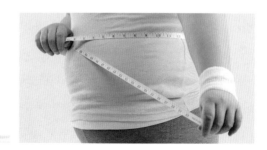

다이어트와 에너지

다이어트의 핵심은 결국 먹는 양보다 에너지를 더 소모하는 것입니다. 현대인의 유전자는 5만~1만 년 전 구석기시대의 인간과 비슷하다고 합니다. 당시에는 식량을 찾기 힘 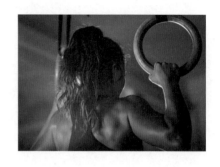 들었기 때문에 인체는 최대한 에너지 효율을 올리고, 적은 에너지로도 생존할 수 있게끔 몸을 적응시켰습니다. 그래서 잉여 에너지가 들어오면 저장하고 있다가 에너지가 부족할 때 저장한 에너지를 쓰는 형태로 생존해왔죠.

그러나 현대는 에너지 과잉의 시대입니다. 어디를 가더라도 쉽게 음식을 먹을 수 있고 조리법의 발달, 음식 가공기술의 발달로 더 많은 에너지를 쉽게 얻으며, 더욱 효율적으로 흡수하게 되었습니다. 따라서 요요 없는 다이어트를 하기 위해서는 식사량 조절이 필수이며, 에너지 소모량을 늘리는 방식이 진행되어야 합니다. 연구에 따르면 식사량을 8~12주 정도 일정량 유지하면 위장의 최대 수용량이 줄어들어 식사량 자체가 준다고 합니다. 그 기간 동안 식사량을 70~80% 정도로 줄이는 노력이 필요합니다. 의학적 도움 없이 절식을 하신다면 최소한 이 정도 기간을 유지하셔야 합니다.

다이어트와 운동

줄어든 식사량과 함께 에너지 소모가 늘어나야 합니다. 기존에 가지고 있는 배 주변의 '식구'를 떼어 놓기 위해선 에너지 소모량이 늘어나야만 결국 체중이 감량됩니다. 운동을 하더라도, 유산소운동도 필요하지만 식사량이 줄며 발생하는 근육 손실을 방지하기 위해 일정 부분 근육운동도 필요합니다. 식사량이 줄어들면 인체는 그동안 가지고 있는 지방을 태워 에너지로 쓰기도 하지

양방 식욕억제제 다이어트 처방전(의약품/용도)	
• 파마염산슈도에메드린정 60mg	감기약
• 셀트리온말레인산트리메부틴정	소화제
• 다이크로짇정(내복)	이뇨제
• 옥세핀 10mg	우울증 치료제
• 미로겔정 500mg	변비약
• 이티브정(염산이토프리드)	소화제
• 디카틴정	심혈관질환 치료제
• 명인염산부스피론정 5mg	불안장애 치료제

※ KBS1 〈똑똑한 소비자리포트〉 2015년 6월 12일 방송

만 근육을 줄이기도 하기 때문에, 건강하고 요요 없는 다이어트를 위해선 근육운동을 병행해야 합니다.

식사조절과 운동을 병행하면서 다이어트를 시도하지만, 환자분들은 오랜 기간 유지하지 못하고 결국 의학의 힘을 빌리게 됩니다. 여기에서 한방 다이어트가 큰 효과를 발휘할 수 있습니다.

한의학적 치료의 핵심은 '인체 기능의 극대화'에 있습니다. 식욕억제제 같이 뇌벽BBB, Blood Brain Barrier을 통과하는 양약은 의존성이 심하고 부작용Rebound이 심심치 않게 보고되는 것과 달리, 한방 다이어트는 인체의 기본 기능을 이용해 식욕을 조절하고 신진대사율을 높여, 에너지 소모를 극대화할 수 있게끔 도와줍니다.

Q. 다이어트 한약의 장점은 무엇인가요?

건강하게 절식을 유도

한방 다이어트는 식사량 조절에 도움을 줍니다. 다이어트 한약을 드시면 위장 기능을 조절하여 평소 식사량의 70~80%만 먹어도 배가 부르는 효과를 느끼게 되고 식사를 적게 해도 크게 배고프거나 불편감이 들지 않습니다. 일반적으로 평소 식사량보다 적게 먹게 되면 위장벽에서 식욕증진 호르몬인 '그렐린 Ghrelin'이 분비됩니다. 이로 인해 절식을 잘 하다가 갑작스럽게 폭식을 하게 되는 보상작용이 발생할 수 있는데, 한약을 복용하면 폭식유도가 잘 일어나지 않고 포만감을 쉽게 느낄 수 있습니다.

몸에 무리 없이 대사량을 늘려 에너지 소모를 유도

다이어트 한약은 심폐순환력을 증진시켜서 신체의 기본적인 대사량을 늘리고 에너지를 평소보다 더 소모하게끔 유도합니다. 간단히 말해, 한약을 복용하게 되면 마치 운동을 하고 있을 때와 유사한 상태가 되는 것이죠. 직접 운동을 하지 않더라고 실제 에너지 소모량이 많아지기 때문에 결국 기존에 가지고 있는 지긋지긋한 뱃살을 뺄 수 있게 되는 것입니다. 연구된 논문에 따르면 다이어트 한약이 지방을 분해하고, 중성지방의 축적을 억제하는 효과가 있다고 보고되고 있습니다(대청룡탕이 지방세포 분화기전에 미치는 영향. 대한한방소아과학회지 제 24권 3호 (2010;24(3):92-105)).

근 손실은 적게, 체지방은 많이 빠지도록

한방 다이어트는 일정 기간 식사량을 줄여도 몸을 유지할 수 있게끔 하고, 근육의 손실을 적게 할 수 있습니다. 다이어트 방식 중 단식, 절식은 단시간 내 체중감량에 성공할 수 있지만 요요로 인해 다시 원래 몸무게로 복구되고, 요요작용으로 체중이 더 늘어나게 되는 경우가 빈번합니다. 단식을 하게 되면 인체는 지방만을 태우는 것이 아니라 근육도 함께 소모합니다. 근육이 지방과 함께 빠지면 살은 빠져도 몸매가 예쁘지 않고, 단순히 몸무게 '수치만' 감소합니다. 이후에 단식을 종료하고 다시 식사를 하게 되면, 근육이 차는 것이 아니라 대부분 지방으로 축적되기 때문에 결국 근육량은 처음보다 더 적고, 체지방은 많아져 몸매와 건강이 악화되는 결과를 초래합니다. 다이어트 한약은 근육 회복을 돕는 대추나 감초와 같은 약재가 대부분 배합되어 있기 때문에 근손실을 최소화하고 체지방 위주의 체중감량에 도움을 줄 수 있습니다.

체중증가와 연관된 증상의 치료를 함께 진행

한방 다이어트는 체중증가와 연관된 증상을 함께 해결할 수 있습니다. 양약과 다르게 한약은 맥진, 설진, 복진 등의 진단을 통해 전신적 균형과 기능회복을 돕기 때문에 단순히 식욕조절과 에너지 소모만 조절하는 것이 아니라 체중을 증가시킬 수 있는 여러 가지 연관 질환을 함께 치료할 수 있습니다. 대표적으로 변비를 들 수 있는데, 변비가 있다면 단순히 식욕억제와 에너지 소모만으로는 요요 없는 다이어트를 하기 쉽지 않습니다.

인체는 입을 통해 음식물을 받아들여 소화기관을 거쳐 유용한 에너지를 흡수하고 나머지는 배설합니다. 그런데 변비가 있는 경우, 장내의 혐기성세균(Ruminococcus류 등)이 당분의 흡수를 돕는 역할을 하게 되어 원래 소화가 잘 안 되는 음식물이나 흡수가 안 되는 음식물의 흡수효율을 증대시킵니다. 그래서 다른 사람 보다 적게 먹어도 에너지 흡수율이 좋아져 살이 잘 찔 수 있는 조건이 되는 것입니다. 인체에 흡수되는 다당류의 10~15% 정도가 장내 미생물의 분해를 통해 흡수되기 때문에 유익균과 혐기성세균 등의 장내세균총의 밸런스를 맞춰줘 변비를 치료해야 에너지의 과잉흡수를 막을 수 있습니다.

Q. 다이어트 한약은 몸에 해롭지 않나요?

한의원에 내원하시는 분들 중에는 잘못된 언론보도 때문에 한방 다이어트에 대한 불안감을 가지고 계신 분들이 종종 있습니다. 다이어트 한약에는 마황麻黃이라는 약재가 들어가지 않을 수도 있는데, 간혹 언론보도에서 모든 다이어트 한약이 마치 마황이고 에페드린Ephedrine이라고 설명합니다.

하지만 모든 다이어트 한약에 마황이 들어가지도 않고, 마황이라는 약재 또한 에페드린 성분만 들어있는 것이 아닙니다. 마황이라는 약재의 유효성분에는 에페드린 성분도 있지만, 에페드린을 억제하는 유효성분인 에페드록세인이나 마후아인, 디노르에페드린 같은 성분이 있어서 에페드린의 부작용을 막는 효과를 가지고 있습니다. 다이어트 한약의 에페드린만 추출하더라도 1일 에페드린 허용량인 150mg을 넘어선 한의원은 단 한 곳도 없다는 조사 자료도 있습니다.

게다가 한약은 하나의 약물만 사용하는 것이 아니라 여러 약재의 조합을 통해 처방을 만들어 부작용을 억제하고 기능을 올릴 수 있는 방제원리가 있기 때문에, 마황이라는 약재의 부작용을 최소화시키고 그 기능을 잘 이용할 수 있습니다. 진단을 통해서 각 환자의 체질에 맞게 처방하는 한약의 특성을 이해한다면 이러한 주장은 잘못된 것임을 쉽게 알 수 있습니다. 다만 한의원에서 진맥을 거치지 않고 유통되는 한약국 다이어트약, 다이어트 보조 한방상품들은 환자의 체질에 맞게 용량조절 및 적합한 처방이 투여하지 않았기 때문에 부작용이 일어날 수 있고 건강을 해칠 수도 있으니 반드시 주의하셔야 합니다.

Q. 한의원에서 진단받은 다이어트 한약, 정말 효과가 있나요?

앞서 설명드린 대로 한의사의 정확한 진단을 통해 처방을 받으면 체중이 감량

한특위에서 조사한 다이어트 한약에 포함된 에페드린 용량 분석

	시료 1g당 에페드린 함량 (mg/g)	시료 1g당 알카로이드 함량 (mg/g)	1회 복용량/ 1일 복용 횟수	1회 복용 에페드린 용량 (mg/g)	1g당 알카로이드 용량 (mg/g)	1일 에페드린 용량 (mg/day)	1일 총 알카로이드 용량 (mg/day)
A한의원	0.251	0.263	100ml/3회	25.1	26.3	75.3	78.9
B한의원	0.134	0.203	100ml/3회	13.4	13.4	40.2	60.9
C한의원	4.195	5.384	환약(9.2g 1포)/ 3포	38.6	49.5	115.8	148.6
D한의원	0.306	0.421	100ml/3회	30.6	42.1	91.8	126.3
E한의원	0	0.162	100ml/3회	0	16.2	0	48.6
F한의원	0.326	0.463	100ml/3회	32.6	46.3	97.8	138.9
G한의원	0.175	0.237	100ml/3회	17.5	23.7	52.5	71.1
H한의원	0.05	0.105	100ml/3회	5	10.5	15	31.5
I 한의원	0	0	100ml/3회	0	0	0	0
J한의원	0.411	0.544	100ml/3회	41.1	54.4	123.3	163.2
K한의원	0.356	0.446	100ml/3회	35.6	44.6	106.8	133.8
L한의원	1.652	1.975	환약(4.7g 1포)/ 3포	7.8	9.3	23.3	28
M한의원	0.141	0.2	100ml/3회	14.1	20	42.3	60
N한의원	0.101	0.139	100ml/3회	10.1	13.9	30.3	41.7
O한의원	0.26	0.362	100ml/3회	26	36.2	78	108.6
P한의원	0.426	0.593	100ml/3회	42.6	59.3	127.8	177.9
Q한의원	0.408	0.582	100ml/3회	40.8	52.8	122.4	158.4
R한의원	0.545	0.61	환약(6.45g 1)/ 3포	7	7.9	21.1	23.6
S한의원	0.154	0.212	100ml/3회	15.4	21.2	46.2	63.6
T한의원	0.044	0.286	100ml/3회	4.4	28.6	13.2	85.8

되고 근육이 보존되면서 체지방만 빠지는, 건강과 미용을 동시에 추구하는 다이어트를 할 수 있습니다. 근육은 인체에서 기초대사량을 사용하는 주된 부위인데 근육이 빠지지 않고 지방만 감량하게 되면 기초대사량이 유지되기 때문에, 요요작용이 올 확률이 적어집니다.

아래 표는 하늘애 한의원에서 2016년 4월부터 10월까지 한의사 진단을 통해 처방받은 하늘애감비탕을 한 달간 복용한 100명의 환자를 t-test 방식(평균값의 유의미한 차이를 알아보는 검증)으로 만든 통계자료입니다. 체질량지수인 BMI를 기준으로 정상, 경도비만, 과체중, 심한 과체중으로 등급을 나눠서 체지방량의 변화 및 근육량의 변화를 분석해보았습니다. 체중은 각 BMI 분류상 2~3kg정도 감량했고, 지방량도 각각 2~3kg정도 감량된 것을 볼 수 있습니

6개월간 한의원에서 치료받은 다이어트 환자 100명의 체지방, 근육, 체중변화 분석

BMI	환자 수	체지방량(kg)		근육량(kg)	
		전	후	전	후
정상	19	16.15±2.67	14.49±2.57*	21.98±1.51	21.77±1.66
경도비만	22	21.14±2.03	18.76±2.13**	22.71±2.16	22.48±2.26
과체중	40	26.13±3.90	23.53±3.76*	23.93±3.65	23.73±3.75
심한 과체중	19	41.49±7.27	38.69±7.00	30.86±7.88	30.63±8.00

BMI	환자 수	몸무게(kg)	
		전	후
정상	19	56.92±4.28	54.81±4.43
경도비만	22	63.09±3.15	59.91±3.30*
과체중	40	69.95±7.18	66.94±7.19*
심한 과체중	19	96.98±16.81	93.48±16.98

다. 이에 비해 근육량의 경우 0.2~0.3kg정도만 손실된 것을 볼 수 있습니다. 체중이 감량되고 지방이 빠지는 것에 비해 근육량의 손실은 미비하기 때문에 이렇게 체중을 감량하게 되면 요요작용이 잘 일어나지 않습니다. 이렇듯 한의사의 정확한 진단을 통해 체질에 맞는 한약을 복용하면 체지방만 빠지며 건강과 미용을 동시에 추구하는 다이어트를 할 수 있습니다.

다이어트는 결국 먹는 양을 줄이고 에너지 소모를 늘리되, 동시에 몸에 무리가 없게 진행되어야 성공할 수 있습니다. 단순히 굶거나 식욕억제제와 같은 몸에 무리한 방식의 다이어트는 결국 요요로 부메랑이 되돌아옵니다. 적절한 식이조절과 근육운동을 통해 다이어트를 시도하시다가, 너무 힘들고 효율이 떨어지는 느낌을 받는다면 가까운 한의원에 방문해보는 건 어떨까요?

비만, 체형교정

—

약침요법, 근강화요법

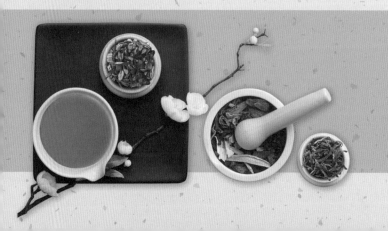

최 인 서 원장

- 대구한의대학교 한의학과 졸업
- 한국 M&L 심리치료연구원 정회원
- 한국 古醫道학회 교육위원
- UNION 제통(除痛)학회 정회원
- Balance Body 체형연구회 정회원
- 비만지료지침 전문가과정 수료
- 現 청담부부한의원 대표원장

청담부부한의원

주소 성남시 분당구 백현로 101번길 21 3층
(수내역 3번 출구, 도보 2분)
전화 031-713-6622
홈페이지 www.chungdambubu.com

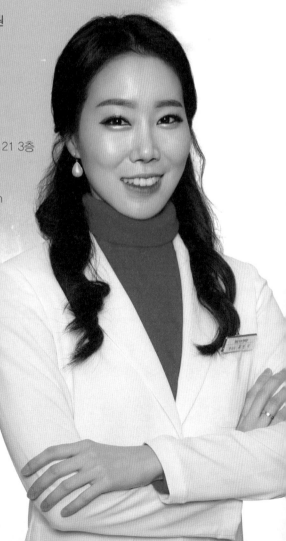

이젠 살의 굴레를 벗어나자!

비만, 체형교정

대표요법 약침요법, 근강화요법

—

"5. 4. 3. 2. 1. 땡! 여러분 2018년 새해가 밝았습니다. 지금 광화문엔 새해를 맞이하는 많은 시민들이 모여 있는데요… 이상 김하나 기자였습니다." 새해가 오는 것도 싫지만, 그보다 더 싫은 것은 저 김하나가 입고 있는 빨간 드레스다. 내가 새해가 될 때마다 목표로 삼는 '빨간 드레스 입기'를 저 애가 먼저 해버린 것이다. 매일 직장에서 비교당하는, 친구 기자에게서 새해인사를 받다니 소주 한 병 더 사올 걸 내심 후회하며 오징어 다리를 입에 물었다. 그렇다. 난 채유미. 만 29세. 여자사람 기자다. 하…. 10분 전까지 만해도 20대였는데, 이제 서른이 되어버린 것이다. 나이 앞에 '만'이라는 단어 없이는 30대가 되어버린, 뚱뚱하고 외로운 여자사람 기자. 왜 이렇게 내 인생이 초라해졌을까. 두꺼운 외투를 입었다. 도저히 소주 없인 오늘을 보낼 수 없을 테니까. 외투를 꽁꽁 싸매며 근처 마트로 향하던 중 갑자기 "한 달 7~8kg 감량"이라는 광고가 눈에 들어왔다.

비만, 체형교정에 대한 일문일답

Q. 한방으로 살을 뺄 수 있을까?

자정이 넘은 시간인데도 집 근처 광고판이 붙은 한의원에 불이 켜져 있었다. 우리 동네에 이런 한의원이 있었는지, 한의원에서 비만을 치료하는지, 나는 10년 넘게 수내동에서 살면서 처음 알았다. 평소 같으면 그냥 지나쳤을 테지만, 소주 한 병에 약간 취기가 남아있었던 것인지, 아니면 새해가 밝았기 때문인지, 아니면 30이란 숫자에 적잖은 충격이 있었는지, 김하나가 입었던 빨간 드레스 때문인지 정확히 알 수는 없으나, 무언가에 홀리듯 불빛이 비치는 그 한의원으로 들어갔다.

"똑똑." 나는 무심결에 문을 두드렸다. 아무 반응이 없다. 다시 한 번 두드렸다. "똑똑."

"네. 나갑니다. 그런데 이 시간에 누구신가요?" 흰 가운을 입은 여자 원장님이 웃으면서 그러나 늦은 시간 탓인지 경계하는 기색이 역력하게 보이는 그런 표정으로 나를 봤다.

"○○○ 기자 채유미입니다. 새해 '우리 동네 한의원' 특집을 맞게 되어 왔습니다. 혹시 인터뷰 가능하신가요?"

아뿔싸. 무심결에 한 말인데 정말 말도 안 된다. 이 시간에, 이 옷차림에 무슨 인터뷰냐. 나는 쥐구멍에라도 숨고 싶었다.

"네. 그럼요."

"네? 정말요?" 쥐구멍을 찾고 있었는데 갑자기 그 원장님의 어깨에서 날개가 보이는 것 같았다. 나는 순식간에 기자모드로 돌입했다. 기자라는 직업 덕분에 공짜로 상담 받을 기회를 얻었고, 무엇보다 창피하지 않을 수 있었다.

원장님의 뒤를 따라 진료실에 들어갔다. 그곳에 들어서니 향긋한 원두향이 났다. 헤이즐넛 향인가? 나는 생각했다.

"원두커피를 좋아하시나 봐요."

"네. 좋아해요. 특히 케냐AA요." 이렇게 말하고는 싱긋 웃는다. 그 웃음에 나는 소주를 사러 나왔다는 것도, 내가 입에서 오징어 냄새를 풍기고 있다는 것도 잊은 채 우울했던 마음이 누그러짐을 느꼈다.

따뜻한 커피를 끓이기 시작하면서 원장님은 내게 말을 건넸다. "어떤 것이 궁금한가요?"

"네. 몇 가지 질문을 해도 될까요?"

"그럼요. 얼마든지요."

Q. 비만은 도대체 왜 생기는 거죠?

내 말에는 뭔가 모를 억울함과 분노가 섞여 있었다. 원래 취재를 할 때 감정을 드러내면 안 된다는 것쯤을 몰랐으랴. 다만 그 자리에서 만큼은 술기운이었을까? 아니면 헤이즐넛 향 때문이었을까? 감정을 드러내도 될 것 같았다. 그래도 안전할 것 같은 느낌이 들었다. 이를 알아챈 것일까? 한의사는 가운에 꽂

혀 있던 볼펜을 꺼내며 최대한 따뜻하게, 그리고 상냥하게 설명해 주었다.

"비만을 유발하는, 그러니까 살이 찌기 쉬운 체질이 되는 원인에는 생리적인 원인과 병리적인 원인이 있어요. 기본적으로 지방은 소모되는 칼로리보다 섭취되는 칼로리가 많을 때 축적됩니다. 혹은 조금만 먹어도 그 칼로리가 지방으로 쉽게 변환되어도 살이 찌지요. 여기서 소모되는 칼로리란 우리가 숨쉬고, 체온을 유지하고, 생각하고, 신체장기의 생화학 반응 등 생명유지에 필요한 필수적인 활동에 소모되는 에너지를 말해요. 이것을 전문용어로는 기초대사량Basal Metabolic Rate이라 하고요. '해리스–베네딕트의 공식'으로 추정을 합니다.

기초대사량을 구하는 해리스–베네딕트 공식
남성의 경우 : 66.47 + (13.75 X 체중) + (5 X 키) – (6.76 X 나이)
여성의 경우 : 65.51 + (9.56 X 체중) + (1.85 X 키) – (4.68 X 나이)

이렇게 계산이 돼요. 그러니까 생리적으로 나이가 들수록 살찌기 쉽다는 말이 수치적으로 맞는 이야기라 볼 수 있습니다. 또 호르몬 변화가 생기는 사춘기와 중년기엔 지방 축적이 활발히 이루어지기 때문에 비만이 될 확률이 높아져요. 이렇게 생리적인 원인인 경우엔 운동을 한다든지, 먹는 양을 조절하는 등 칼로리 소모를 높이고 음식섭취를 줄이면 해결됩니다.

그런데 이와 반대로 병리적인 이유로 비만이 되는 경우가 있어요. 저는 인체는 크게 겉과 속으로 나뉜다고 보는데요. 예상하시다시피 뼈와 근육은 겉에 해당하고 그 외 내장기관은 속에 해당합니다. 비만을 유발하는 속병에는 대사성질환(쿠싱 증후군, 갑상선기능 저하증, 다낭성 난소 증후군 등)과 심리적 스트레스가 있고, 겉병에는 체형의 변화가 있어요. 이런 병리적 원인이 함께 있을 경우에는 외부의 도움이 필요하고요. 제가 하고 있는 일이 바로 그것이죠."

"우와. 저는 지금까지 살찌는 이유가 그냥 많이 먹기 때문이라고 생각했어요. 그런데 반드시 그것만이 이유가 아닐 수 있겠군요. 대학을 졸업하고 몇 년 동안 시험에 매달리다가 드디어 기자가 되었어요. 처음 입사를 했을 때는 뛸 듯이 기뻤는데 그 이후로 급격히 살이 쪘던 것 같아요. 새로운 환경에 적응하는 것도 힘든데, 야근은 기본이고요. 운동할 시간이 부족한 게 현실입니다. 다 핑계라고 할 수 있는데요…." 나는 말을 잇지 못했다. 눈물이 맺혀 코끝이 매웠기 때문이다.

"그렇죠. 지금 뭔가 알 수 없는 억울함이 느껴지면 다 그만한 이유가 있을 거예요. 그것은 유미 씨의 잘못이 아닙니다." 나를 처음 본 이 원장님은 내 잘못이 아니라고 한다. 29년 동안 나도 몰랐던 나를, 이 분은 어떻게 아는 걸까? 너무나 듣고 싶었던 말이었다. 그만 꾹 참고 있던 굵은 눈물방울이 떨어졌다. 나의 무의식에선 내가 뚱뚱한 것이 내 잘못이라고, 내 탓이라고 생각하고 있었나 보다. 난 나를 사랑하지 않았나 보다. 나에게 휴지를 건네주는 그 손에서 나는 몇 년 만에 처음으로 마음이 따뜻해짐을 느꼈다.

"유미 씨, 사실 유미 씨와 같은 경우는 한의원에서 어렵지 않게 볼 수 있어요. 한국 여성이 30대에서 40대 후반에 겪는 공통적인 변화는 사회생활 시작과 결혼, 출산입니다. 20년 전만 하더라도 여성의 사회진출이 20대에 시작이 되었기 때문에 비만이 크게 사회적 문제가 되지는 않았어요. 신진대사가 왕성할 때이니까요. 그리고 젊기 때문에 스트레스를 받더라도 운동으로 풀거나, 따뜻한 가정에서 위로를 받으면 해소가 되었어요. 그런데 현대는 과거와는 많이 달라졌죠. 유미 씨처럼 서른에 직장을 다니고 있는 거면 성공한 거예요. 아직도 노량진에서 얼마나 많은 젊은이들이 취업을 위해 노력하고 있나요. 어렵게 입사한 회사에 적응하기 위해 얼마나 많은 밤을 지새워야 하나요. 너무 늦지 않게 결혼하고 출산하기 위해 또 얼마나 애쓰고 있나요. 저는 현대의 비만은 개인의 문제가 아니라 사회적 문제라고 생각해요. 그러니 유미 씨, 자책하지 말아요. 유미 씨는 체형교정만 해도 날씬해질 테니깐."

Q. 체형교정으로 살을 뺄 수 있나요?

"네. 유미 씨처럼 20대 후반에서 30대 초반의 여성분들은 충분히 신진대사가 활발하기 때문에 체형교정만으로도 군살을 제거할 수 있어요."

"어떻게 하는 건가요?"

나는 살을 뺄 수 있다는 말을 듣자 흥분을 감출 수 없었다. 직장에서 받았던 비교와 멸시가 한순간에 사라질 수도 있겠다고 생각한 것이다. 그리고 어쩌면 올해는 빨간 드레스를 입을 수 있을지도 모른다! 나는 이 흥분을 살짝 억누르며 말을 이었다.

"그런데 체형교정이 필요하다는 이야기는 처음 들어요. 먹지 말라는 이야기만 들었거든요."

Q. 어떤 사람들에게 체형교정이 필요한 건가요?

"앉아서 일하는 시간이 많은 사람들은 기본적으로 자세가 좋지가 않아요. 장시간 앉아 있으면 본인도 모르게 자세가 변하는데요. 목은 앞으로 쭉 뻗고, 허리는 구부러지고, 골반이 뒤로 기울어지는 자세가 됩니다. 이것을 하지교차증후군 자세라고도 해요. 이 상태에선 목 디스크, 허리 디스크, 허리 협착증 등이 올 수 있어요. 왜냐면 이 자세는 우리 몸의 복직근과 복사근의 약화, 대요근과 장골근의 긴장을 유발시키거든요. 또한 출산은 이것보다 더 직접적으로 여성의 체형을 변화시켜요. 임신·출산의 과정을 거치면서 여성의 골반은 틀어지고 벌어지게 되는데, 이때 바른 교정을 하지 않으면 골반의 순환이 잘 이뤄지지 않아서 아랫배, 엉덩이, 허벅지에 지방이 쌓이기 쉽게 되는 것이죠."

"아하. 그럼 허리 아픈 사람, 아랫배나 엉덩이, 허벅지에 살이 많은 사람은 체형교정이 필요하다고 보면 되겠네요?"

"네, 맞습니다."

"음. 바로 저군요. 하체 비만, 앉아서 일하느라, 나이 들면서, 그냥 저예요."

"한탄하실 필요 없으세요. 오늘은 앞으로 우리가 살아갈 날 중 가장 젊은 날입니다. 가장 젊은 오늘, 너무 낙담하지 말아요. 언제나 지금부터입니다."

"감사합니다."

그렇다. 오늘은 내가 살아온 날 중 가장 늙은 날일지 몰라도, 앞으로 살아갈 날 중 가장 젊은 날인 것이다. 맞다. 진짜 인생은 오늘 부터다! 순간 가슴이 뛰기 시작했다. 참으로 오랜만에 느껴보는 설렘이다. 나는 눈을 반짝이며 질문했다.

Q. 체형교정을 할 때 어떤 근육이 중요 포인트가 되나요?

"날카로운 질문이네요. 이것은 마치 맛집 주방장에게 찾아가 비법 소스를 알려달라는 건데요. 유미 씨니까, 그리고 2018년 새해 첫 손님이시니 알려드리도록 하죠. 그 대신 약속해줘요. 다른 사람한텐 알려주지 않겠다고."

"물론이죠. 이 부분은 기사에서 빼고, 저 혼자만 알고 있겠습니다."

누가 혹시나 엿들을까봐 우리는 목소리를 한 톤 낮췄다.

원장님은 아직 따뜻한 온기가 남아 있는 커피를 한 모금 마시고는 진료실 책상 뒤로 가득 메워진 책장에서 조금은 너덜너덜해진, 두꺼운 책 한 권을 꺼내

섰다.

지금까지 나와 다른 세상의 사람으로 여겨졌던, 그래서 어느새 나도 모르게 의지했던 한의사 선생님의 손목이 눈에 들어왔다. 가냘프다. 손목 너비의 세 배는 족히 되어 보이는 책을 꺼내는 선생님의 모습에서 처음으로 나와 같은 인간이었구나 싶었다.

"음. 여기 있네요. 여기"

선생님은 근육과 신경이 얼기설기 그려진 책을 보고 말씀하셨다. 내가 설마 이 그림이 뭔지 알 거라 생각한 것은 아니겠지?

"자, 처음이니까 보시기 힘들겠지만, 보다보면 익숙해집니다. 여기가 인체 앞면 이구요, 여기가 뒤에요." 볼펜으로 표시를 해가며 설명해주셨다.

"여기 복직근, 복사근. 그리고 골반과 대퇴골에서 볼 수 있는 이상근, 대요근, 장골근 또 등과 허리까지 잡아주는 광배근. 이렇게 6가지 근육이 체형교정에 중요합니다. 특히 이상근과 대요근은 골반의 생리적 기울기를 찾을 수 있게 해 주는 중요 근육이고요. 복직근과 복사근은 복부비만을 해결하는데 필수적일

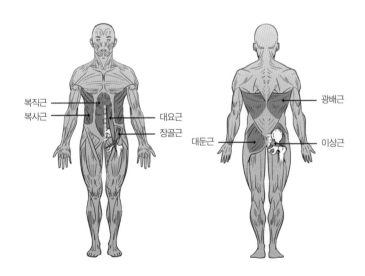

뿐만 아니라 허리 아픈 사람들에게도 중요한 치료 포인트예요."

"음. 자세히 보니, 헬스장에서 많이 봤던 그림 같아요."

"맞아요. 이 근육들은 운동하시는 분들한테도, 재활치료를 하시는 분들에게
도 매우 중요한 포인트가 돼요. 기억력이 좋으시네요."

나도 모르게 어깨가 으쓱해졌다. '내가 기억력 하나는 좋은 편이었지.'

"흠. 그런데요, 결국 운동을 하라는 말씀이신건가요? 선생님도 아시다시피 전
정말 운동할 시간이 없어요. 저녁에 회사에서 돌아오면 잠자기 바쁜걸요."

Q. 운동 말고 다른 방법이 없을까요?

"방법이 있습니다."

한의사의 두 눈에서 빛이 났다. 이 눈빛을 실제로 봤다면 아마 알 수 있었을
터. 운동 말고 근육을 강화시키는 방법을 이 한의사는 오래전부터 갈망했으
며, 마침내 그 해법을 찾았던 것이다.

"지금까지 근육을 치료한다는 개념은 긴장한 근육을 이완시킨다는 거였어요.
쉽게 이야기하면, 발목이 삐었거나, 담이 결렸거나, 갑자기 허리를 삐끗했을
경우에 순간적으로 긴장이 되어 풀리지 않는 근육을 찾아내어 침으로 풀거나,
해당 근육을 지배하는 신경이 포착되는 부위에 약침 시술을 진행하는 방식이
었죠. 근육을 강화시키는 방법은 운동밖에 없었습니다.

그런데 전기치료가 생기면서 근육을 강화할 수 있게 되었어요. 근육이 전기적
신호에 의해서 수축·이완되는 것을 이용한 것이죠. 강화하고 싶은 근육에 도
달하도록 헤르츠$_{Hz}$를 조정한 후 일정 시간 동안 근육 운동을 유발시키면 되
는 겁니다. 물론, 이렇게 근강화 요법이 들어가기 전에 약침 시술을 통해서 근
육에 일종의 액체를 주입하면 좋아요. 왜냐하면 골격근은 75%는 물로, 20%

는 단백질과 기타물질로 이루어져 있습니다. 그만큼 수분을 많이 함유하고 있다는 것인데요, 수분이 부족하면 전기에 반응이 약합니다. 그래서 강화시키고자 하는 근육에 약침 시술을 하여 전기에너지에 민감하게 만든 후, 근강화 요법을 시행하면, 운동하는 효과가 나는 것이죠." 지금까지 차분했던 원장님의 목소리가 빨라지고 있었다.

"이것은….." 그 분은 잠시 눈을 감았다가 깊은 숨을 내쉬었다. 그리고 다시 눈을 뜨더니, 진료실 책상 옆에 있는 '촛불'이 그려진 유화를 한참 동안 응시했다. 나는 이 침묵을 깰 수 없다는 것을 본능적으로 알았다. 나도 같이 그 그림을 바라보았다. 묘하다. 그림에 관하여 아무것도 알지 못하는 나인데 그 촛불 그림은 이상하게 경건하게 느껴졌다. 나는 이 느낌이 하도 신비하여 조금 더 이 순간에 머무르고 싶어졌다. 눈을 감았다. 온통 검은색으로 먹칠 되어있는 내 몸의 한 중앙, 심장이 있는 그곳에 그 촛불이 살아있다. 내가 깊은 숨을 내쉴 때마다 그 촛불은 일렁이며 나를 비추었다.

"아주 획기적인 발견이라고 생각합니다." 원장님은 다시 입을 열었다. 아까와 달리 천천히 그리고 낮은 목소리였다.

"운동을 하지 않고도, 근육을 강화시킬 수 있는 방법이 나온 것만으로도 인류는 수많은 고통에서 벗어날 해법을 찾은 거라고 생각해요. 이제는 사회적 문제가 된 비만, 그리고 고령화 사회가 심해질수록 노인들의 인구는 늘어나요. 이것은 세계적인 추세이기 때문에 전쟁이 일어나지 않는 한 바뀌지 않을 거예요. 저와 같은 의료인들은 노인의 그 고통 앞에 '퇴행성'을 붙입니다. 많이 써서 아프다는 거지요. 기계를 70년, 80년 썼으니 고장이 나는 것은 당연한 것이지만, 그렇다고 아무것도 할 수 없다는 것이 얼마나 의료인으로서 무력했는지 모릅니다. 그런데 그 해법을 찾은 거예요. 이젠 바쁜 현대인들도, 나이든 노인들도, 마비질환 환자들도, 그런 환자들의 가족까지 행복할 수 있는 치료법을 찾은 거죠."

나는 순간 놀랐다. 이 한의사의 시선은 달랐다. 하루하루 먹고 살기 각박한 요즘, 누가 남의 행복에, 그리고 인류적 문제에 관심이 있단 말인가. 우리나라에 아직 이런 사람이 남아있다는 것이 신기했고 안도감이 들었다. 새해 첫날, 알 수 없는 이끌림에 오게 된 이곳이 마치 동화 속 같다는 착각을 일으켰다.

"처음 듣는 이야기라서 낯설어요. 운동 없이도 근강화가 된다니."

Q. 정말 주사와 전기요법만으로 다이어트가 되는 건가요?

"그럼요. 체형의 불균형으로 인해 쌓인 체지방이라면 더욱 그래요. 특히 나이 든 사람의 경우엔 별로 먹지 않는데도 체지방률이 높아요. 그렇다고 격한 운동도 할 수 없고요. 이 방법이 제일 낫지 않을까 해요. 다만 교정하는 동안 더 이상의 체지방이 습관처럼 쌓이는 곳에 더 쌓이지 않도록 해주어야 하는데, 이때 다이어트 한약이 필수적이죠. 한약은 식욕억제뿐만 아니라 다이어트 시 허해진 몸을 보해주는 약이 체질별로 들어가게 되어 궁극적으로 건강한 몸이 되도록 도와줘요. 태양인 이제마가 쓴 《동의수세보원》을 보면, 체질에 따라 본래 약했던 장기는 더욱 약해지기가 쉽고, 강한 장기는 더욱 강해지기 쉬워서, 몸의 상태가 좋지 않을수록 그 불균형이 심해져 오장육부의 균형을 잃게 된다고 해요. 한약으로 이런 내장기관의 불균형까지 조절하기 때문에 체질개선에도 더욱 효과적인 것이죠. 또 다이어트 하시는 분들이 운동하기 전에 Fat Down 제품들을 먹잖아요. 지방을 더 태우려고요. 한약도 이런 비슷한 역할을 하기 때문에 같은 운동을 할 경우, 더 땀을 많이 흘리도록, 지방이 더 탈수 있도록 도와줍니다."

"당장 다이어트 하고 싶어요! 그런데 걱정이…"

Q. 한약이 간에 안 좋다고 들었어요. 다이어트 한약도 그런가요?

"독이 들어있는 성분은 전부 간에 어느 정도 무리를 줘요. 예를 들어 술과 누적된 피로, 심리적인 스트레스도 전부 해당이 됩니다. 약에 독이 들어있지 않으면 인체는 병을 고칠 수가 없어요. 병이 왜 생겼겠어요? 인체가 스스로 병독病毒을 해결하지 못하니까 생기는 거거든요. 그러니까 이럴 땐 약독藥毒을 써서 병독病毒을 제거해야 해요.

실제로 지방간이 있는 100kg의 여성분이 3개월간 다이어트를 하셨어요. 처음엔 저도 반신반의했지만, 워낙 환자분의 다이어트 의사가 분명했기 때문에 진행했어요. 그런데 3개월에 20kg 정도 감량하시더니, 지방간이 정상으로 돌아왔더군요. 그 후로 내장지방이 훨씬 간에 더 안 좋다는 것을 알게 되었어요. 내장 주위에 쌓인 지방층은 혈관 속으로 쉽게 들어가 혈중 콜레스테롤의 수치를 높여요. 그리고 인체의 포도당 소비를 조절하는 인슐린의 작용을 방해해 인슐린의 분비가 늘면서 혈관과 심장에 무리를 줍니다. 결국 당뇨병, 고혈압 등의 심혈관계 질환을 유발하게 되죠."

"그렇군요. 내장지방이 생각보다 위험한 거였네요."

"그럼요." 한의사 선생님은 고개를 끄덕였다.

"그런데요…." 나는 말끝을 흐렸다. 궁금한 게 있는데 사적인 질문이라 해도 될지, 실례가 되는 건 아닌지 망설여졌기 때문이다. 나를 쳐다보는 그 두 눈은 '모모' 같은 느낌이었다. 연말이라고 회사 내에서 선물을 하나씩 줬는데, 그때 노란색 테두리로 포장된 소설 '모모'를 받았다. 그 책에서 나오는 모모라는 아이의 능력은 똘망똘망한 두 눈으로 상대방이 이야기를 잘 할 수 있도록 기다려 주는 것이었다. 상상 속에서만 그려졌던 모모의 눈을 실제로 보는 듯 했다. 그래서 난 용기를 내어 실례를 무릅쓰고 질문했다.

Q. 왜 다이어트 진료를 전문으로 하시나요?

"아, 음…"하시며 원장님은 다시 한 번, 이제는 거의 식어버린 커피를 한 모금 마셨다. 그리고 보일 듯 말 듯 살짝 웃으시더니 말을 이었다.

"이거 제 고등학교 시절의 이야기를 하지 않고서는 설명이 안 되겠네요. 벌써 20년이 지났나요. 시간 정말 빨리 가네요." 책상 옆 촛불 그림을 한번 보더니 잠시 회상에 빠지시는 듯 했다.

"저는 고등학생 때 여자 옷을 입을 수가 없었어요. 맞는 옷이 없었거든요. 하루는 '츄리닝' 바지를 하나 사려고 여자 옷을 파는 매장에 들어갔어요. 츄리닝은 헐렁하니까 맞겠지 싶었거든요. 그런데 가장 큰 사이즈도 꽉 끼는 거예요. 매장 주인분도 놀라시고, 전 너무 부끄러웠죠. 어쩔 수 없이 남자 옷을 파는 매장에 들어가 검은색 츄리닝 바지를 샀습니다. 그 후로 옷 사는 일이 스트레스로 다가왔어요. 3년 내내 그 츄리닝 바지와 교복치마만 번갈아 입었던 것 같아요. 더 심각했던 건, 고등학교 3학년이 되니까 그 츄리닝도 꽉 끼었던 거죠. 그걸 보고 남학생들이 뚱보라고, 코끼리라고 놀렸어요. 놀림을 받으니까 저 자신도 많이 위축이 되었던 것 같아요. 그 위축된 모습 때문에 여학생들도 저를 멀리했던 것 같고요. 요즘 말로 찌질이라고 해야 하나요?"

"선생님께 그런 과거가 있었을 줄은 꿈에도 몰랐어요."

"꿈에도 몰랐다니 기쁘네요. 그 시절의 제 모습이 지금은 많이 사라졌다는 의미일 테니까. 그 후로 대학에 입학하고 미친 듯이 살을 뺐어요. 그때 저도 저를 치료해주신 선생님께 도움을 받으며 18kg 정도 감량에 성공했죠."

"우와!" 나는 마치 나의 이야기인 듯이 기뻤다.

"이런 경험 때문에 비만 환자들이 예전의 저를 보는 것 같아요. 뚱뚱하다고 놀림 받았던, 여자로서의 매력이 하나도 없다는 소리를 들었던, 자존감이 낮았던, 그 시절의 저를 보는 것 같아서 도와주고 싶을 뿐이에요. 자, 여기까지.

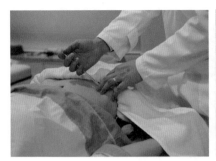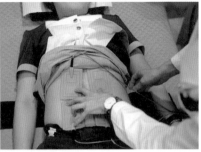

▲ 실제 한의원 진료 현장 – 약침요법, 근강화요법

오늘은 새해 첫날이니 아침부터 준비할 게 많네요."

그렇다. 벌써 해가 떠오르고 있었다. 2018년 올해의 첫 태양이 뜨겁게 이곳을

비추고 있다.

내경편 內景篇: 소화기질환

역류성 식도염

—

건위탕, 건위약침

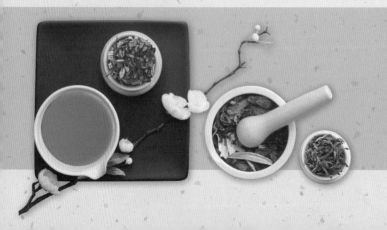

황현두 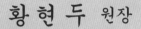 원장

- 대원외국어고등학교 졸업
- 경원대학교(現 가천대학교) 한의과대학 졸업
- 경희대학교 한의과대학 대학원 졸업(병리학)
- 대한한의학회 정회원
- 아토피피부면역학회 학술이사
- 대한면역약침학회 정회원

세화 한의원

주소 서울시 광진구 능동로 294(능동빌딩) 2층
전화 02-455-4788
홈페이지 www.sehwaomc.com

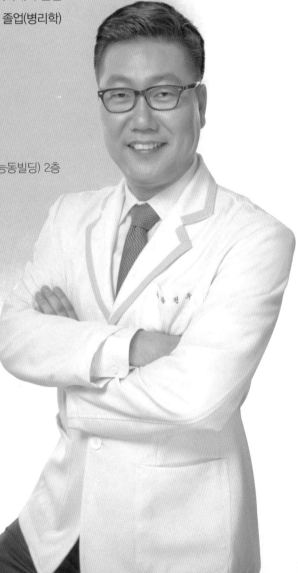

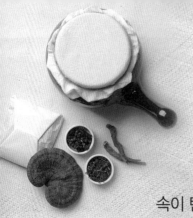

속이 탄다! 내 속은 왜 역류하나?

역류성 식도염

대표요법 건위탕, 건위약침

—

"탕탕탕!" 가슴을 내려치고, 쓸어내리며 답답함과 속이 타는 듯한 통증을 호소하는 사람들이 증가하고 있다. 역류성 식도염 환자들이다. 서구화된 식생활과 급증하고 있는 커피 소비량, 그리고 비만 인구의 증가 추세는 우리나라 사람들 대부분이 역류성 식도염에 고스란히 노출돼 있다는 것을 의미한다. 지금은 건강한 당신도 어느새 가슴을 사정없이 내려치고 있을지 모를 일이다. 입을 통해서 몸속에 들어온 음식물은 가야 할 길과 방향이 정해져 있는 법. 만약 '후진'을 한다면 우리 몸속에서 문제가 발생한 것이고, 이를 방치한다면 매우 심각한 후폭풍이 불 것이 틀림없다. 역류성 식도염의 치료법에 대해 알아보자.

역류성 식도염에 대한 일문일답

Q. 역류성 식도염은 어떤 질환인가요?

위胃의 내용물이 장腸으로 내려가지 않고 식도로 역류되어 생기는 다양한 증상 및 합병증을 위-식도역류질환GERD, Gastroesophageal Reflux Disease이라고 하는데, 위-식도역류질환 중에서 염증이 생긴 것을 역류성 식도염逆流性食道炎이라고 말합니다. 과식, 야식, 불규칙한 식사시간 등 좋지 못한 식습관, 비만, 스트레스, 과다한 음주와 흡연 등으로 인해 해마다 역류성 식도염 환자가 증가하는 추세인데, 건강보험심사평가원의 보건의료 빅데이터를 보면 위-식도역류질환으로 치료를 받은 환자는 2016년 416만 5,789명으로 2012년 337만 6,555명과 비교해 4년간 약 23.4% 증가한 것으로 나타났습니다.

Q. 역류성 식도염의 증상은 무엇인가요?

역류성 식도염의 가장 대표적인 증상은 가슴이 타는 듯한 느낌과 신물이 올라오는 것인데 가슴 부위, 가슴뼈 중심으로 불쾌한 느낌이 다양하게 나타납니다.

역류성 식도염 자가진단

- 가슴부터 목까지 타는 듯한 느낌이 든다.
- 가슴이 답답하거나 아플 때가 있다.
- 신물이 올라오거나 트림을 자주 한다.
- 목 안에 이물감이 있다.
- 마른기침이 자주 난다.
- 목소리가 칼칼해지거나 잘 쉰다.
- 음식을 삼킬 때 걸리는 느낌이 든다.

역류성 식도염은 강한 산성의 위액이 역류해 식도점막을 자극하기 때문에 가슴부터 목까지의 부위에(한의학에서는 위완胃脘이라고 함) 타는 듯한 느낌이 들게 됩니다. 더불어 가슴이 답답하거나 심하면 통증을 느낄 수도 있습니다. 또한 실제 소화액이 역류하면서 시큼한 느낌의 신물이 올라오거나 신트림을 자주 하는 경우도 있습니다. 식도점막의 염증으로 인해 목 안에 이물감이 있거나 음식을 삼킬 때 무언가 걸리는 느낌이 들기도 합니다. 마른기침이 자주 나거나 목소리가 잘 쉬기도 합니다. 이 때문에 감기로 오인되기도 하는데 앞서 얘기한 증상들이 동반된다면 역류성 식도염을 의심해볼 수 있습니다.

Q. 역류성 식도염은 왜 생기는 건가요?

우리가 먹은 음식물은 식도를 거쳐 위로 들어가게 되는데, 위에 들어간 음식물이 거꾸로 역류할 수 없도록 조절하는 괄약근(조임근)이라는 장치가 있습니

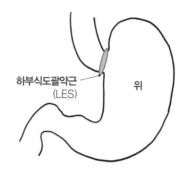

역류성 식도염의 원인

하부식도괄약근 이완
① 흡연
② 음주
③ 비만
④ 고지방식
⑤ 커피, 콜라, 오렌지 주스
⑥ 임신

하부식도괄약근 (LES)

위

위장의 운동성 저하 (위장 내 압력 상승)
① 과식
② 복부비만
③ 몸에 꽉 끼는 옷
④ 임신

다. 식도와 위를 연결하는 괄약근을 하부식도괄약근LES, Lower esophageal sphincter이라고 합니다. 이 하부식도괄약근의 기능이 저하되면 위장에 남아있는 음식물과 소화액 등이 식도로 역류하게 됩니다. 하부식도괄약근이 수시로 일시적인 이완상태가 되거나 위장 기능이 저하되면서 하부식도괄약근의 기능 저하가 나타날 수 있는데, 다양한 원인에 의해서 발생할 수 있습니다.

첫째, 하부식도괄약근의 조이는 힘이 약해지는 경우입니다. 원인으로는 흡연과 음주, 비만, 고지방식, 커피나 콜라, 오렌지 주스와 같은 음료 섭취 등이 있으며 임신도 원인이 될 수 있습니다.

둘째, 위장의 운동성 저하입니다. 위장의 압력이 상승하며 위장의 운동능력이 떨어지게 되는 것이지요. 대표적으로 과식을 원인으로 들 수 있으며 복부비만, 몸에 꽉 끼는 옷, 임신 등으로 인해 발생합니다.

Q. 한의학에서는 역류성 식도염을 어떻게 보고 치료하나요?

한의학에서 역류성 식도염을 탄산토산呑酸吐酸, 위완통胃脘痛, 열격噎膈 등의 범주로 보고 치료하는데, 《동의보감》에도 이에 대한 증상과 원인, 치료방법, 처방 등이 잘 나와 있습니다.

탄산呑酸이란 신물이 명치를 찌르는 것이고, 토산吐酸이란 신물을 토해내는 것을 말합니다. 습열濕熱이 위의 입구에 있는데 음식이 위에 들어오면 습열에 의해 막혀서 음식이 제대로 소화되지 못하기 때문에 신물이 생기며 이는 그릇에 둔 곡식이나 고기가 오래되면 쉽게 쉬는 것과 같은 것이라고 하였습니다(呑酸者 水刺心也. 吐酸者 吐出酸水也. 濕熱在胃口上 飮食入胃 被濕熱鬱遏 其食不得傳化 故作酸也. 如穀肉 在器 久則易爲酸也). 국출환麴朮丸, 청담환淸痰丸, 사물탕四物湯에 진피陳皮, 황금黃芩, 황련黃連, 도인桃仁, 홍화紅花, 마인麻仁, 감초甘草를 합한 것, 증미이진탕增味二陳湯 등을 처방합니다.

칠정七情으로 심통이 생기고 식적食積, 담음痰飮, 어혈瘀血로 위완통이 생긴다(七情作心痛食積痰飮瘀血皆作胃脘痛)고 하여, 식적위완통에는 평위산平胃散, 가미이진탕加味二陳湯을 사용하고 담음위완통에는 궁하탕芎夏湯, 가미이진탕, 어혈위완통에는 도인승기탕桃仁承氣湯이나 오적산五積散 등을 처방하였습니다.

혈血과 진액津液이 다 줄어들면 위완이 마르는데 목구멍 가까이가 마르면 물을 마실 수 있으나 음식은 넘기기 어렵고 간혹 넘긴다고 해도 많이 넘기지 못하는데 이것을 열噎이라고 합니다. 격膈이라는 것은 가로 막힌다는 뜻으로 즉 먹은 것이 가로 막혔다가 도로 올라온다는 것입니다(血液俱耗 胃脘乾槁 其槁在上近咽之下 水飮可行 食物難入 間或可入 入亦不多 名之曰噎. 膈者 有拒格之意 卽膈食反胃也). 이때는 사물탕, 사군자탕四君子湯, 이진탕二陳湯, 황련해독탕黃連解毒湯, 팔물탕八物湯 등을 주로 쓰게 됩니다.

Q. 역류성 식도염이 자주 재발하는 이유가 무엇인가요?

역류성 식도염은 근본적으로 위장의 기능 저하로 인해 위액이 역류되어 식도에 염증이 발생되는 것이므로 위산억제제나 제산제 등은 증상을 완화시킬 수 있지만 약 복용을 중단하면 재발하는 경우가 많습니다. 또한 위산 억제제나 제산제를 장기간 복용하면 위장의 기능이 오히려 약해질 수 있으므로 증상완화가 아닌 원인 치료를 목표로 치료에 임하는 것이 필요합니다.

Q. 역류성 식도염을 치료하는 구체적인 방법은 무엇이 있나요?

침 치료

우리 몸에 있는 경혈을 침으로 자극해 기혈순환을 원활하게 하고 위장운동을 활성화 시킬 수 있는데, 중완혈中脘穴과 사관혈四關穴을 주로 치료합니다.

역류성 식도염 환자들을 실제로 진찰해보면, 복부가 상당히 긴장되어 있거나 가볍게 압진을 해도 심한 통증을 느끼는 경우가 많습니다. 중완혈은 명치와 배꼽 사이의 정중앙에 위치한 혈 자리인데, 위장의 운동기능을 확인할 수 있을뿐더러 침 치료나 뜸 치료를 통해 위장기능을 활성화시킬 수 있는 중요한 혈입니다. 엄지손가락과 검지가 만나는 오목한 부위를 합곡혈合谷穴이라 하고 엄

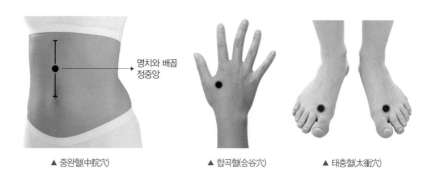

▲ 중완혈(中脘穴)　　　▲ 합곡혈(合谷穴)　　　▲ 태충혈(太衝穴)

명치와 배꼽
정중앙

지발가락과 검지발가락이 만나는 부위를 태충혈太衝穴이라고 하는데, 양쪽 합곡혈과 태충혈을 아울러 사관혈이라고 합니다. 사관혈은 체내의 막힌 기운을 뚫어주고, 기혈의 소통을 원활히 하는 역할을 합니다.

약침 치료(건위약침健胃藥針)

약침이란 한약재에서 추출한 순수 엑기스를 정제한 것으로 경혈에 주입함으로써 침과 한약의 효과를 동시에 볼 수 있는 치료법입니다. 역류성 식도염에는 중완혈과 흉협점胸脇點 등을 주로 활용합니다.

뜸 치료

중완혈 부위에 뜸을 통한 온열 자극은 위장의 운동 기능을 활성화시키게 됩니다.

한약 치료(건위탕健胃湯, 건위환健胃丸)

역류성 식도염 환자에게 가장 중요한 것은 저하된 위장의 운동 기능을 활성화시키는 데 있습니다. 더불어 손상된 식도와 위점막을 회복시키는 것이 필요합니다.

빈랑檳榔, 신국神麯, 삼릉三稜, 봉출蓬朮, 후박厚朴, 나복자蘿葍子, 산사山査, 백출白

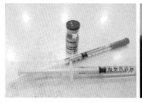 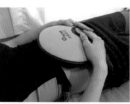 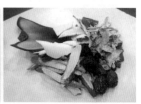

▲ 약침 치료   ▲ 뜸 치료   ▲ 한약 치료

朮, 진피陳皮, 백작약白芍藥, 초과草果, 백두구白荳蔲, 사인砂仁, 당귀當歸, 천궁川芎, 목향木香 등의 약재를 환자의 체질에 맞게 처방하여 증상 완화 및 근본적인 치료가 될 수 있도록 도와줍니다.

Q. 역류성 식도염에 도움이 되는 음식은 어떤 것이 있나요?

역류성 식도염에 도움이 되는 음식으로는 양배추, 감자, 두부, 연근, 흰살 생선, 해조류 등이 있습니다.

역류성 식도염에 좋지 않은 피해야 할 음식으로는 술, 담배, 커피, 초콜릿, 오렌지 주스, 맵고 짠 음식 등이 있습니다.

Q. 역류성 식도염에 도움이 되는 생활수칙이 있나요?

자세나 생활습관을 개선하는 것도 역류성 식도염에 도움이 될 수 있습니다.

취침 시 상체를 복부보다 높이는 것이 좋고, 꽉 끼는 옷은 복압을 높일 수 있으므로 피하는 것이 좋습니다. 복부비만인 경우 체중감량을 통해 내장지방을 줄이는 것도 도움이 될 수 있습니다.

《동의보감》 내상문內傷門에 보면 내상에 조리하는 방법이 나와 있는데, 역류성 식도염이나 소화 장애가 있는 경우뿐만 아니라 일반적인 식이요법으로 참고하셔도 좋습니다.

내상장리법內傷將理法

- 담박淡薄한 음식을 먹으면 정신이 상쾌해지고 기氣가 맑아진다.

- 음식은 서로 어울려야 하고 따뜻해야 하며, 충분히 먹되 고기는 적게 먹어야 한다.

- 고기는 푹 삶아서 식혀 먹고, 다 먹은 뒤에는 여러 번 양치해야 한다. 생고기를 먹어서 위胃를 상하게 하지 말아야 한다.

- 차茶는 어느 때나 많이 마시지 말아야 한다. 하초下焦를 허虛하고 차게 하기 때문이다. 다만, 배불리 먹은 뒤에 따뜻하게 1~2잔 마시는 것은 괜찮다. 음식을 소화시키기 때문이다.

- 겉절이는 성질이 차가우므로 채소와 오이는 비록 기氣를 치료하지만 사람의 귀와 눈을 어둡게 한다. 이러한 것들은 어느 때나 많이 먹으면 안 된다. 늙은이들은 더욱 삼가야 한다.

- 비脾는 음악을 좋아한다. 밤에 음식을 많이 먹으면 비가 음식을 잘 소화시키지 못한다. 《주례》에 "음악을 들으면서 음식을 권하라"고 하였는데 대체로 비脾는 음악을 좋아하므로 귀로 들으면 비脾가 곧 소화를 시킨다.

- 매번 음식을 먹은 후에 손으로 얼굴과 배를 수백 번 문지르고 몇 리를 다녀올 만큼 제자리에서 걸으면 음식이 쉽게 소화되고 잘 먹을 수 있게 되며 온갖 병이 없어진다.

- 배불리 먹고 곧 누우면 소화가 되지 않고 적취積聚가 된다.

- 밤에 술을 많이 마시거나 배부르게 먹지 말아야 한다.

- 걷거나 서 있거나 앉거나 눕는 것은 각각 알맞게 하고 피로할 때까지 하는 것은 좋지 못하다.

한 방 이 답 이 다

내경편 內景篇 : 순환기질환

퇴행성 뇌질환

———

어혈삼릉침정혈요법, 단삼환

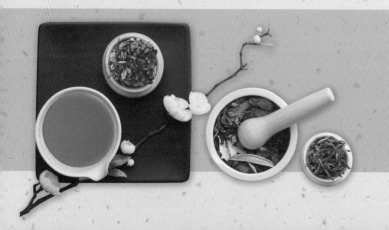

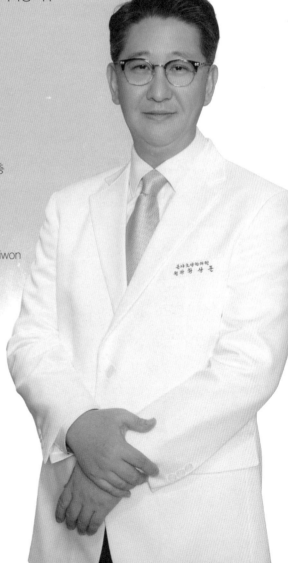

황 상 준 원장

- 대전대학교 한의과대학 한방재활의학 박사
- 대전대한방병원 한방재활과 전문의과정 이수
- 어혈삼릉의학회 부회장
- 어혈삼릉침연구회 운영
- ㈜건강한의연합 한의내과분과장
- 한의통증제형학회 정회원

소생 한의원

주소 서울시 광진구 능동로 290 4층
　　　(군자역 6번출구)
전화 02-446-3382~3
　　　010-6299-3382
홈페이지 www.e-haniwon.com
　　　www.facebook.com/haniwon

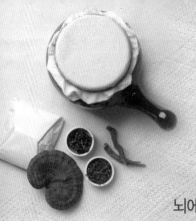

뇌에도 영양을 채워야 한다!

퇴행성 뇌질환

대표요법 어혈삼릉침정혈요법, 단삼환

"파킨슨병, 치매, 알츠하이머병의 차이를 알고 있나요?"

이런 질문을 받는다면 당신은 당당히 답을 말할 수 있을까? 만약 그렇다면, 당신은 퇴행성 뇌질환에 대해 누구보다 빠르게 대처할 수 있는 사람이다. 어떤 병이든 빨리 발견하는 것이 최고의 치료법이다. 뇌도 마찬가지다. 대부분의 사람들은 퇴행성 뇌질환을 단순히 나이가 들수록 발병하는 질환이라고 생각한다. 그럴 확률은 높다. 하지만 정확히 표현하자면 문제는 혈액순환이다. 퇴행성 뇌질환의 원인이 혈액순환이라니! 이둘은 과연 어떤 관계가 있는 걸까? 더 이상 난치병이 아니라 예방과 조기치료가 가능한 퇴행성 뇌질환! 100세 시대를 건강하게 누리고 싶다면, 지금부터 제대로 알아보자.

퇴행성 뇌질환에 대한 일문일답

Q. 퇴행성 뇌질환이란 무엇인가요?

관절에 퇴행성 변화가 나타나면 퇴행성 관절염이라고 하듯, 뇌에 관련된 부분에 생체적 방어기전이 필요한 상태가 발생되면 퇴행성 뇌질환이라고 부릅니다.

파킨슨병은 도파민을 분비하는 중뇌中腦의 흑질세포에 퇴행성 변화가 나타난 것이고, 뇌의 대뇌피질大腦皮質에 나타나는 경우 알츠하이머병이라고 합니다.

최근에는 영양상태의 개선과 외부환경의 개선으로 뇌경색, 뇌출혈과 같은 급성 뇌질환보다는 파킨슨병, 알츠하이머병, 허혈성 치매와 같은 퇴행성 뇌질환이 급증하는 추세입니다. 이러한 퇴행성 뇌질환은 생체의 자기방어기전에 가장 중요한 역할을 수행하는 혈액의 성분과 혈액흐름에 부조화가 생기는 인체의 내부적인 문제로, 혈류량이 줄어들거나 혈액의 혼탁으로 뇌 자체의 영양상태가 불량해져서 발생합니다.

Q. 퇴행성 질환은 많이 써서 생기는 건가요?

퇴행退行, Regression이란 '불안을 일으키는 위험에 대해 안전을 유지하기 위하여 무의식적으로 행하는 방어기전'입니다. 적응이 곤란한 때, 보다 유치한 단계로 되돌아가서 곤란을 피하고자 한다는 정신과 용어입니다. 따라서 심리적 문제가 아닌 기질적 문제인 뇌 질환이나 노화과정에서 나타나는 질환에서의 '퇴행성退行性'이란 용어는 이런 관점에서 볼 때 '단순히 많이 써서 생긴 병이 아니라 생체의 자기방어기전이 적극적으로 활동하는 상태'라고 정의할 수 있습니다.

외부적인 과용에 의해서만 생기는 질환이 '외상성外傷性'이라면, 생체의 내부적인 자기방어기전이 허약한 상태에서 쓰면서 생기는 질환을 '퇴행성'이라고 생각해야 합니다. 때문에 퇴행성 질환은 단순히 아끼는 것만으로 예방되거나 호전되기 어려운 경우가 많으며, 생체의 자기방어기전을 올려주는 한의韓醫 치료가 효과적이라고 할 수 있습니다.

Q. 파킨슨병은 어떤 질환인가요?

파킨슨병은 1817년 영국 의사인 제임스 파킨슨James Parkinson이 자신이 본 환자에서 관찰한 새로운 임상증상을 기술하면서 세상에 알려졌고, 이후 프랑스 의사인 장 마르탱 샤르코Jean Martin Charcot가 이 질환을 파킨슨병이라고 명명하면서 지금까지 그렇게 불리고 있습니다. 교황 요한 바오로 2세, 권투선수인 무하마드 알리와 같은 유명인들이 이 병을 앓게 되면서 알려지기도 했습니다.

알츠하이머병, 치매와 함께 대표적인 퇴행성 뇌질환 중 하나인 파킨슨병은 도파민 신경세포의 소실로 인해 발생하는 신경계의 만성 진행성 퇴행성 질환입니다. 퇴행성 질환이 모두 그러하듯이 파킨슨병 또한 나이가 들수록 발생 빈도가 높아져 50세 이상에서 주로 나타나며 남성보다는 여성에게 많이 나타납니다.

Q. 파킨슨병의 경우 뇌세포에서의 진행과정은?

파킨슨병의 증상이 나타나는 가장 큰 원인은 도파민Dopamine 작동성 신경의 쇠약입니다. 도파민은 동식물에 존재하는 아미노산의 하나이며 뇌신경 세포의 흥분 전달 역할을 합니다. 운동조절에 관여하는 선조체線條體에서 선조체신경을 억제하는 역할을 합니다. 중뇌에 있는 흑질의 신경세포에 이상이 생기면서 신경말단인 선조체로의 전송에 장애가 생기는 것입니다. 즉, 선조체에서의 도파민 저하가 파킨슨병 증세의 주된 원인입니다.

다음으로는 콜린작동성 신경의 활동이 상대적으로 높아지는 것이 있습니다. 콜린작동성 신경에서 방출되는 아세틸콜린Acetylcholine은 신경의 말단에서 분비되며, 신경의 자극을 근육에 전달하는 화학물질입니다. 운동조절에 관여하는 선조체에서 선조체신경을 흥분시키는 역할을 합니다. 도파민과 반대라고 할 수 있습니다.

결국 도파민의 작용이 저하되고 아세틸콜린의 작용이 상대적으로 높아지면 중뇌흑질의 신경말단인 선조체신경의 작용이 과잉 항진되면서 운동기능 장애를 주요 증상으로 한 신경변성이 일어나게 됩니다.

Q. 파킨슨병에 걸리면 구체적으로 어떤 증세가 나타나나요?

떨림(진전, 振顫, Tremor)

떨림은 가장 뚜렷하면서 먼저 발현될 수 있는 증상입니다. 주로 편한 자세로 앉아 있거나 누워 있을 때 나타나고 손이나 다리를 움직일 때 사라집니다. 그래서 파킨슨병 환자에게서 나타나는 떨림을 활동 시 떨림(운동 떨림, 자세 떨림)의 상대적 개념으로 '안정 떨림'이라고 합니다.

경직硬直

근육이 굳으면서 뻣뻣해지는 증상을 의미하며, 초기에는 관절질환으로 오인되기도 합니다. 병이 진행되면 근육에 통증을 느끼기도 합니다. 허리통증, 두통, 다리 저림이 나타납니다.

무동無動, 서동徐動

몸의 움직임이 적어지는 증상입니다. 단추를 끼우거나 글씨를 쓰는 작업과 같은 미세한 움직임들이 점점 둔해지고 어색해집니다. 또한 눈의 깜박임, 얼굴의 표정, 삼키는 것, 걸을 때 팔의 움직임, 자세변경 등의 동작크기가 줄어듭니다.

자세 불안정

몸의 자세를 유지하지 못하고 불안정해집니다. 파킨슨병의 초기에는 드문 현상이지만, 병이 진행되면 많은 환자들에서 나타납니다.

구부정한 자세

목, 허리, 팔꿈치, 무릎 관절이 구부정하게 구부려져, 앞으로 숙인 굴곡 자세가 특징인 파킨슨병 환자의 특유한 자세가 됩니다.

보행동결

걷기 시작할 때, 걷는 도중 발이 땅에서 떨어지지 않아서 발걸음을 옮기지 못하는 현상을 말합니다. 웅크린 발, 잔걸음, 갑작스런 돌진보행, 팔의 흔들림이 없는 보행을 하게 되는데 파킨슨병이 진행된 환자에게서 관찰되는 현상입니다.

우울증

40% 정도의 파킨슨병 환자에서 나타납니다. 자연발생적으로 나타나기도 하지만 신경을 안정시키는 도파민조절 치료제의 부작용으로도 볼 수 있습니다.

수면장애

생리적인 안정을 취하는 과정인 수면을 유지하기 어려워지는데, 몸의 과잉 흥분반응입니다.

배뇨장애

주로 소변을 자주 보는 빈뇨가 흔합니다. 야간 빈뇨가 발생하는 경우엔 앞선 수면장애와 복합적으로 작용하여 기초대사를 떨어뜨리고 급속도로 쇠약해지게 됩니다.

치매癡呆

전체 파킨슨병 환자의 약 20%에서 합병됩니다.

파킨슨병의 증상은 추체외로錐體外路, Extrapyramidal System 증상이라고도 합니다. 추체외로는 대뇌반구의 깊은 곳에 위치한 신경세포체인 바닥핵과 그와 관련된 신경회로를 지칭합니다. 척수에 위치한 운동신경세포는 대뇌피질에서 시작된 자극을 받아서 말초신경을 통하여 수의근(맘대로근)을 수축시키는 역할을 하는데, 바닥핵은 이 운동신경세포와 직접 연결되어 있지 않고 간접적으로 운동조절에 관여하여서 추체외로라고 불립니다. '안정 떨림, 근경직, 느린 운동, 자세 불안정'을 4대 주증상이라고 합니다.

그 밖의 특징적인 증상으로 '가면 같은 안면, 작은 목소리, 글씨를 작게 쓰는 증상' 등이 나타납니다. 이외에도 연하嚥下장애, 자율신경증상으로 인한 변비, 방광장애 등이 합병되며, 증상이 오래될수록 도파민의 작용을 강제로 올리는 파킨슨 치료제의 부작용으로 40%는 우울증이, 약 20%에선 인지기능 저하가 진행됩니다.

Q. 파킨슨병의 예후는 어떻게 되나요?

정상인도 자연적으로 10년에 5%의 중뇌 흑질이 파괴되어 죽어갑니다. 그러나 통계적으로 파킨슨병은 2~5배, 파킨슨 증후군은 4~10배의 속도로 흑질이나

Hoehn-Yahr의 중증도 분류

Hoehn-Yahr의 중증도 분류		생활기능 장애도
Stage I	일측성 장애로 신체의 한쪽에만 진전, 경직을 나타내는 경증	I 도 일상생활, 통원에 거의 보조가 필요 없음
Stage II	양측성 장애로 자세의 변화가 명확해지고 진전, 경직, 서동 모두 양측에 있으므로 일상생활이 약간 불편함	
Stage III	확실한 보행장애가 나타나고 방향전환의 불안정 등을 유발하는 회복반사장애가 출현 일상생활 중 동작장애도 상당히 진행되고 돌진현상도 확실히 나타남	II 도 일상생활, 통원에 보조가 필요함
Stage IV	기립이나 보행 등 일상생활 동작의 저하가 현저하고 노동능력이 상실됨	
Stage V	완전한 무력상태로 타인의 도움을 얻어 휠체어로 이동하거나 자리에 눕게 됨	III 도 일상생활에 전면적인 보조가 필요하고 보행기립이 불가능함

기저핵이 사멸되어 갑니다. 파킨슨병의 증상이 시작되면 이미 흑질의 60% 이상이 사멸한 상태라고 볼 수 있습니다.

이는 앞서 언급한대로 뇌에 공급되는 혈액의 기능이 떨어지는 상태가 일부 뇌세포 파괴에 관여한다고 보면 됩니다. 파킨슨병의 경과는 다양하지만 연구 보고에 따르면 5년 이내에 25%, 5~9년에는 67%, 10~14년에는 80%에서 사망이나 심각한 후유장애가 나타납니다.

Q. 파킨슨병과 유사하지만 발병원인이 다른 파킨슨 증후군은?

도파민과 아세틸콜린의 분비 불균형으로 인한 파킨슨병과는 달리, 파킨슨증후군이나 파킨슨증으로 불리는 질환이 있습니다.

파킨슨병 Parkinson's disease

앞서 살펴본 대로 중뇌에 존재하는 흑질이라는 부분이 도파민 세포 사멸에 의해 퇴화되어 나타나는 질환입니다. 파킨슨병은 임상증후만을 나타내는 파킨슨 증후군과 달리 도파민의 세포손실을 보이는 것으로 도파민전구체보조제L-dopa에 증상의 개선이 있는 차이점이 있습니다.

비전형적 파킨슨 증후군 Parkinson plus syndrome

파킨슨병보다는 드물지만 도파민전구체보조제에 대한 반응이나 예후 측면에서 상대적으로 좋지 않은 경과를 보이는 질환입니다. 뇌의 퇴행성 질환이기는 하지만 파킨슨병과 같은 중뇌의 도파민 세포 소실이 원인이 되지는 않습니다. 그중 '혈관성 파킨슨증후군'은 뇌에 혈액을 공급하는 소혈관이 막혀 반복적으로 작은 뇌경색이 발생하는 경우로 일반적인 뇌경색 증상과는 달리 서서히 진행하는 보행장애와 발음이상, 운동완서 등의 파킨슨 증상이 발생할 수 있습니다.

이차성 파킨슨 증후군

다양한 원인이 존재하며 이로 인해 파킨슨병과 비슷한 임상 양상을 보이는 질환을 말합니다. 뇌신경의 퇴행성 질환보다는 약제나 독성물질, 외상, 뇌혈관성 질환, 정상압 수두증, 뇌염과 같은 감염증에 의해 나타날 수 있습니다.

최근 10~15%의 환자는 50세 이전에 발병하는데, 이를 상대적으로 중뇌 흑질 세포의 소실이 적으면서도 증상 악화가 빠른 '조기발현 파킨슨병'이라고 부릅니다.

이처럼 파킨슨병이나 파킨슨 증후군 등의 퇴행성 뇌질환은 뇌의 이상작용의 과정에 대한 분류에 의해 나누어 부르는 병명으로, 근본적인 치료예방을 위해선 단순한 노화나 퇴화의 결과로 보기보다 인체의 대사장애로 인한 뇌기능의 기능저하라는 인식이 필요합니다.

파킨슨 증상의 분류

파킨슨병	도파민 생성부족(흑질세포의 퇴화)
비전형적 파킨슨 증후군	약물유도성 파킨슨 증후군 혈관성 파킨슨 증후군 정상압 뇌수두증 독성에 의한 파킨슨 증후군
이차성 파킨슨 증후군	다발성 뇌신경계 위축 진행성 핵상신경마비 피질기저핵 변성 루이체 치매

Q. 자가진단할 수 있는 파킨슨병의 조기증상은 무엇인가요?

퇴행성 뇌질환에 속하는 파킨슨병은 혈액순환장애로 비롯되어 발병 이후에는 많은 후유증과 합병증을 유발하는 질환입니다. 때문에 질환에 대한 정확한 이해가 필요하며 조기진단으로 인한 조기치료가 필수적입니다.

파킨슨병을 의심할 수 있는 증상

- 침대나 의자에서 일어날 때 힘들다.
- 글씨의 크기가 전에 비해 작아졌다.
- 주위 사람들이 목소리가 작아지거나 약해졌다고 말한다.
- 걷거나 서 있을 때 비틀거리거나 넘어지려는 경향이 있다.
- 걸을 때 발이 땅에서 잘 안 떨어지고 부자연스러운 것을 느낀다.
- 주위 사람들이 얼굴의 표정이 전에 비해 굳어있다고 말한다.
- 손이나 발을 떠는 증상이 있다.
- 손으로 단추를 잠그는 것이 힘들다.
- 걸을 때 발을 끌면서 걷거나 보폭이 짧아지면서 종종 걸음을 걷는다.

Q. 퇴행성 뇌질환의 또 다른 호발질병, 인지증이란 무엇인가요?

인지증認知症, Dementia은 정상적으로 발달한 지적기능이 후천적 뇌장애로 저하된 상태를 지칭합니다. 치매癡呆와 같은 증상이 대표적인데 원인에 따라 뇌혈관장애(뇌경색, 뇌출혈)로 인한 혈관성 인지증과 뇌조직 내에서 특정 단백질의 침착과 응집에 의해서 신경기능장애나 신경세포가 죽는 알츠하이머병으로 크게 나뉩니다. 인지증의 전단계로 경도인지장애MCI라는 분류도 있습니다.

건망증과 인지증의 차이

건망증과 인지증은 다릅니다. 건망증의 경우 기억의 입력보다는 출력의 일시적 지연장애로 기억력의 저하를 호소하지만 지남력指南力이나 판단력 등은 정상이며 일상생활에 지장을 주지 않습니다. 여기서 지남력은 현재 자신이 놓여 있는 상황을 올바르게 인식하는 능력을 말합니다. 지남력에 장애가 생기는 것을 지남력 상실이라고 하는데 이 경우에는 시간, 장소, 방향에 대한 인지장애로 '자신은 누구인가, 이곳은 어디인가, 오늘은 몇월 며칠인가' 등의 질문을 해도 대답을 하지 못하게 됩니다.

단순한 건망증은 기억력 장애에 대해 호소를 하며 지나친 걱정을 하기도 하지만 잊어버렸던 내용을 결국 기억해냅니다. 그에 반해 치매와 같은 인지증의 경우 가장 흔하게 나타나는 기억력 저하는 기억의 입력장애로 인해 기억의 출력이 불가능할 뿐 아니라 언어능력, 시공간 파악능력 등의 다양한 정신능력에 장애가 발생합니다.

인지증의 증상

인지증은 기억장애, 지남력장애, 판단력의 저하, 실행(失行, 사용법을 모름), 실인(失認, 사물이 무엇인지 모름), 실어(失語, 이름을 말하지 못함)을 주체로 하는 증상과 그에 수반되는 배徘徊, 환각幻覺, 불면 등의 주변증상을 보이게 됩니다.

혈관성 인지증엔 가성구마비, 편마비, 보행장애, 감정실금, 파킨슨증 등의 증상이 후속되기도 하며, 알츠하이머병에선 기억장애를 주 증상으로 증상의 진행에 따라 가벼운 파킨슨증을 일으키게 되고, 더욱 진행되면 폐렴, 요로감염증 등의 증상이 합병됩니다. CT, MRI 촬영에서 혈관성 인지증은 뇌혈관장애 병변이, 알츠하이머병에서는 기억에 관여하는 해마의 위축이 확인됩니다. 생활환경의 개선과 뇌의 활성화를 도모해야 합니다.

혈관성 인지증과 알츠하이머병의 주요 감별점

	혈관성 인지증	알츠하이머병
경과	계단상, 돌연발생	완만한 진행형
진찰소견	구음장애, 편마비, 감정실금	기억장애가 주, 진행례에서는 파킨슨증
CT, MRI 촬영	대뇌에서 광범위하게 다발하는 뇌경색 또는 뇌출혈의 존재	측두엽 및 두정엽의 위축
기초질환	고혈압, 당뇨, 심방세동 등	없음

Q. 퇴행성 뇌질환과 혈액순환장애의 상관관계는?

혈액은 산소를 폐로부터 여러 조직과 기관으로 수송하는 일을 합니다. 호흡을 하면 산소는 폐의 폐포벽을 투과하여 혈액에 흡수되고, 새로 산소를 얻은 혈액은 폐순환을 따라 심장에 도달하며 체순환을 통해 전신으로 전달됩니다. 만약 산소 운반이 원활하지 않으면 우리 몸은 제 기능을 할 수 없어 여러 증상이 발생하는데 대표적인 질환이 퇴행성 뇌질환입니다.

> 습생담 담생열 열생풍濕生痰 痰生熱 熱生風.
>
> '탁한 것이 모여 열을 만들면 통제되지 못하는 기운이 생겨 망동함.'

퇴행성 뇌질환은 한의학에서 중풍中風의 범주에 속하는데 '풍風'은 평소 생활이 마땅한 바를 잃어서 혈액의 상태가 혼탁해지고 전신으로의 혈액조달이 어려워짐으로서 과부하가 걸린 상태입니다.

결국 퇴행성 뇌질환의 치료와 예방에 무엇보다 우선되는 것은 혈액 속에 산소 포화도가 정상적으로 회복되고, 이런 건강한 혈액이 막힘없이 모든 조직에 잘 전달되는 것입니다.

Q. 퇴행성 뇌질환의 한의학적 치료관점은?

《동의보감》〈내경內景 혈血편〉에서는 "혈축상초즉선망血蓄上焦則善忘"이라고 하여 혈액이 혼탁하여 상부에 순환이 어려워지는 것을 기억력 저하의 원인으로 설명합니다. 또한 〈잡병雜病 내상內傷편〉에서는 노쇠해짐의 원인을 "노심상혈怒心傷血"이라고 하여 분노하여 심장의 순환이 망가짐이 혈액을 상하게 해서라고 언급하고 있습니다. 모두 공통되게 혈액의 기능이 저하될 때 노쇠해지면서 뇌의 기능에 문제가 생긴다고 합니다. 그래서 뇌로 혈액의 공급이 잘되도록 하는 것이 퇴행성 뇌질환 치료의 포인트가 될 수 있습니다.

Q. 퇴행성 뇌질환에 대한 권장 치료법은 무엇인가요?

《동의보감》에 보면 중풍질환에 탁월한 치료로 '8관8혈八關八穴'을 이용한 치료법을 언급하고 있습니다. 이 혈은 열 손가락 사이에 있는데 삼릉침三稜鍼으로 시술하여 강제적 사혈瀉血이 아닌 자연스런 정혈淨血 치료를 반복하게 하는 침 치료 방법입니다. 중풍질환의 공통적인 원인에 해당하는 인체의 비생리적인 열熱이 혈액을 탁하게 만들어 전체적인 혈류순환을 방해하는 어혈瘀血 상태를 개선시키는데 탁월한 효과를 발휘합니다. 한방변증 방법에 따른 전신의 증상을 참고로 기氣와 혈血의 순환능력을 동시에 개선시킬 수 있는 '어혈삼릉침 정혈淨血요법'과 혈액이 순환될 수 있는 조건을 개선시키기 위하여 '보혈한약補血韓藥 치료'를 권장합니다.

Q. 어혈이란 무엇이며, 사혈과 정혈의 차이는 뭔가요?

정상적인 혈액의 생성. 소멸 과정에서 적혈구는 120여 일 동안 50만 번 정도

간장肝臟을 통해 정화되며 반복 사용됩니다. 그 후 신장腎臟을 거쳐 유용한 혈액성분은 재활용되고 나머지 혼탁한 성분은 분해돼 대소변으로 배설됩니다.

하지만 소위 '피 말릴' 정도의 무리한 사용으로 인해 발생한 혈액의 노폐물은 대소변의 배설활동으로도 감당이 안 되는 경우가 있습니다. 그래서 이러한 무리한 사정을 겪는 인체의 혈액 중에는 정상 기능을 가진 혈액과 이미 기능이 상실되었음에도 배설되지 못한 어혈이 함께 존재하고 순환하게 됩니다. 어혈은 정상혈액의 전신 조직으로의 공급을 방해하고, 정상적인 생체활동에 막대한 지장을 초래합니다.

주의할 점은 이러한 어혈은 일회적이고 강제적인 사혈로 제거할 수 없다는 것입니다. 어혈은 독을 없애듯이 강제적으로 골라 뺄 수 있는 물질이 아닙니다. 어혈瘀血은 강제로 제거한다기보다는 자연스럽게 제거될 수 있도록 인체의 능력을 향상시켜서 정혈되어야 합니다. 어혈삼릉침 정혈요법은 인체에 올바른 어혈 배설과정을 연습시켜, 혈액의 혼탁과 조직의 퇴화로 순환의 장애를 일으키는 혈액순환장애를 치료하고 예방하는 중요한 길이 됩니다.

Q. 어혈삼릉침 정혈요법이란?

호毫(가는털)침이라고 불리는 일반적으로 사용하는 침은 원뿔 형태의 단면을 가지고 있어 침을 찌르고 빼는데 경혈經穴에 최소한의 자극을 주며 이를 통해 기氣의 순환을 도모하는 치료방법입니다. 반면 삼릉침은 침 끝이 삼각뿔 형태의 세 면으로 이루어져 삼릉三稜, 즉 세모가 져 있는 침을 말합니다. 경혈자극을 통해 기의 소통에 관여하는 동시에 침의 자극에 반응하는 몸의 자연스런 출혈에 의해 혈의 정화가 이루어지는 의미가 있는 침입니다. 기존 호침의 기氣조절 작용과 더불어 어혈을 제거함으로써 얻어지는 혈 조절작용이 가능하게 된 것입니다. 즉, '정곡견혈치병(正鵠見血治病, 침 자극을 정확한 경혈에 시술하여 어혈을 배설하면 병이 잘 낫는다는 원리)'하는 우리나라의 정통적 침 치료법입니다. 어혈삼릉침은 이러한 삼릉침을 현대인의 사정에 맞춰 개량하여 기존 삼릉침보다 더욱 예리하고 침 끝을 길게 제작한 것으로, 호침의 기순환 효과를 높이면서 삼릉침의 정혈하는 역할도 해낼 수 있도록 한 것입니다.

어혈삼릉침 시술에 사용하고 있는 혈은 일반적인 경혈 및 경외기혈經外奇穴을 대상으로 하며 그 중 다용하는 혈은 다음과 같습니다.

- 상지: 팔사, 외관, 수삼리, 곡지, 합곡
- 하지: 팔풍, 음독, 태충, 족삼리, 위중, 태계, 곤륜, 경하, 삼음교, 현종, 음릉천, 양릉천, 독비, 슬안
- 두면: 태양, 솔곡, 지창, 협거, 승읍, 권료, 내영향, 백회

일반 호침과 어혈삼릉침 비교

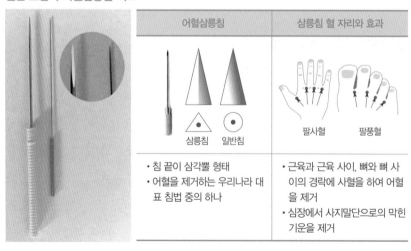

어혈삼릉침	삼릉침 혈 자리와 효과
삼릉침 일반침	팔사혈 팔풍혈
• 침 끝이 삼각뿔 형태 • 어혈을 제거하는 우리나라 대표 침법 중의 하나	• 근육과 근육 사이, 뼈와 뼈 사이의 경락에 사혈을 하여 어혈을 제거 • 심장에서 사지말단으로의 막힌 기운을 제거

Q. 어혈삼릉침 정혈요법의 보조치료, '단삼환'이란?

《동의보감》에서는 단삼丹蔘 하나가 사물탕과 맞먹는다고 할 정도로 극찬하고 있습니다. 인삼, 고삼, 단삼, 사삼, 현삼은 오색을 띠며 오장에 각각 배속되는데 그 중 단삼은 심心에 속합니다. 달리는 말을 쫓아갈 수 있게 한다 하여 분마초奔馬草라고도 불리며, 혈액순환을 돕고 어혈을 제거하고 사지관절 동통을 완화시켜 줍니다.

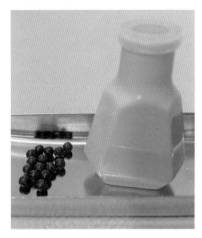

▲ 단삼은 삼칠근(三七根), 용뇌(龍腦) 등의 한약재 복합 추출물로 단삼환은 퇴행성 뇌질환 예방·개선을 목적으로 개발한 은단 형태의 한약제다.

단삼환丹蔘丸은 서로 용해되지 않는 한약 응고액을 기술적으로 수축, 냉각 응고시킨 제제로서 체내에서는 용해가 빠르고 생체이용률이 높은 미세과립형 약물입니다. 혀 밑에 넣어 녹여 먹는 설하舌下 복용 제품입니다.

관상동맥을 확장해 관상동맥 질환으로 인한 심혈관계 질환을 완화시키는 기능을 합니다. 혈전 형성을 막아주고 특히 혈관 탄성을 높입니다. 아스피린과 같은 혈전용해 치료제는 혈소판의 파괴로 혈액의 점도를 낮춰 혈액순환을 강제로 유지시키려하지만 혈관벽의 두께를 얇게 만들어 출혈의 위험성을 높이거나 지혈을 방해하는데, 단삼환은 혈관의 탄성을 정상적으로 회복시켜주는 효과로 혈액순환을 개선시킵니다. 이러한 이유로 퇴행성 뇌혈관 질환의 치료에 팔강변증八綱變症을 통한 한약복용과 함께 어혈삼릉침 정혈요법을 보조할 수 있습니다.

제 2 부

외형편

外形篇

척추 · 신경계 · 피부 · 항문질환

경추디스크

—

추나요법, 봉침요법

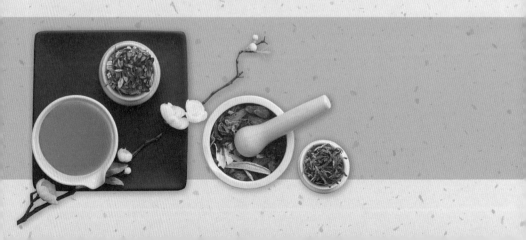

김 정 현 원장

- 동국대학교 한의과대학 졸업
- 前 대한공중보건한의사협의회 정책이사
- 前 대한공중보건한의사협의회 대표
- 한의계 진료모임 '길벗' 대표
- 대한스포츠한의학회 정회원
- 척추신경추나의학회 정회원
- 기운찬 한의원 대표원장

기운찬 한의원

주소 서울특별시 중랑구 면목동 649-3
     광현빌딩 2, 5층
전화 02-436-8875, 02-491-8871
홈페이지 www.giunchan.net

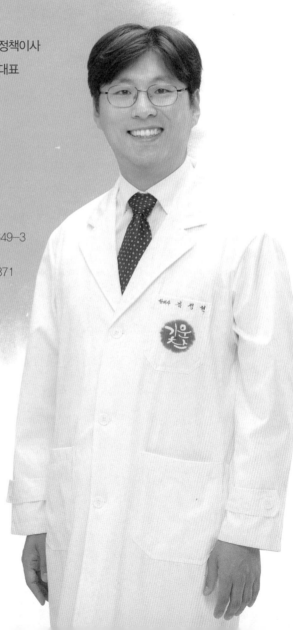

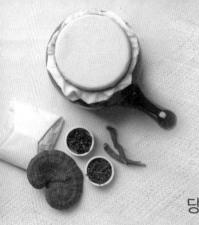

당신의 목은 괜찮나요?

경추디스크

대표요법 추나요법, 체질한약

목뼈는 7개로 이루어져 있다. 그리고 대부분의 사람들은 겨우 7개밖에 안 되는 중요한 목뼈를 관리하지 않는다. 컴퓨터 모니터를 바라보느라, 휴대폰 액정화면을 뚫어지게 쳐다보느라, 지금도 목을 '쭉' 빼고 있지 않은가?

무의식적이든 의식적이든 우리는 경추 건강을 위협하는 행동을 반복하고 있을지도 모른다. 머리와 몸을 연결하는 중요한 위치라는 걸 망각한 채 말이다. 그만큼 경추디스크는 사고나 충격을 받았을 때뿐만 아니라, 일상 속에서도 조용히 자리를 잡는다고 한다. 나도 모르는 새 변형된 경추는 다시 일상생활에 지장을 초래할 것이다. 목에서 시작된 통증과 불편함이 허리를 거쳐 발끝까지 도달하기 전에, 더 늦기 전에, 우리는 경추디스크라는 질환에 대해 알아볼 필요가 있다!

경추디스크에 대한 일문일답

Q. 경추디스크는 어떤 질환인가요?

먼저, 디스크라는 구조물에 대한 설명이 필요할 것 같습니다.

디스크란 추간판, 즉 척추 사이에 있는 판입니다. 척추 뼈와 척추 뼈 사이에서 일종의 '쿠션' 역할을 하는 말랑말랑한 구조물입니다. 섬유륜이라는 비교적 딱딱한 껍질 안에 젤리와 같은 수핵이 들어있는 형태입니다.

디스크는 척추가 움직이는 과정에서 뼈가 부딪히지 않도록 보호해주는 역할을 합니다. 과사용이나 과체중 또는 어떠한 충격에 의해 디스크가 눌리면 결국 섬유륜이 터지고 수핵이 흘러나오게 되는데, 이렇게 흘러나온 수핵을 우리 몸에선 신체 내의 적으로 간주하고 이를 없애기 위한 격렬한 반응을 일으킵니다. 이것이 결국 염증반응입니다. 그런데 하필이면 이 염증반응이 일어나는 곳 근처에 척수신경이 있어서 이 신경까지 염증반응이 일어나 신경자극 증상을 일으키는데, 이 현상이 우리가 이야기하는 디스크, 즉 추간판 탈출증입니다.

경추디스크란, 이러한 추간판 탈출증이 경추(목 쪽 척추)에서 일어나는 질환을 말합니다.

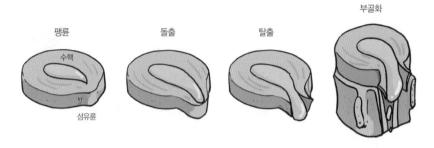

▲ 추간판 탈출증의 4단계, 팽륜부터 탈출까지

Q. 경추디스크의 증상은 무엇인가요?

디스크의 증상은 크게 물리적인 통증과 화학적인 증상, 두 가지로 구분할 수 있습니다. 먼저 물리적인 통증은 디스크가 터질 만큼 압박과 충격을 받았기 때문에 해당 부위의 통증이 있으며, 이로 인해 움직임이 제한되기도 합니다. 목디스크가 가장 많이 발생하는 부위는 그만큼 가장 움직임이 많은 경추 5~6번 사이입니다.

화학적인 증상은 척수에서 갈라져 나오는 신경의 염증반응으로 인한 신경자극 증상으로는 어깨, 팔, 손이 저리거나 찌릿하고, 화끈거리거나 시린 느낌이 들며 더 나아가서는 감각이 둔해지고 운동능력까지 저하되는 경우도 있습니다.

Q. 경추디스크는 자주 걸리는 질환인가요?

2016년 국민건강보험에서 발표한 자료에 따르면, 50대 경추간판장애 환자 수는 10만 명당 533명으로 가장 많은 비율을 차지하고 있으며, 2015년 기준 경추간판장애 환자의 성별을 구분했을 때, 총 86만 9,000명 중 여자는 48만

2010~2015년 경추간판장애 연령별 인구 10만 명 당 진료인원

단위: 명, %

구분	계	10세 미만	10대	20대	30대	40대	50대	60대	70대	80세 이상
2010년	1,431	0	10	58	155	341	435	273	135	24
2011년	1,594	0	11	64	172	368	501	295	155	27
2012년	1,699	0	11	67	180	383	541	312	173	31
2013년	1,710	0	10	68	180	381	539	315	181	35
2014년	1,730	0	11	71	180	377	541	325	186	39
2015년	1,723	0	10	69	175	369	533	340	184	43
5년간 증감	292	0	0	11	20	28	98	67	49	19

2010~2015년 경추간판장애 성별 진료현황

구분		2010	2011	2012	2013	2014	2015	'10-'15 대비 증가율(%)
진료 인원 수(명)	전체	699,858	786,022	843,861	854,674	870,334	869,729	24.3
	남자	297,264	331,976	360,524	370,311	378,844	383,365	29.0
	여자	402,594	454,046	483,337	484,363	491,490	486,364	20.8

6,000명, 남자는 38만 3,000명으로 여자가 10% 이상 많았습니다.

또한 입원환자는 2010년 3만 5,000명에서 2015년 7만 9,000명으로 121% 늘었으며, 같은 기간 동안 외래환자는 2010년 68만 8,000명에서 2015년 84만 5,000명으로 22% 증가한 것으로 나타났습니다. 전체 환자 중 입원환자의 비율은 2010년 5.1%에서 2015년 9.1%로 증가했습니다.

반면 진료기간은 입원의 경우 2010년 14.0일에서 2015년 7.7일로 감소했으며, 외래는 2010년 5.8일에서 2015년 5.1일로 0.7일 감소했습니다.

2010~2015년 경추간판장애 평균 입내원 일수

구분	입원(일, 명)			외래(일, 명)		
	입원일 수	환자 수	평균 입원일 수	내원일 수	환자 수	평균 내원일 수
2010년	499,128	35,604	14	4,021,659	688,429	5.8
2011년	570,767	46,206	12.4	4,442,371	771,463	5.8
2012년	611,142	60,015	10.2	4,558,408	826,372	5.5
2013년	614,661	66,537	9.2	4,498,085	835,231	5.4
2014년	641,498	74,958	8.6	4,511,070	847,292	5.3
2015년	608,599	78,796	7.7	4,328,410	845,347	5.1
5년간 증감	109,471	43,192	(6.3)	306,751	156,918	(0.7)

Q. 경추디스크는 어떻게 생기나요?

경추디스크는 어느 날 갑자기 생기는 것이 아닙니다. 마치 물이 100℃에서 끓어 수증기가 되듯, 오랜 시간 잘못된 자세나 무리한 사용으로 인해 차츰차츰 문제가 누적되다가 어느 순간에 터지는 것입니다.

흔히 잘 알고 있는 일자목이나 거북목의 경우 경추디스크로 발전할 가능성이 높습니다. 원래 경추는 앞쪽으로 살짝 튀어나온 전만의 형태로 구부러져 있는데 이는 용수철처럼 충격을 흡수하고 완화할 수 있는 구조입니다. 그러나 장시간 잘못된 자세를 유지하는 경우, 이를테면 컴퓨터 업무를 많이 보는 사무직이나 장시간 운전을 해야 하는 직업을 갖고 있거나 스마트폰의 장시간 사용은 목뼈 사이를 연결하고 있는 근육들의 과도한 긴장을 유발하게 됩니다. 이로 인해 경추의 정렬이 흐트러져 일자목이 되며, 이것이 더 심해지면 경추의 뒤쪽이 튀어나오는 후만의 형태, 역C형의 커브를 만들게 됩니다.

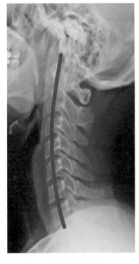 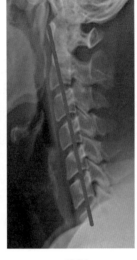 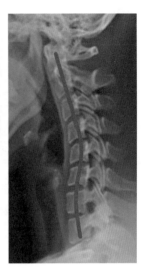

▲ 정상(C자 형태)　　　　　▲ 일자목　　　　　▲ 역C자 형태

거북목

거북목은 이러한 변형 과정에서 목과 머리가 몸보다 앞으로 쏠리게 되는 변화를 말합니다. 이 경우 목 앞쪽의 근육인 사각근과 흉쇄유돌근의 긴장이 특히 심해집니다. 마치 우리가 무거운 물건을 몸에 붙여서 들 때보다 멀리 팔을 뻗어서 들 때 훨씬 힘이 들 듯, 머리라는 무거운 물건을 지탱하는데 근육들도 부하가 많이 걸리는 것이죠. 이렇게 긴장이 지속되면 근육이 단축되면서 목을 더 앞으로 쏠리게 만드는 악순환이 반복됩니다. 이 경우에 경추의 압박이 심해지면서 쿠션 역할을 하는 디스크 또한 압박을 받아 튀어나오거나 심한 경우 터지게 됩니다.

즉, 경추의 정렬의 문제는 근육의 과긴장과 이로 인한 단축으로 인해 생기며, 이것이 심해질 경우 경추 사이에 부하가 걸리고, 충격으로 약해진 상태에서 디스크가 발생하는 것이라고 할 수 있습니다.

경추디스크와 스트레스

스트레스는 목근육의 긴장을 심화시키는 원인이 될 수 있습니다. 흔히 드라마에서 극심한 스트레스를 나타낼 때 뒷목을 잡고 쓰러지는 모습으로 표현하기도 하죠. 실제로 스트레스를 받으면 온몸의 근육이 긴장을 하는데, 그중에서도 특히 목 근육의 긴장이 심해집니다. 그 기전은 이렇습니다. 스트레스를 받으면 우리 몸에서 가슴과 배를 나누는 구조물인 횡격막이 긴장하게 됩니다. 그러다보면 평소 우리가 숨 쉬는 방법인 횡격막 하강을 통한 복식호흡을 하지 못하게 됩니다. 대신에 어깨를 들어 올리는 방식으로 숨을 쉬는 흉식호흡이 일어나게 됩니다. 이렇게 어깨를 들어올릴 때 쓰이는 근육들이 목에 있는 근육인데요. 대표적으로 사각근과 흉쇄유돌근이 쓰이게 되고 이것이 오래되면 긴장과 단축이 일어나게 됩니다. 이 두 근육은 위에서도 언급했듯이 목 앞쪽에 위치해서 거북목의 중요한 원인이 되는 근육인데, 스트레스 또한 이와 같은 작용을 하기 때문에 디스크가 유발되기 쉬운 환경을 만들게 됩니다.

Q. 경추디스크와 유사한 증상을 보이는 질환이 있나요?

경추디스크는 물리적인 통증과 신경자극으로 인해 팔과 손 저림 등의 증상이 나타나는 것이 특징입니다. 그러나 이와 유사한 증상을 보이는 여러 질환들이 있어 감별진단을 필요로 하는 경우가 있습니다.

척추관 협착증

경추부에서 일어나는 척추관 협착증은 척추관의 퇴행성 변화로 인해 척추관 주위의 인대가 두꺼워지거나 척추의 골극이 자라거나 디스크의 탈수 등이 일어나서 신경이 지나가는 길이 좁아지고, 그만큼 신경이 눌리며 발생합니다. 디스크에 비해 호발연령이 상대적으로 높고, 퇴행성 변화인 만큼 일반적으로 치료가 더 어렵고 오래 걸립니다. 발생부위 자체는 디스크와 비슷하기 때문에 경추디스크와 유사한 방식으로 치료가 진행됩니다.

일자목, 거북목증후군

일자목과 거북목은 척추 정렬의 이상과 근육긴장의 문제로 나타나며, 이는 경추디스크를 비롯해 각종 경추질환들의 원인이 되곤 합니다.

또한 거북목은 단순히 목만 앞으로 나오는 것이 아니라 굽은 등과 같이 오는 경우가 많으며, 이는 더 아래로 갔을 때 허리 쪽에 문제가 함께 나타나는 경우도 많습니다. 척추를 하나의 기둥으로 봤을 때 한쪽으로 치우치게 되면 균형을 맞추기 위해 반대쪽으로 치우치는 보상성 변화가 일어나기 때문입니다. 따라서 목의 치료를 위해 허리와 골반까지 봐야하는 경우가 빈번합니다.

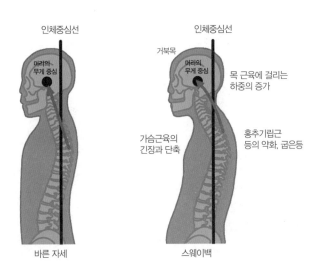

▲ 정상 체형과 스웨이백 체형 비교

말초신경포착증후군

말초신경포착증후군은 근육의 긴장으로 인해 신경이 눌려서 나타나는 질환입니다. 그 증상이 디스크나 협착증과 유사하기 때문에 착각하기 쉬운 질환입니다. 앞서 여러 번 언급했던 목 앞쪽에 위치한 사각근, 흉쇄유돌근 등이 긴장하면서 나타나는 경우가 많으며, 그 외에도 소흉근이나 극상근, 극하근의 긴장으로 인한 경우도 있습니다. 이러한 말초신경포착 중에서도 쇄골과 1번 늑골 주위의 근육긴장으로 일어나는 문제를 흉곽출구증후군이라고 부르기도 합니다.

말초신경포착증후군의 증상은 경추디스크와 혼동하기 쉬우나 문제가 되는 부위가 다르기 때문에 정확한 진단이 필요하며 목과 머리, 팔을 움직여 근육긴장을 재현하는 다양한 이학검사로 확인합니다.

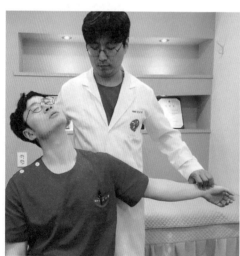

▲ 흉곽출구증후군을 진단하기 위해 실시하는
'adson's test'

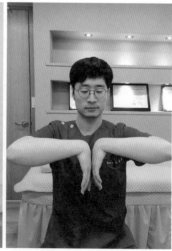

▲ 손목터널 증후군 감별을 위한
'phalen's test'

손목터널증후군

손목터널증후군은 정중신경이 손목에서 눌리며 나타나는 질환으로 1,2,3지 위주의 손 저림을 특징으로 합니다. 신경자극증상은 하행성이 특징이기 때문에 손목 위쪽의 팔과 어깨에서는 저림 증상이 나타나지 않아야 하나 실제로는 말초신경포착증후군 등과 복합적으로 나타나는 경우들이 있어 진단에 유의해야 합니다. 손목관절을 90도로 구부린 채 손등을 서로 맞대고 있는 'phalen's test'를 통해 손 저림이 재현되면 손목터널증후군으로 의심할 수 있습니다.

Q. 경추디스크의 치료법은?

경추디스크의 치료는 염증반응을 가라앉히고, 근육을 비롯한 주위 연부조직을 이완시켜주며, 구조적으로 문제가 된 부분을 재정렬하고, 자생적 회복력을 높여주는 것을 원칙으로 합니다. 한의원에서 실시하는 한방 치료요법은 크게 침, 추나, 한약, 약침, 부항, 한방 물리요법 등으로 나눌 수 있습니다.

침

침 치료의 경우 통증과 문제가 있는 부위와 그 근처를 자극하는 근위취혈과 문제 부위와 멀리 떨어진 부분을 자극하는 원위취혈로 나눌 수 있습니다.

근위취혈의 목적은 문제가 있는 부분의 근육긴장을 이완시키고 혈액순환의 증가를 통해 회복을 돕는 것입니다. 가끔 침을 맞다보면 뭔가 톡하고 튀거나 근육이 꿈틀하는 느낌을 경험하기도 합니다. 이는 뭉쳐있던 근육이 순간적으로 탁 풀리면서 이완되는 현상입니다. 그리고 침을 맞은 부분의 색깔이 붉게 되는 것은 침 자리 주위로 혈액순환이 되면서 혈류가 모여 나타나는 것입니다.

원위취혈의 목적은 문제가 있는 부분뿐만 아니라 전반적인 몸의 불균형 상태를 개선하여 바로잡는 것입니다. 이를테면 경추의 문제로 나타났지만 척추는 하나의 기둥인지라 요추의 정렬을 같이 잡아줘야 하는 경우들이 있습니다. 이럴 경우 침을 통해 허리를 풀어주면 효과가 있습니다. 또한 경락과 경혈의 특성을 이용해 목을 지나가는 경락인 방광경이나 소장경 등을 자극하는 방법을 쓰기도 합니다.

추나

흔히들 '뼈를 맞춘다'는 개념으로 이해하고 있지만, 이는 추나 치료에 대한 좁은 해석이라고 볼 수 있습니다. 추나는 한자로 밀 추推, 잡을 나拿로 한의사가 본인의 신체나 도구를 사용하여 환자를 잡고 밀고 하는 등의 수기요법을 뜻하며, 인체 전반의 밸런스를 살펴 문제가 되는 곳 뿐 아니라 2차적으로 영향이 미치는 곳, 근본적인 원인이 시작되는 곳까지 치료하는 것입니다.

추나 치료는 크게 연부조직의 이완을 목적으로 하는 부드러운 방식의 경근추나와 순간적인 충격을 줘서 구조물을 바로잡는 정골추나로 나눌 수 있습니다. 이러한 방법들 외에도 수많은 진단과 테크닉이 있어 환자의 상태에 가장 최적화된 술기를 통해 치료를 하게 됩니다. 특히 양방의 도수치료와는 달리 진단과 시술 모두 한의사가 시행하는 점은 환자의 상태와 변화를 세밀하게 살필수 있는 장점이라고 볼 수 있습니다.

경추디스크에 있어서 추나 치료는 목 주위의 연부조직을 이완시키고 경추의 정렬을 바로잡을 뿐 아니라, 더 위로 올라가서는 턱관절의 문제부터 아래로 내려가서는 요추부와 골반, 족부의 문제까지도 살피게 됩니다. 추나 요법은 일반적으로 1회의 단발적인 치료로 종결하기보다는 수회에 걸쳐 반복적인 자극을 통해 정렬을 바로잡고 이를 몸이 다시 기억할 수 있도록 재교육하는 과정을 거치게 됩니다.

한약

한약은 한의학의 발전과정에서 가장 큰 비중으로 다뤄졌으며, 증상을 개선하는 한약에서부터 근본적인 문제를 해결하고 자생적 회복력을 높여주는 한약까지 다양한 목적으로 사용합니다. 경추디스크 또한 당장의 증상 개선을 목적으로 하는 처방하기도 하지만, 개인의 체질에 따라 신체를 정상화하는 것을 목표로 처방하기도 합니다. 이렇게 체질과 원인은 크게 몇 가지 유형으로 나누어 볼 수 있습니다.

첫 번째는 칠정입니다. 칠정이라 함은 감정의 병적인 과잉상태로 인하여 인체에 영향을 주는 것을 뜻하며, 현대적 의미의 스트레스와 그 뜻이 일맥상통한다고 볼 수 있습니다. 스트레스로 인해 호흡패턴이 변하고 이것이 목의 긴장과 경추디스크의 문제가 되는 경우들이 있습니다. 이러한 경우 일단 위로 치솟은 열을 내려주고 긴장을 이완시켜주는 한약이 필요합니다. 대표적으로 시호, 과루인, 황련 등의 약재를 사용할 수 있습니다

두 번째는 '기허'입니다. 기운이 약하고 근육량이 적은 마른 사람의 경우, 소화기의 문제가 동반되는 경우들이 많습니다. 여성이 남성에 비해 경추디스크의 유병률이 10% 이상 높은 것은 근육량의 차이로 볼 수 있습니다. 비단 남녀의 차이뿐 아니라 근육량이 적은 분들, 마른 분들에게서 나타나는 경추디스크의 경우에는 소화기능 개선을 통해 근육에 재료를 잘 공급하고 근육량이 증가하도록 하는 것이 필요합니다. 이런 분들은 소화기능을 개선하고 기운을 끌어올리는 한약을 쓰게 됩니다. 대표적인 약재로 황기, 인삼 등의 약재를 사용할 수 있습니다.

세 번째는 노권 및 혈허입니다. 과로 및 과사용으로 인해 문제가 된 경우에는 근육긴장을 이완시키고 혈액순환을 개선시켜 자생적 회복력을 높일 수 있도록

처방합니다. 대표적으로 작약, 갈근, 모과 등의 약재를 사용할 수 있습니다.

네 번째는 식적입니다. 평소 과식, 과음을 하거나 체중이 많이 나갈 때 나타나는 경추디스크는 일단 소화기를 뚫어주고 체내의 압력을 낮춰주는 것이 필요합니다. 체내 압력이 높으면 디스크도 압박을 받기 때문에 압력만 낮춰줘도 통증이 한결 가라앉을 수 있으며, 압력을 낮추고 순환이 개선되면 자연적으로 회복력이 올라갑니다. 대표적인 약재로 지실, 반하, 진피 등을 사용할 수 있습니다.

약침

약침은 한약재에서 추출, 정제한 약액을 주사기로 경혈 또는 근육이나 인대 등 연부조직에 주입하는 요법입니다. 봉독에서 추출한 봉침이 가장 유명하며, 이 외에도 목적에 따라 여러 종류의 약침 액을 사용할 수 있습니다. 특히 봉침은 강력한 진통소염작용을 하여 디스크의 염증반응을 빠르게 개선시킬 수 있습니다. 하지만 봉독의 알레르기 반응으로 혈압이 급격하게 떨어지고 호흡곤란이 오는 아나필락시스가 오는 경우들이 간혹 있으므로 반드시 한의사의 진단 하에 시술을 받아야 합니다.

한 방 이 답 이 다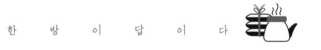

만성 허리통증

팔미신기환가미, 사향공진단

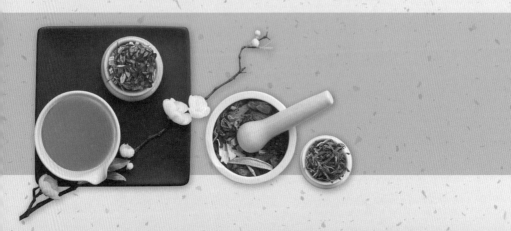

이 준 환 원장

- 경희대학교 한의학 석사
- 太韓醫學會 同耕齊(태한의학과 동경제) 정회원
- 대한약침학회 정회원
- 대한한방피부과학회 정회원
- 한방소아과 전문가 과정 수료
- 학술활동: Effect of Cynanchi wilfordii Radix, LyciFrectus, Hovenia dulcis Extrats on hair Growth in C57BL/6 Mice, 천연 한약재의 모발성장 효과를 이용한 탈모치료-경희대학교 논문 발표

아침나무 한의원

주소 서울시 영등포구 시흥대로 663 2층
　　　아침나무 한의원
전화 02-833-0178
홈페이지 morningtree.modoo.at

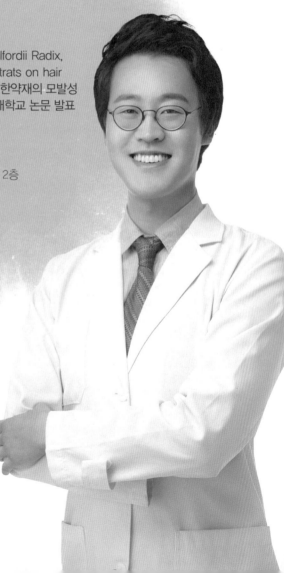

통증 무시 말고, 몸의 중심 지키자!

만성 허리통증

대표요법 팔미신기환가미, 사향공진단

—

허리는 신체의 중심이다. 허리가 아프면 온 몸이 다 아프다고 할 정도로 우리가 서고, 걷고, 생활하는데 가장 많이 사용하는 신체 부위가 바로 허리다. 그만큼 허리건강을 잃으면 정상적인 생활조차 쉽지 않다. 만성 허리통증이 빈번하게 발생하는 연령층은 40~50대 중장년층. 하지만 최근엔 젊은 직장인과 학생들까지 허리통증을 호소하는 연령층이 확대되고 있다. 허리통증이 전 연령대에서 빈번하게 발생하는 이유는 과연 무엇일까? 혹시 지금 이 순간에도 우리는 허리통증을 유발하는 잘못된 자세를 취하고 있는 건 아닐까? 만성 허리통증의 정확한 원인과 효과적인 치료법에 대해 알아보자.

만성 허리통증에 대한 일문일답

Q. 요통의 원인, 오해와 진실은?

한의원에 내원하시는 분들 중 특히 요통으로 고생하시는 분들이 많습니다. 자연스럽게 요통 환자들과 대화를 나눌 기회가 많이 있습니다. 요통 환자분들은 단순히 허리가 뻐근하게 아프신 분부터 걷지 못해 업혀서 내원하시는 분까지 다양한 통증양상을 가지고 한의원에 오십니다. 이 많은 분들을 치료하며 알게 된 놀라운 사실이 있습니다. 많은 분들이 자신의 허리통증의 원인을 단순화시켜 이해한다는 점입니다.

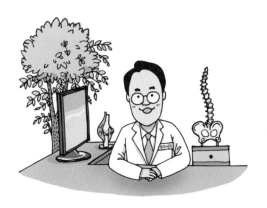

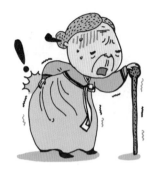

이 원고를 집필하기 바로 일주일 전에 있었던 일입니다. 요통으로 고생하는 70대 여성 환자분이 오셨기에 통증의 원인을 설명해 드렸습니다.

"어머니, 지금 어머니 허리근육 중에서 A근육, B근육이 짧아져 있어요. C근육은 근력이 약한 상태고, 요추 3번과 4번 사이 간격이 좁아져서 디스크도 압박을 받아 그 주변 신경도 눌리고 있고요." 이렇게 설명을 이어가던 찰나, 환자분께서 해맑은 표정으로 "아, '디스크' 때문에 내 허리가 아픈 거라고!"하고 정리하십니다. 디스크라는 익숙한 단어가 환자분 귀에 쏘옥 들어가서 상황을 정리한 겁니다. 정신을 가다듬고 다시 한 번 설명을 드렸습니다.

"물론 디스크의 문제가 있죠. 하지만 디스크가 압박된 상황은 요추와 요추 간격이 좁아져서 나타나는 증상인거고, 요추가 좁아진 건 요추의 전만곡선이 심해서, 주변부 근육이 짧아진 게 영향이 있어요. 근육이 짧아진 이유는…"

"아!" 이번에는 정말 알았다는 눈빛의 환자분께선 다시 이렇게 말씀하셨습니다. "아, 근육이 놀라서 내 허리가 아픈 거죠?" 필자는 한 번 더 정확하게 설명을 드리려고 환자분과 눈을 마주쳤다가 이내 그만두었습니다. 환자분은 이미 통증에 대한 해답을 얻으신 듯 만족한 표정을 짓고 계셨기 때문이죠.

'디스크'와 '놀란 근육'은 허리통증을 이야기할 때 미디어나 책에서 자주 나오는 용어입니다. 자주 보이는 용어이기에 요통을 일으키는 원인이라 생각하기 쉽고, 이러한 단어를 들었을 때 무의식적으로 '아하! 내 병의 원인이 이거구나'하고 오해하기 쉽습니다. 하지만 디스크란 용어는 요통의 원인이 아닙니다. 요통의 '증상'일 뿐입니다. 허리를 아프게 하는 디스크의 변화가 왜 생겼는지에 대한 답을 찾는 것이, 허리통증의 진정한 원인을 파악하는 것입니다. 통증 치료에 있어서 원인을 파악하는 것이 치료의 시작입니다. 더불어 그 원인을 환자분과 함께 인지할 때 완치에 가까운 치료 효과를 기대할 수 있습니다.

Q. 요통 검사결과는 정상, 하지만 근육과 인대도 정상일까요?

평소 통증이 전혀 없다가 어느 순간 갑자기 응급실에 실려 갈 정도의 통증이 나타나는 분들은 거의 없습니다. 하지만 허리질환 초기는 일반인이 파악하기 어려워서 인식하지 못하고 넘어가기 쉽죠. 통증은 없지만 허리가 조금 무거운 느낌 또는 움직임이 덜 부드러운 정도의 느낌이 난다면, 이미 정상에서 벗어난 상태입니다. 하지만 대부분의 환자분들이 이 초기증상을 인식하지 못하고 대수롭지 않게 생각하며 상태를 악화시키곤 합니다.

초기 요통 단계에서 기력과 회복력이 양호한 분들은 자연스럽게 회복될 수도

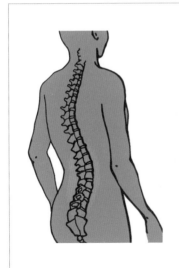

허리건강을 알아보는 '셀프 체크표'

☐ 12시간 이하로 앉았다 일어나면 요통이 있다.

☐ 일어났을 때 허리가 앞으로 활처럼 휘어 있지(60도 내외) 않고 일직선이다.

☐ 아침에 일어났을 때 통증이 있거나 움직임이 불편하다.

☐ 통증은 없지만 몸이 뻣뻣하다.

☐ 앉아있을 때 자주 자세를 바꾸게 된다.

※5가지 항목 중 2가지 이상이면 조기치료가 필요한 단계입니다.

있습니다. 하지만 40대 이후의 환자나 피로가 겹친 상황, 안 좋아진 근육을 지속적으로 많이 사용했을 때 비로소 통증이 나타납니다.

대부분 요통 환자분들은 욱신거리는 통증을 먼저 느낍니다. 통증을 느끼면 엑스레이를 찍는 것이 일반적이죠. 정형외과에 가서 엑스레이를 찍고 두근거리는 마음으로 진단을 기다립니다. 의사선생님이 뼈는 괜찮다고 합니다. 많은 환자들이 이 지점에서 뼈가 괜찮다는 진단을 듣고 안심합니다.

아마 의사선생님이 인대와 근육 이야기를 하시면서 충분한 휴식을 취하면 좋아질 거라 말씀하셨을 테지만 '뼈는 괜찮다'는 말만 기억에 남고 나머지는 잊어버리죠. 안심하고 일상생활에 복귀합니다. 그로부터 얼마 뒤 허리통증은 급격하게 악화되고 그때서야 한의원에 오셔서 제게 물으시죠. "아니, 뼈는 괜찮다고 했는데 왜 이렇게 허리가 더 아프죠? 별로 무리한 것도 없는데…."

'일상생활'이라 하면 우리가 별 것 안하고 지내는 것 같지만 우리는 일상에서 생각보다 많은 동작을 합니다. 하루에 수 시간씩 다리를 꼬고 앉거나 허리를 구부리고 설거지를 한다거나 몇 번씩 계단을 오르내립니다.

이때부터 우리의 허리는 빠른 속도로 노화됩니다. 정상 컨디션에서는 이러한 일상적인 움직임이 우리의 근육과 인대에 피로를 주지 않지만 이미 허리질환

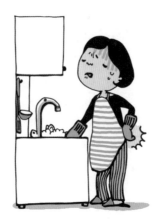

이 시작된 초기 상태에서는 일상생활도 근육과 인대를 빠른 속도로 노화시킵니다.

이쯤에서 많은 분들이 반론을 제기하시곤 합니다. "크게 아픈 것도 아닌데 아무 것도 하지 말고 가만히 있으라고? 직장생활, 설거지, 심지어 애들 밥은 누가 줘?"

네, 맞습니다. 우리는 일상생활을 할 수 밖에 없습니다. 하지만 허리근육이 손상된 상태에서는 일상생활이 근골격계에 빠른 노화를 야기하는 것도 사실이죠. 근육이 피로하면 근육은 짧아지면서 부피가 커집니다. 근육의 부피가 커지면 주변 혈관이 점차 압박을 받게 돼 근육의 혈액공급양이 적어집니다. 동시에 짧아진 근육 때문에 뼈와 근육 사이의 인대조직은 지나친 긴장이 지속되죠. 이런 현상이 반복되면서 노화는 계속해서 진행됩니다.

말도 안 되는 소리 같지만 제일 좋은 치료법은 '아무 것도 하지 않고 누워서 쉬는 것'입니다. 그것이 불가능하다면 일단 일상생활은 유지하되 무리하지 않는 것이 최우선이겠죠. 일상생활은 하지만 움직임을 최소한으로 하시는 것이 좋습니다. 동시에 허리노화를 최대한 늦추는 치료를 병행해야 합니다. 짧아진 근육을 부드럽게 풀어주기 위해 물리치료와 침 치료가 큰 도움이 됩니다. 하

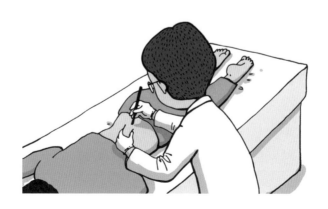

루라도 치료를 빨리 시작해야 허리노화가 그만큼 늦어지는 것이니 절대 방치하지 마시고 치료를 시작하는 것을 권합니다.

초기 손상단계에서 한의원에 오시면 원장님과 상담 후 침 치료(통증유발근육에 침 치료하는 방식, 손발의 막힌 경혈점에 침 치료하는 방식이 대표적), 부항 치료, 뜸 치료, 저주파자극 치료, 추나 치료 중 각각의 증상에 따라 치료합니다. 한의원에 안 가본 사람은 있어도 한 번만 가본 사람은 없다고 하죠? 요즘은 스포츠 선수들이 근육이 뭉쳤을 때 가장 선호하는 치료가 한의원에서의 침 치료와 부항 치료, 추나 치료라고 할 정도니 치료 효과는 이미 많이들 알고 계실 것입니다.

Q. 만성화된 허리통증, 원인과 특징은 무엇인가요?

정말 많은 분들이 초기단계에 적절한 치료를 받지 못하고 악화되어 결국 만성 허리통증으로 진행된 상태에서 한의원에 오십니다. 만성단계에서 내원하신 환자와 상담하면 다음과 같은 답답함을 호소하시죠.

"선생님, 침을 맞으면 그날은 좀 괜찮은데 다음날 조금만 일하고 나면 다시 아프고, 좀 쉬면 또 좋아지고 계속 반복이에요. 이거 도대체 언제쯤 다 낫는 건가요? 정말 지긋지긋합니다."

환자분들의 마음은 백 번 이해합니다. 이런 상태가 수개월 또는 수년 동안 반복된다면 정말 갑갑하겠죠. 하지만 이 지긋지긋한 반복이 바로 만성허리통증의 특징입니다. 허리통증이 지속될 때에는 근육에 영양분을 공급하는 혈관이 압박된다고 말씀드렸죠? 이런 혈관압박이 오랫동안 지속되면 결국에는 근육에 혈액공급 장애가 나타납니다. 혈액을 제대로 공급받지 못하면 근육이 쉽게 지치니 척추를 지지하는 원래의 능력이 떨어지고, 척추와 척추 사이가 점점 좁아져 디스크가 눌리고, 신경이 눌려 통증으로 계속 이어지는 거죠.

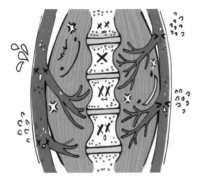

▲ 긴장된 근육으로 관절, 혈관들이 압박받기 시작한다.

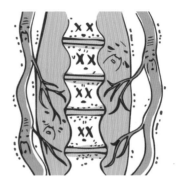

▲ 영양 공급이 안 되어 약해진 근육과 관절

나의 허리통증, 만성허리통증 단계인가요?

1. 허리통증을 느끼기 시작한지 2개월 이상이다.

2. 허리통증을 느낀 후 2주일이 지나도 통증의 강도가 동일하거나 증가한다.

3. 아침에 일어나면 허리통증 또는 허리의 경직감을 느낀다.

4. 허리 또는 다리근력이 30% 이상 약해졌다.

5. 계단을 오르내릴 때 매번 통증이 나타난다.

6. 세수 자세, 설거지 자세에서 통증을 느낀다.

7. 복부의 탄력이 떨어지며 배가 자꾸 나온다.

8. 기침을 할 때 허리가 울리거나 통증이 나타난다.

9. 밤중에 허리의 불편함을 느끼며 자주 뒤척인다.

10. 통증의 범위가 체간(몸통)에서 다리 쪽으로 확산된다.

※ 10가지 항목 중 4가지 이상이면 만성 요통 단계일 가능성이 높습니다.

지금쯤이면 여러분도 아실 겁니다. 만성허리통증의 원인이 디스크도 아니고, 놀란 근육도 아니라는 사실을 말이죠. 만성허리통증의 원인은 근육에 혈액을 공급하는 동맥혈, 정맥혈(영양분 공급통로)압박으로 인한 혈액순환 저하입니다.
단, MRI상 사고로 인한 신경손상, 근육·인대파열, 추간판 파열로 신경손상, 척추관 협착증, 척추신경염 등 신속하게 수술 또는 양방약 치료가 필요한 경우를 제외한 상황임을 명시합니다.
허리의 주요 근육에 연결된 동맥혈, 정맥혈 압박과 순환저하로 인한 만성요통은 다음과 같은 특징이 나타납니다.

하나. 한의원, 또는 정형외과 치료 직후에는 호전을 느끼지만 일정시간 후 악화된다.
둘, 통증이 일정하거나 반복적으로 나타나며 허리, 골반, 다리의 근력이 조금씩 떨어진다.

여기서 첫 번째 특징을 눈여겨 볼 필요가 있습니다. 치료에 반응하지만 일정시간 이후 다시 악화되는 허리통증, 아마 많은 분들이 자신의 경우라고 공감하실 겁니다.

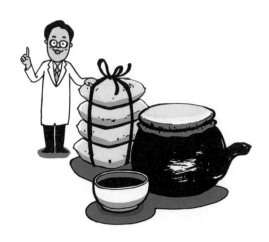

정확한 원인 파악을 바탕으로 정확한 치료가 가능합니다. 근육에 공급되는 혈액순환을 치료하지 않고 근육의 긴장을 치료하는 방법만으로는 한계가 있습니다. 다시 말해 침 치료, 약침 치료, 추나 치료는 근육의 긴장을 치료하는 매우 훌륭한 치료법이지만 근육에 공급되는 혈액순환을 치료하기에는 한계가 있는 방법입니다.

근육에 공급되는 혈액순환을 개선할 수 있는 방법은 탕약 치료에 있습니다. 침 치료, 추나 치료 등으로 혈관 내 흐름소통을 개선하기 어렵지만 탕약 치료는 가능합니다. 오장육부 기혈순환을 한약을 통해 조절가능하다는 사실은 많은 분들이 이미 공감하고 있습니다.

Q. 만성요통 치료 방법은 무엇인가요?

팔미신기환가미방

건강한 인체는 충만한 혈血, 수水라는 필수재료를 바탕으로 각 장부가 작동할 수 있는 에너지인 화火와 인체 모든 기관의 통로를 구성하고 소통시키는 기氣의 작용을 통해 끊임없이 순환합니다. 전체적 흐름을 기능적으로 12경락장부 체계 또는 삼초三焦체계로 구분하여 치료에 적용합니다.

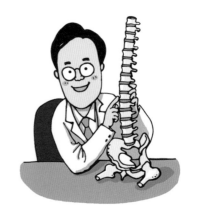

이러한 흐름 중 허리, 골반 치료에 깊이 연관된 한의학적 파트는 하초下焦를 지나는 족소음신경에서 족태양방광경까지 6경락이 밀접하다고 보고 있습니다. 동시에 소화, 비뇨기관은 요추와 골반에 모두 이어져 있기에 중초中焦를 지나

는 경락장부에도 지대한 영향을 미칩니다.

만성요통의 원인 즉, 허리의 주요 근육에 연결된 동맥혈, 정맥혈 압박과 순환 저하를 개선함에 있어선 중초, 하초에 해당하는 경락순환을 촉진하는 약재, 장부의 허실을 조절하는 약재로 이루어진 팔미신기환가미방이 핵심역할을 합니다.

녹용이 인체 전반의 기력을 강력히 보충합니다. 숙지황, 산수유, 작약이 하초의 장부에 필요한 혈血, 수水라는 필수재료를 보하며, 당귀 천궁이 혈, 수를 소통시킵니다. 산약, 인삼이 중초의 장부에 필요한 필수재료를 보합니다. 부자, 육계, 두충, 우슬이 하초의 경락을 강력하게 소통시킵니다. 목향이 중초의 경락을 소통시킵니다. 목단피가 전반적 경락의 어혈을 풀어 헤치며 복령, 택사, 창출이 인체 전반적 경락의 병적인 습濕한 환경을 개선합니다.

다양한 약재들이 어우러져 장부의 기력을 보충하며 막힌 경락을 소통시켜 허리의 주요 근육에 연결된 동맥혈, 정맥혈의 압박과 순환저하를 개선할 수 있습니다.

한약 치료 기간은 허리통증 양상, 요통이 나타나 지속된 기간에 따라 다양합니다. 충분한 탕약 치료는 요통의 재발까지 예방 가능합니다. 개괄적으로 구분한다면 다음과 같습니다.

요통 기간에 따른 한약 권장 치료기간

요통이 나타나 지속된 기간	한약 치료기간
3개월 이하	1개월
3~6개월 이하	2개월
6~12개월 이하	3개월
12개월 이상	4개월

사향공진단

필자는 과거 히말라야 트래킹을 하다 아찔했던 기억이 있습니다. 일행 중 50대 남성이 일시적인 어지러움과 힘이 빠지는 증상으로 걸을 수 없는 증세를 호소하기 시작했습니다. 일정의 절반 거리를 이미 온 상황이라 나아가지도 돌아가지도 못하는 상황이었습니다. 이때 필자가 사향공진단을 조금씩 입에서 녹여 먹어록 도와드렸습니다. 사향공진단 2환을 복용한 10분 정도 후 주위에서 놀랄 정도로 근력을 회복하셨습니다. 물론 일시적인 탈진증상이지만 공진단의 근력회복 효능은 많은 분들이 인정합니다. 팔미신기환가미방 치료 중 근력의 저하가 뚜렷할 때 보조적인 치료로 사향공진단을 복용합니다.

사향공진단은 뇌 허혈성 혈관질환(흔히 말하는 뇌경색) 예방에 탁월합니다. 사향은 인체 내 모세혈관 흐름개선을 촉진합니다. 이 효능은 타 약재로 대체 불가합니다.

사향공진단은 중년층 이후 1년에 4회 이상 자주 감기를 앓는 분께 효과적입니다. 3년 전부터 연 200환 정도 꾸준하게 사향공진단을 복용하고 계신 나이 72세 남성분께서 필자에게 자주하는 말이 있습니다. "공진단이 남성 정력에 좋은 건 알고 있었지만 이렇게 감기까지 안 걸릴 줄은 몰랐습니다. 감기에 걸려도 3일이면 가볍게 지나가요. 공진단을 복용하기 전과는 확실히 다릅니다."

Q. 요통환자에게 전하는 생활 꿀팁은?

허리통증을 호소하시는 환자분들이 공통적으로 질문하시는 내용 중 일상생활에서 주의해야할 점들, 잘못된 습관들을 공개합니다.

하나, 오래 앉아 있거나, 다리 벌리기를 하면 통증이 악화될 수 있습니다. 이는 골반을 벌리는 동작으로, 골반이 틀어질 수 있습니다. 같은 자세로 오래 있는 습관은 반드시 개선해야 합니다.

둘, 양반다리로 바닥에 앉아 있으면 요통이 악화될 수 있습니다. 반대로 무릎을 꿇고 앉으면 허리통증을 경감시킬 수 있습니다. 소파에 앉거나 방석을 푹신하게 깔고 앉기를 권합니다.

셋, 쪼그려 앉아서 일하면 요통이 악화될 수 있습니다.

넷, 운전을 오래 하면 요통이 악화될 수 있습니다. 운전은 골반을 틀어지게 만들 뿐만 아니라, 진동에 의해 허리 부담을 가중시킵니다. 장거리를 가는 경우 30분~1시간 간격으로 차에서 내려 허리운동을 한 후 다시 운전하는 것이 좋습니다.

다섯, 경사가 심한 산을 등반하는 경우, 수영 중 평영이나 접영을 하는 경우, 축구에서 인사이드킥 등 무리한 발차기 동작을 하면 요통이 악화될 수 있습니다.

여섯, 딱딱한 의자에 오래 앉으면 요통이 악화될 수 있습니다. 부득이 오래 앉아야 하면 다리를 번갈아서 꼬고 앉도록 합니다. 오래 앉아서 작업하거나 공부하는 분들은 반드시 방석을 깔고 앉고, 30분~1시간 간격으로 일어서서 허리를 푸는 운동을 하는 것이 꼭 필요합니다. 다리를 꼬고 앉으면 골반이 돌아간다는 말이 있는데, 이것은 잘못된 상식입니다. 오히려 꼬고 앉으면 요통이 개선될 수 있습니다. 다만 한쪽으로만 꼬고 앉지 말고 번갈아서 꼬고 앉는 것이 좋습니다.

일곱, 허리를 구부리고 일하면 요통이 악화될 수 있습니다. 청소 일이나 무거운 물건을 드시는 분들은 등과 허리를 구부리고 일하면 통증이 악화될 수 있습니다. 다만 협착증이 있는 분은 허리를 구부리면 통증이 일시적으로 호전됩니다.

여덟, 과음하면 요통이 악화될 수 있습니다. 한두 잔의 술은 특별히 요통을 유발하지 않지만 과음하면 요추의 염증을 증가시키고, 몸을 붓게 만들어 통증을 증가시키며, 다리의 저림 증상이 악화될 수 있습니다. 통증 때문에 술에 의지하는 환자들이 많습니다. 이는 반드시 개선하셔야 할 사항입니다.

아홉, 잘 때는 바로 누워 자는 것보다 옆으로 누워 자는 것이 좋습니다. 무릎 사이에 베개를 끼우고 자면 훨씬 편합니다.

열, 팔을 앞으로 뻗은 상태로 물건을 들면 허리에 강한 압박이 가해져 요통이 악화될 수 있습니다.

열하나, 생활 동작 중 의자에 앉아 바닥에 떨어진 볼펜을 줍는 동작은 허리 염좌를 발생시킬 수 있습니다. 즉, 허리를 옆으로 45도 정도 비튼 상태에서 아래위로 굽혔다 펴는 동작은 주의하는 것이 좋습니다.

열둘, 머리 감을 때 허리를 많이 숙이고 감으면 요통이 악화될 수 있습니다. 특히 아침에는 허리가 약한 상태여서 숙이고 머리를 감다가 요통이 나타날 수 있습니다. 허리가 불편한 사람은 샤워를 하며 머리를 감는 것이 좋습니다.

열셋, 윗몸일으키기로 요통이 악화될 수 있습니다. 허리 강화 목적으로 운동을 하려면 바로 누운 자세에서 다리를 번갈아 오르내리기를 하는 것이 좋습니다.

외형편 外形篇 : 신경계질환

말초신경포착형 손저림

봉침, 약침, 추나요법

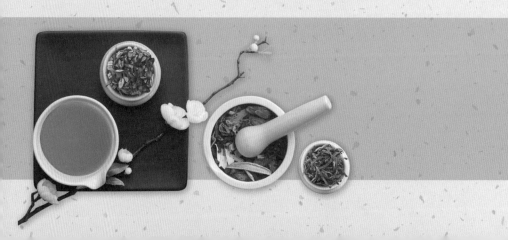

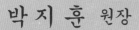

박 지 훈 원장

- 동국대학교 한의학 박사
- 한방재활의학과 전문의
- 척추신경추나의학회 평생회원
- 동국대학교 한의과대학 외래교수
- 대한스포츠한의학회 의무이사
- 국제응용근신경학회 공인강사(ICAK BCT)
- 미국기능신경학회(FACFN) 팰로우과정 수료

박지훈 한의원

주소 경기 안산시 단원구 원본로26 3층
전화 031-492-8787
홈페이지 www.hguy188.modoo.at

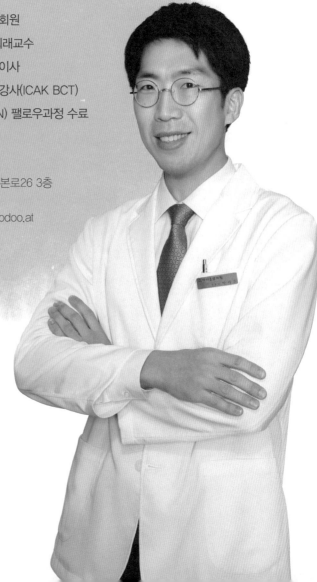

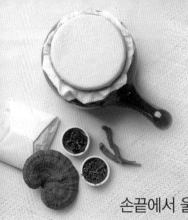

손끝에서 울리는 이상 신호, 무시하지 마라!

말초신경 포착형 손저림

대표요법 봉침, 약침, 추나 요법

———

쩌릿쩌릿~ 손에 전기가 흐르는 듯한 진동과 통증, 손바닥을 세게 꼬집어도 둔하게 느껴지는 감각 저하, 내 손이지만 내 손이 아닌 것 같은 이상한 느낌~ 한마디로 표현하면 '손저림'이다.

중년 이후의 여성이나 뚱뚱한 사람, 노인, 임신부에게 나타나는 증상으로 생각보다 많은 사람들이 손저림 증상을 호소한다. 문제는 손저림 증세를 환자 스스로 진단하고, 대수롭지 않게 여겨버리는 것이다. 손저림의 원인은 다양하다. 일시적인 현상일 수도 있고 스트레스로 인한 심리적 원인일 수도 있으며 디스크나 당뇨병, 뇌졸중 등이 원인일 수도 있다. 결코 무시해선 안 되는 손저림, 한의학적으로 어떻게 진단하고 있으며 치료법은 어떤 방법이 있는지 알아보자.

손저림에 대한 일문일답

Q. 손저림은 모두 혈액순환이 안 돼서 발생한다?

아닙니다. 손저림의 원인은 대부분 말초신경의 포착에 의한 경우입니다.

한의과 의료기관을 방문하는 환자분들 중에는 손저림을 호소하는 분들이 많습니다. 거의 본인의 손저림이 혈액순환이 안 되어서라고 믿고 있지만, 실제 임상에서 접하는 손저림은 신경포착, 즉 신경이 압박받아 발생한 경우가 많습니다.

물론 혈액순환이 떨어져 손이 저리는 경우도 있습니다. 대표적으로는 레이노이드 증후군으로, 지속되는 진동 등의 자극으로 말초혈관 순환이 떨어져 손끝감각이 둔하고 저려오는 질환입니다. 그밖에도 동맥의 혈류순환이 떨어지면저린 느낌보다는, 시리고 차가운 증상이 있고, 정맥의 문제가 동반될 때는 혈액이 체간으로 되돌아오는 데 문제가 생겨서 붓는 증상을 주로 호소합니다.

혈액순환 문제로 손저림이 나타날 때는 한쪽보다는 양쪽으로 나타나는 경우가 흔합니다. 특히 시린 증상을 동반하는 동맥혈류 문제는 자율신경인 교감신경이 항진되어 혈관이 수축되어 있는 경우입니다. 여기서 교감신경항진이란 스트레스를 받는 상황에 자주 놓이거나 교감신경이 흥분하지 않도록 조절하는 뇌의 중추가 기능이 떨어져 있는 것입니다. 이런 경우라면 손저림을 해결하기 위해서 단순히 몸을 덥히는 방법 뿐 아니라, 정서적 스트레스 상황을 해소할 수 있는 침 치료나 한약 치료를 병행해야 하고, 자율신경을 조절하기 위해 명상이나 호흡 수련처럼 뇌기능 향상에 도움이 되는 운동을 배워두면 좋습니다. 당뇨를 앓는 경우 합병증으로 말초혈류순환에 장애가 생겨 신경에 영양과 산소를 전달해야 할 혈액 공급에 문제가 생기는 비특이적인 신경증상을 보이기도 합니다. 비특이적이라는 얘기는 신경포착 의한 손저림 증상의 일정한 패턴에서 벗어난다는 얘기입니다.

Q. 신경포착 손저림의 대표 질환은 무엇인가요?

가장 흔한 신경포착 증후군은 손목터널증후군입니다. 손목뼈로 이루어진 터널에서 정중신경이 다른 힘줄이나 인대 등의 구조물에 눌려 불편감이 발생하는 질환이지요. 중년 여성의 손에서 잘 나타나고, 유독 야간에 손저림과 통증이 심해져 잠을 깨게 만드는 매우 불편한 질환입니다.

손목터널증후군의 감별

손저림은 새끼손가락을 제외한 네 개 손가락 끝에서 주로 나타나는데, 검지에서 약지까지 중에 특별히 더 심하게 저리는 손가락이 있기도 합니다. 새끼손가락에 증상이 있는지 여부가 감별에 도움이 되는데 정중신경은 새끼손가락의 감각을 지배하지 않기 때문입니다. 네 번째 손가락의 감각은 반으로 나누어 3지에 가까운 쪽은 정중신경이, 5지에 가까운 쪽은 척골신경이 지배하고 있어 특징적인 손저림의 형태를 찾아내면 쉽게 감별이 가능합니다.

손목터널증후군의 발생

손목터널증후군은 설거지나 칼질, 망치질 등 악력을 사용해야 하는 일의 반복 작업과 관련 있습니다. 그리고 임신, 갑상선기능 저하 등 손목터널의 부종이 잘 유발되는 신체 상태도 영향을 줍니다. 최근에는 컴퓨터 마우스를 사용하는 것처럼 손목의 바닥측이 물리적인 압박을 받아서 발생하는 사례가 많습니다.

손목터널증후군의 증상

야간통증 외에도 손바닥의 홍조, 땀이 반대쪽 손에 비해 많거나 적게 나는 자율신경 증상을 동반하기도 합니다. 특히 정중신경의 운동신경 영역에 문제가 나타나면 엄지손가락 쪽 무지구의 위축으로 살이 빠져 보입니다. 이런 경우는 병변이 오래되거나 심한 경우로 수술이 필요하거나 비수술 요법의 치료기간이 길어질 수 있습니다.

정중신경은 손목이 아닌 팔꿈치 아래 원형회내근에 의해서 눌리기도 합니다. 걸레를 짜거나 비틀 때 증상이 나타나거나, 손끝 뿐 아니라 손바닥이 저리는 증상이 나타나는 경우에 의심할 수 있습니다. 손바닥을 지배하는 감각신경은 손목터널증후군의 원인이 되는 횡수근 인대의 아래가 아닌 위쪽을 지나가기 때문에 손목 부위에서 인대를 절개하는 일반적인 수술로는 효과를 볼 수 없습니다.

그밖에도 정중신경의 분지인 전골간신경의 압박으로 손가락의 근력약화만 호소하는 경우도 있는데, 순수한 운동신경이기 때문에 이 신경만의 문제로는 감각신경 영역에 해당하는 손저림을 호소하지 않습니다. 만약 손이 저리면서 전골간신경이 지배하는 근육의 약화를 동반한다면, 손목이 아닌 팔꿈치 가까이에서의 압박을 찾아보게 됩니다.

Q. 손목터널증후군 외 다른 종류의 신경포착 손저림 질환은?

척골터널증후군과 흉곽출구증후군

척골터널증후군은 팔꿈치에서 척골신경이 눌리는 질환으로 4~5지 저림 증상을 호소하게 됩니다. 이때 4지의 저림은 반으로 나눴을 때 새끼손가락과 닿는 바깥쪽만 저리는 것은 흉곽출구증후군입니다. 경추간판탈출에 의해 나타나는 손저림과 다른 특징이 있습니다. 하지만 환자가 구분해내지 못하거나 두 가지 질환이 모두 있는 경우도 있어 감별이 안 되기도 합니다.

가이언터널증후군

척골신경이 손목터널증후군에서처럼 손목에서 눌리는 경우가 있는데, 용어를 구분하기 위해 가이언터널증후군Guyon tunnel syndrome이라고 합니다. 척골신경이 손목에서 눌리는 경우 손등의 4~5지 쪽은 저리지 않습니다.

손으로 내려오는 말초신경으로는 정중신경, 척골신경 외에도 요골신경이 있습니다. 요골신경의 감각은 4~5지 쪽을 제외한 나머지 손등 전체와 요골측 전완부를 지배하는데, 1~2지 사이에서 동전만한 부위만 저리다면 열결혈列缺穴 자리에 해당하는 부위에서 천요골신경이 압박된 것을 의심할 수 있습니다.

Q. 흉곽출구증후군이란 어떤 질환인가요?

흉곽출구증후군은 손저림 부위가 명확하지 않고 혈관과 관련한 증상을 동반합니다. 팔꿈치 아래에서 말초신경이 눌린 손저림 외에도 상완신경총이라고 불리는 상지로 가는 신경얼기가 압박되는 흉곽출구증후군도 손저림의 흔한 원인입니다. 흉곽출구란 흉곽에서 목과 상지 쪽으로 신경, 혈관이 빠져 나오는 통로를 일컫는데, 신경 뿐 아니라 동맥과 정맥이 함께 압박되어 시리거나 부종 등의 증상을 함께 만들어 냅니다.

주로 발생하는 병변 부위가 대략 세 군데로 정해져 있는데, 첫째는 목의 앞쪽에서 경추와 첫 번째 두 번째 늑골을 연결해 숨을 들이 쉴 때 흉곽을 들어 올리는 역할을 하는 사각근들 사이에서 잘 압박됩니다.

둘째는 늑골과 쇄골 사이 공간에서 팔을 들어 올릴 때 쇄골 움직임에 관여하는 쇄골하근의 문제로 늑쇄공간이 좁아져 발생합니다.

셋째는 웅크린 자세나 굽은 등으로 인해 소흉근이라는 근육의 단축으로 겨드랑이 아래에서 지나가는 신경이나 혈관을 압박할 수 있습니다.

그밖에도 일곱 번째 경추의 횡돌기가 선천적으로 늑골의 형태로 발육하여 신경을 압박한 경늑골의 문제도 흉곽출구증후군의 하나로 봅니다. 경늑골이 있어도 증상이 없는 사례도 있고, 만약 경늑골이 직접 신경을 압박하고 있다면 일반적으로 수술을 권합니다.

Q. 말초신경포착 손저림은 목디스크 증상과 어떻게 구별하나요?

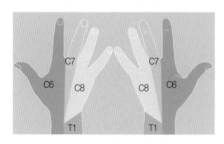

▲ 목디스크 의한 손저림 부위

목디스크의 손저림

경추추간판탈출증을 확인해야 하지만 두 질환이 동반되는 경우도 많습니다. 경추추간판탈출증, 속칭 목디스크는 경추를 압박하면 증상이 악화되고 경추를 견인하면 손저림이 개선되는 경우가 많습니다. 병세의 경중에 따라 정도의 차이는 있지만 깨어 있는 낮 시간에 머리의 무게나 자세의 영향으로 인해 통증이 있고, 누워서 추간판에 압력이 줄어들면 손저림이 줄어듭니다.

손저림 부위도 신경근의 감각영역 신경지배 분절을 따라서 엄지는 6번 신경근, 중지는 7번 신경근, 소지는 8번 신경근으로 증상을 나눠볼 수 있고, 소지와 약지의 경우는 중첩해서 감각 지배를 받게 되기 때문에 증상이 있을 경우는 말초신경포착 손저림과 구분하기 힘들 수 있습니다.

목디스크와 손목터널증후군의 관계

목디스크의 경우 전신의 염증상태가 문제되는 경우가 많습니다. 허리와 마찬가지로 얼마나 많이 눌렸는지 보다, 얼마나 몸이 자극에 예민하게 반응하는 상태인지에 따라 압박부위 염증의 정도와 기간이 결정됩니다. 결국 평소 음주, 흡연, 글루텐, 유제품 섭취의 제한 뿐 아니라 스트레스 관리 여부가 예후를 결정한다고 볼 수 있습니다.

문제는 우리 몸의 신경흐름은 뇌에서 손끝까지 전선과도 같아서 위쪽에서 신호전달이 안되면 그 아래에서도 문제가 발생합니다. 목디스크나 흉곽출구증후군의 문제가 발생하면 손목터널증후군도 발생하기 쉬워집니다. 결국 앞의 문제를 빨리 치료 않고 오래두면 여러 악재가 겹쳐 고생하게 됩니다.

Q. 신경포착된 부위가 어디인지 어떻게 알 수 있나요?

신경이 포착된 부위는 저린 부위와 약해진 근육으로 알아볼 수 있습니다.

일반적으로 침근전도 검사를 통해서 감각신경과 운동신경의 신경전도 속도를 좌우 비교하여 문제가 되는 신경 또는 근육을 찾아냅니다. 그리고 고유한 감각지배영역과 특징적으로 지배하는 근육의 근력검사를 통해서 포착된 말초신경을 찾아낼 수 있습니다.

질환에 따른 증상과 개선법

질환	손저림부위	신경포착 부위	신경포착 원인	신경포착 대상	악화인자	개선인자
신경포착형 손저림	말초신경 지배부위	손목 팔꿈치	근육, 힘줄 인대	말초신경	과사용 압박	사용제한 스트레칭
흉곽출구 증후군	구분이 잘 안됨	흉곽출구	주로 근육 자세	신경가지 혈관	웅크린 자세 흉식호흡	등근육 강화 복식호흡
경추 추간판탈출증	목신경 지배부위	목의 뒤쪽	추간판탈출	경수頸髓 신경근	경추압박 전신염증	경추견인 염증완화

신경포착의 증상 I

정중신경의 경우 팔꿈치 가까이에서 문제가 되면 손바닥이 저리고, 손바닥을 아래로 향하게 하는 엎침 동작의 회내근 약화를 일으킵니다. 손목에서 문제가 되면 1~4지가 저리면서 모지대립근, 단모지외전근의 약화가 나타나며, 심하면 엄지두덩의 근위축으로 손바닥이 유인원처럼 편평하게 보입니다.

신경포착의 증상 II

척골신경의 경우 팔꿈치 가까이에서 문제가 되면 4~5지쪽 손등이 저리면서 척측수근굴근의 약화로 손목을 새끼손가락 쪽으로 치우쳐 굴곡하는데 약화가 나타납니다. 손목에서 문제가 되면 4~5지가 저리면서 소지굴곡근, 소지대립근 등 새끼손가락의 근력약화 또는 골간근의 약화로 인한 갈퀴 모양의 특징적인 형태나 엄지 검지 사이인 합곡혈合谷穴 부위의 함몰이 관찰됩니다. 골간근은 모두 척골신경의 지배를 받고 손등의 골간근은 손가락을 벌리는데, 손바닥의 골간근은 손가락을 모으는 데 협력합니다. 만약 척골신경의 문제가 있을 경우 손가락을 벌리고 모으는데 문제가 있을 수 있습니다. 물론 하부 경추의 추간판탈출의 경우에도 유사한 증상이 나타날 수 있어 감별이 필요합니다.

신경포착의 증상 Ⅲ

책을 한손으로 보거나 신문을 펼쳐 볼 때의 사용되는 충양근이라는 근육은
중수골지절관절은 굽히고 근위중간지절관절은 펴는 역할을 하는데, 1~3지
사이의 두 개의 충양근은 정중신경의 지배를 받습니다. 그리고 3~5지 사이
의 두 개의 충양근은 척골신경의 지배를 받습니다. 특징적인 손 모양 중 손저
림을 동반하면서 손가락을 펴려고 하는데 4~5지가 안 펴져지는 형태는 척골
신경의 문제가 있는 것이고, 주먹을 쥐려는데 2~3지가 안 굽혀지는 형태는 정
중신경의 문제를 암시합니다. 하지만 'Martin Gruber Anastomosis'라고 하

는 정중신경과 척골신경 사이의
문합이 이뤄져 어느 신경의 손상
인지 구분이 어려운 경우도 있기
때문에 재활의학과에 의뢰해서
침근전도 검사를 받아보게 하는
경우도 있습니다.

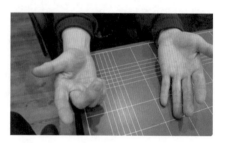

▲ 척골신경 문제로 오른손 4-5지가 안 펴지는 현상

Q. 말초신경포착 손저림 질환의 치료법은 무엇인가요?

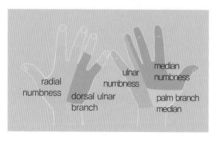

▲ 말초신경포착 의한 손저림 부위

침 치료

말초신경 신경포착의 경우 압박
한 근육이나 인대자리에 침이나
약침 치료를 합니다. 유효한 혈
자리들을 경험적으로 밝혀 놓
은 고전적인 침구경혈학으로 접

근해서 대릉大陵, 내관內關, 신문神門, 공최孔最, 소해小海 등에 침구 치료를 하거

나, 해부학적 접근으로 해당 부위에 압박을 줄여주기 위해 침도요법이나 자락술을 병행한 부항요법 모두 효과가 좋습니다.
침의 자극량을 조절하기 위해서 수기법과 전침 치료를 병행하기도 하고, 침과 약의 장점을 결합

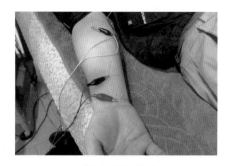

▲ 손목터널증후군 침 치료

한 약침요법으로 국소부위의 신경압박 증상을 개선합니다.

봉침은 벌의 독을 정제하여 혈 자리에 주입하는 치료법으로 면역반응을 통해 신경회복을 도와줍니다. 한약에서 추출하여 정제한 다양한 약침을 활용해 치료를 병행하면 침의 효과를 더욱 높일 수 있습니다.

추나 요법

손목, 팔꿈치, 어깨의 관절은 서로 유기적으로 연결되어 있어서 어느 한쪽의 움직임에 제한이 생기면 나머지에 필연적인 과운동성이 발생해 과부하가 걸리고 병이 생깁니다. 결국 어깨에서의 흉곽출구 증후군과 팔꿈치와 손목에서의 말초신경문제 모두 정상적인 관절 움직임으로 개선하는 추나 요법이 도움이 됩니다. 특히 오랜 시간 굳어진 자세와 호흡 문제가 근본 원인으로 발생한 증상이라면 경추, 흉추, 어깨의 추나 치료가 반드시 필요합니다.

한약 치료

만약 전신적인 대사와 관련한 문제라면 한약 치료를 병행합니다. 특히 흉식호흡과 관련한 횡격막의 기능저하, 소화기 문제로 염증과 부종을 반복할 때, 스트레스의 통제가 어려워 교감신경이 항진되고 감정의 기복이 심한 상태일 때

는 식습관 개선과 함께 한약 투여를 하게 됩니다.

영양학적으로 신경포착형 손저림에는 비타민 B6인 피리독신의 섭취를 권장하는데, 국내에는 비활성형인 염산피리독신이 주로 유통되고 있어서 비타민 B2인 리보플라빈이나 마그네슘 영양제를 함께 복용하는 것이 도움이 됩니다. 하지만 이들을 과량으로 복용하면 오히려 부종이나 변비가 생길 수 있기 때문에 임의로 구입해 복용하기보다는 의료인과 상담하는 것이 좋습니다.

Q. 신경포착형 질환에 도움이 되는 운동법은?

말초신경의 압박으로 손이 저릴 때는 근육과 힘줄을 스트레칭하고, 휴식을 통해 부풀어 있는 근육과 조직의 부종을 가라앉히고, 압박받은 말초신경 자체를 스트레칭 하는 방법이 있습니다. 신경가동술 또는 신경스트레칭이라고 알려진 방법인데, 신경 전체의 길이를 잡아당기면서 압박된 부위에서 신경이 활주하도록 돕는 방법입니다.

흉곽출구증후군이나 목디스크의 경우에 등이 굽어 있고 머리가 앞으로 나와

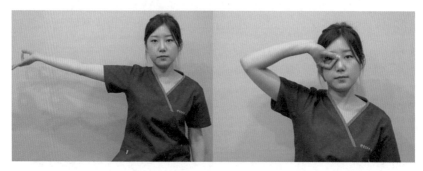

▲ 척골신경 신경가동술: 손가락으로 배트맨 자세 하기

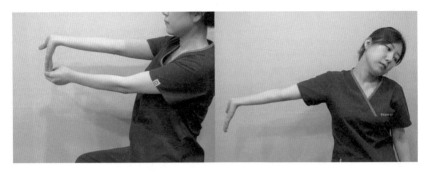
▲ 정중신경 신경가동술: 손끝을 아래로 향한 채 손목을 젖히고 팔꿈치 펴기

있는 거북목의 형태가 많습니다. 대부분 목과 가슴의 앞쪽 근육이 과도하게 긴장되어 있고, 등쪽의 근육이 약한 경우가 많습니다. 의도적으로 등근육을 키울 수 있는 철봉 매달리기나 턱걸이, 벽에 다리대고 물구나무서기 등이 도움이 됩니다.

사마귀 질환

우치방, 피부도침, 직접뜸

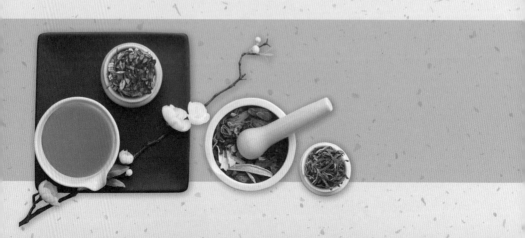

최 예 원 원장

- 現 잠실 인애 한의원 대표원장
- 맑은숲한의원 네트워크 상임교육위원
- 맑은숲한의원 부평점 · 검단점 대표원장
- 강남 려한의원 진료원장(여성질환 부문)
- 대추나무한의원 진료원장(소아, 알러지 질환 부문)
- 대한한의학회 · 대한사상체질의학회 정회원
- 한방자연요법학회 · 대한한방피부과학회 정회원
- 대한임상한의학회 상임이사

잠실 인애 한의원

주소 서울특별시 송파구 올림픽로 293-19, 202호
전화 02-2042-7582
홈페이지 www.omdi.co.kr/home/network/jamsil.jsp
https://blog.naver.com/bphani

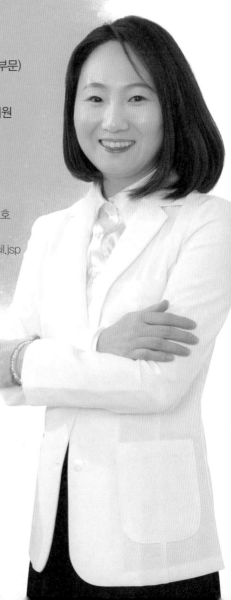

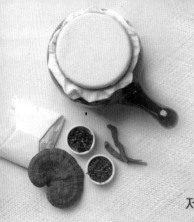

제거해야 하는 바이러스

사마귀 질환

사마귀한약, 사마귀뜸(直灸), 한방사마귀연고

사마귀에 물리면 피부에 사마귀가 생긴다?

곤충의 이름과 피부질환의 명칭이 똑같다니! 한번쯤은 이 둘의 관계를 의심해본 적이 있을 것이다. 사마귀를 잡아서 피부에 난 사마귀를 먹이면 피부 사마귀가 없어진다는 어린이들의 장난 같은 말도 있다. 하지만 녹색 곤충 사마귀와 피부 사마귀는 전혀 연관성이 없다.

사마귀질환의 원인은 전염성을 지닌 바이러스다. 사람에게 옮기는 질환이라는 의미다. 이 말에 적지 않은 충격을 받았다면, 당신은 사마귀에 대해 너무 모르는 것이다. 알지 못하면 예방할 수 없고, 병이 와도 적절한 치료시기를 놓쳐버린다.

사마귀란 과연 어떤 질환일까?

한방으로 치료하는 사마귀에 대해 알아보자.

사마귀 질환에 대한 일문일답

Q. 사마귀란 어떤 질환인가요?

"우리아이 발바닥에 하얀 티눈 같은 것이 여럿 생기는데 이게 무엇인가요?"

"나이가 드니까 자꾸 얼굴에 점이 자꾸 늘어나는데 이거 치료할 수 있나요?"

이런 질문을 들으면 어떤 질병이 생각나시나요? 검버섯? 종기?

정답은 바로 편평사마귀와 족저사마귀 입니다.

사실 사마귀는 특별히 병으로 취급되지도 않는 우리 주변의 아주 흔한 질환입니다. 보통 피부병의 일종으로 알고 있고, 어렸을 때 한 번쯤 생겼다 없어지는 간단한 피부증상이라고 생각하죠. 하지만 사마귀는 단순 피부병이 아니라, 원인 바이러스가 피부에 잠복하여 병변을 일으키고 또 전파해 옆 사람에게 전염시킬 수 있는 질병입니다. 손가락 위에 브로콜리처럼 톡 튀어나온 작은 돌기 같은 사마귀뿐만 아니라 얼굴이나 몸에 깨처럼 뿌려진 작은 점 같은 사마귀, 엉덩이나 몸에 물집처럼 생기는 사마귀, 발바닥에 티눈처럼 생기는 사마귀, 성기 부분에 포도송이처럼 생기는 사마귀까지 다양한 모양과 증상을 가지고 있습니다.

통계를 보면 지난 2007~2011년간 '사마귀 바이러스' 환자가 16만 5,000명에서 29만 3,000 명으로 연평균 15.4%씩 증가한 것을 확인할 수 있습니다. 사마귀 바이러스를 가지고 있는 사람이 점점 늘어나고 있으니, 사마귀 환자들도 점점 늘어날 수밖에 없습니다. 또 면역력이 약한 사람에게 잘 생기기 때문에 어린이와 청소년에게 주로 발생합니다.

그런데 이 사마귀가 보이는 것처럼 쉽게 치료되는 질병은 아닙니다. 사마귀의 30~40%는 재발합니다. 특히 어린아이의 경우에는 재발 빈도가 아주 높습니다. 사마귀 바이러스가 번져서 환부가 넓게 퍼진 경우라면 치료에 많은 시간이 소요되고 재발도 더 잘 일어납니다. 그러므로 몸에 사마귀로 의심되는 것이 생기면, 다른 곳으로 번지기 전에 즉시 진료를 받고 초기에 치료하는 것이 좋습니다.

Q. 사마귀의 원인과 특징은?

사마귀란, 한자어로 疣[사마귀 우]라고 합니다. 인유두종 바이러스Human Papilloma Virus의 감염으로 인한 피부질환의 일종입니다. 병변이 나타나는 위치에 따라 손발등, 손발톱 주위에 주로 생기는 심상성 사마귀, 손발바닥에 생기는 수장족저 사마귀, 주로 얼굴이나 체간 부위에 발생하는 편평 사마귀, 성기나 항문 주위에 생기는 음부 사마귀, 엉덩이나 팔 다리에 잘 나타나는 물 사마귀 등으로 나뉩니다.

사마귀의 색깔은 대개 피부색을 띠며, 거친 촉감을 가지고 있습니다. 부위에 따라서 피부색보다 어둡거나, 편평하거나, 매끈하게도 보입니다. 어떤 경우에는 속에 흰 알갱이같은 것이 있는 것처럼 보이기도 합니다. 특히 손이나 발에 생기는 사마귀의 경우 흔히들 티눈과 혼동하는 경우가 많은데, 티눈과 사마귀는 전혀 다른 질병입니다. 티눈은 손이나 발에 가해지는 지속적인 압력으로 각질이 증식해 생기는 것이고, 사마귀는 피부에 바이러스가 감염되어 생기는 질환입니다. 티눈 때문에 병원에 오는 환자들의 상당수가 사마귀로 진단받고 치료받습니다.

인유두종 바이러스가 원인이다 보니, 사마귀는 전염력이 있습니다. 그래서 수장족저사마귀가 있는 환자가 집에 있는 경우 수건이나 손톱깎이 등을 같이 사용하다가 식구들에게 전염되기도 합니다. 물 사마귀나 편평 사마귀의 경우 긁거나 떼어내면 피부 주변으로 번지기도 합니다.

Q. 사마귀의 종류는 어떤 것이 있나요?

심상성 사마귀 Common warts

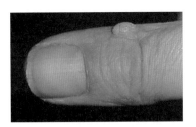

▲ 심상성 사마귀

손가락, 손톱 주위, 손등 등에 주로 생기고, 피부 손상 부위에 잘 생깁니다. 내부의 검은 점과 같은 모양의, 모세혈관에 의한 검은 점을 관찰할 수 있습니다. 가장 일반적으로 많이 볼 수 있는 사마귀입니다.

족저 사마귀 Plantar warts

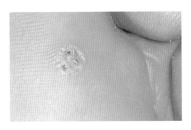

▲ 족저 사마귀

발바닥에 잘 생기고, 융합되어 큰 판을 형성하는 경우는 모자이크 사마귀라고 합니다. 걸을 때의 압력에 의해 편평하게 관찰되며, 검은 점을 관찰할 수 있습니다. 통증이 심해 마치 구두에 돌이 들어있는 것처럼 느낄 수도 있습니다.

편평 사마귀 Flat warts

일반 사마귀보다 작고 매끈하며, 20~ 100개 정도까지 한번에 퍼질 수 있습니다. 신체 어디든지 생길 수 있으나 얼굴, 목이 가장 흔하고, 성인의 경우 면도하는 부위에 잘 생기기 때문에 남자는 턱수염 부위, 여자는 다리에 주로 생깁니다.

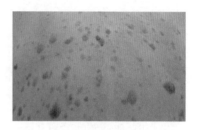

▲ 편평 사마귀

음부 사마귀

주로 여성의 음부에 생기는 이 사마귀는 음부 사마귀, 콘딜로마, 곤지름 등으로 불리며, 일종의 성병으로 봅니다. 전염성도 강하여 콘돔으로도 예방이 완전히 안 될 수 있습니다. 남자도

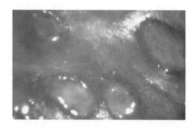

▲ 음부 사마귀

전염되면 발병하며, 요도와 귀두 부분 및 항문 쪽에 발병합니다. 성행위뿐만 아니라, 공중화장실 변기, 대중목욕탕 같은 장소에서 감염자가 접촉했던 곳에 간접적으로 접촉하면 감염되는 경우도 많습니다.

HPV가 남성에서 곤지름을 만들고 여성에서는 곤지름 뿐만 아니라 자궁암의 원인이 된다고 꽤 알려져 있지만, 남녀 공히 구강성교를 통해서 입과 목에도 감염될 수 있고 후두암의 중요한 원인이 되기도 합니다.

사마귀양 표피이형성증 Epidermodysplasia Verruciformis, 나무인간 증후군

감염자의 면역체계에 이상이 있는 경우 사마귀 조직이 통제불능 상태로 번져 나갈 수 있습니다. 흔히들 '나무인간 증후군'이라고 불리는 희귀병으로 마치 손발에 딱딱한 나무가 자라나는 것처럼 보이는 병입니다.

Q. 사마귀에 걸리는 원인은 무엇인가요?

사마귀 바이러스와 접촉했기 때문입니다. 그러나 한 번 접촉됐다고 바로 전염 되지는 않습니다. 손발의 사마귀 바이러스는 전염력이 강한 건 아니기 때문에 얼마나 바이러스에 자주 노출되었는가가 중요합니다. 그러나 바이러스에 노출 이 되어 접촉을 한다고 해도 한 가족 중에서도 누구는 걸리고 누구는 걸리지 않기도 합니다. 그 차이는 무엇일까요? 또 어떤 사람은 치료를 해도 자주 재발 하는데, 그 이유는 무엇일까요?

바로 체질과 면역력의 차이입니다. 체질이란 사람마다 타고난 신체의 기능차 라고 볼 수 있는데 개인마다 피부 생김이 다른 만큼, 사마귀 같은 피부병이 잘 생기는 체질도 있고, 피부 면역력이 좋아 웬만한 바이러스는 물리치는, 튼튼 한 면역력을 가진 체질을 가진 사람도 있습니다. 감기에 더 잘 걸리는 사람이 있듯이, 사마귀가 잘 옮는 사람이 있고, 면역저하 환자의 경우도 쉽게 감염됩 니다. 그렇기 때문에 개인의 체질과 면역력에 따라 사마귀가 걸리기도 하고 걸 리지 않기도 합니다.

Q. 사마귀는 어떻게 전염되나요?

일반적인 수장 사마귀는 바이러스에 감염된 피부세포가 각질로 떨어져나가,

이것이 주변을 돌아다니다 다시 사람 피부의 상처를 만나게 되면 감염이 되는 식으로 옮겨집니다. 보통 신체 접촉이 잦거나, 같은 공간을 점유하거나, 수건이나 신발 같은 물건을 공유하는 친구나 가족들 사이에서 전염되며, 사람들과의 접촉이 잦은 목욕탕, 수영장, 헬스클럽, 군대 같은 곳에서 감염이 되는 경우도 많이 있습니다.

일단 피부세포가 바이러스에 감염되면, 모세혈관을 끌어들여 양분을 공급받으면서 이상 증식하게 되고, 그 사마귀가 주변 부위나 접촉된 신체의 다른 부위로 서서히 번져나갑니다. 발바닥에 생길 경우 티눈처럼 보이기도 하는데, 크기가 작을 때는 간혹 혼동되기도 하지만, 환부가 커지면 명확히 구분됩니다. 흔히 티눈과 사마귀를 혼동해 민간요법이나 자가 치료에 의존하다가, 사마귀가 커지고, 여기저기 번진 후에야 내원하여 치료에 어려움을 겪는 경우가 많이 있습니다. 이런 경우 사마귀 위를 굳은살이 덮고 있어 사마귀인지 판별하기 어려운데, 굳은살인줄 알고 그냥 두다가 통증이 심해진 후에야 티눈이라고 생각해 내원하는 경우가 가장 많습니다.

사마귀의 또 다른 형태인 편평사마귀는 초기에 1mm 내외의 아주 작은 형태의 살색 융기로 나타나다가 점점 커지면서 번지는 경향이 있는데, 가려움증을 동반하는 경우가 많습니다. 이때 긁거나 뜯어내면 개방된 곳에서 나온 바이러스들이 주변으로 번져 나중에는 깨를 뿌린 듯 넓게 퍼지게 됩니다.

성기 사마귀, 일명 곤지름은 성행위를 통해서 아주 쉽게 전염됩니다. 심지어 전염력이 아주 강해서 대중목욕탕이나 공중 변기 등에서도 전염될 수 있습니다. 따라서 곤지름에 걸린 경우에는 꼭 접촉한 사람과 함께 치료를 받아야 합니다.

Q. 물 사마귀는 무엇인가요?

물 사마귀도 다른 사마귀처럼 바이러스 질환이지만, 원인 바이러스가 다릅니다. 주로 면역력이 떨어지는 어린이에게 발생하는데 처음에는 붉거나 흰 구진처럼 보이며 가려움을 동반합니다. 엉덩이와 항문 주변, 팔다리의 접히는 부분에 자주 생깁니다.

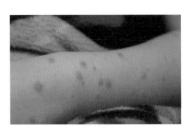

▲ 물 사마귀

Q. 족저 사마귀와 티눈의 차이점은 무엇인가요?

손가락의 사마귀

사마귀는 티눈에 비해 표면이 고르지 않고 울퉁불퉁하며, 외곽의 각질층을 걷어내고 보면 작은 점 모양의 붉거나 검은 점들(점상출혈)이 관측됩니다. 굳은살이나 티눈과 구분하는 가장 쉬운

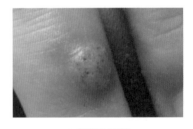

▲ 손가락의 사마귀

방법은 각질 내부의 점상출혈 여부입니다. 이는 사마귀 병변이 모세혈관을 끌어들여 증식한 흔적입니다. 사마귀 병변이 커지면 병변 안쪽이 전체적으로 붉게 보일 수도 있습니다. 반면에 티눈은 각질 아래에 하얀색의 심이 보이며, 굳은살은 각질 아래에 아무것도 존재하지 않습니다.

Q. 사마귀는 어떻게 치료하나요?

족저나 수장 사마귀는 한 번 발생해 관찰되기 시작하면 주변 부위로 순식간

에 번지기도 합니다. 사마귀가 작을 때 적절히 치료하면 별 고생 없이 완치할 수 있으나, 보통 별것 아니라고 생각해 몇 년을 묵히다가 발바닥이나 환부 전체로 크게 번져서 내원하는 경우가 많습니다. 이렇게 환부가 커지고 많

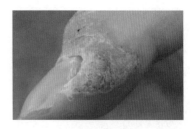

▲ 엄지손가락의 사마귀

아지면 완치에 많은 비용과 시간이 소요되고, 각종 치료법에 따른 고통도 그만큼 커집니다. 심지어 비슷한 부분에 난 여러 작은 사마귀들이 자라다가 합쳐져서 아주 큰 사마귀로 자라는 경우도 있습니다. 이런 경우 1~2번 치료로 끝날 것을 6개월 이상의 장기 치료가 필요할 수 있습니다.

아이들의 경우 수개월에서 수년 뒤 저절로 사마귀가 없어지기도 합니다. 하지만 사마귀가 크게 자라면서 통증을 유발하기도 하고, 손이나 손톱의 사마귀를 물어뜯거나 손으로 긁다가 주변에 심하게 번질 가능성이 높습니다. 따라서 아이들의 경우 빨리 치료 받는 것이 좋습니다.

편평 사마귀는 한번 생기면 번졌다가 멈추고, 번졌다가 멈추고를 반복하다가 시간이 지나면 색이 짙어지면서 마치 검은깨를 뿌린 듯 색소 침착이 됩니다. 색소가 침착되고 나면 미관상 좋지않고 마치 많은 점이 얼굴이나 몸에 생긴 것 같아서 스트레스를 받는 분들이 많습니다.

수장 사마귀나 심상성 사마귀는 성인의 경우 자연적으로 없어지지 않아 치료가 더 필요합니다.

또한 집, 학교, 어린이집에 한, 두 명의 질환자가 있으면 서서히 옮는 사람이 생기기 때문에 단체 생활을 하는 사람이라면 빨리 치료를 받는 것이 좋습니다. 일례로 어린이집의 아이가 물 사마귀에 걸렸는데 보조교사 선생님이 허벅지에 물 사마귀가 옮아 내원한 케이스도 있었습니다. 아이의 손이 선생님의

허벅지를 자주 만졌기 때문이지요.

성기 사마귀, 곤지름에 걸린 경우에는 성행위를 금하고 빨리 치료해야 합니다. 전염력이 세고 재발되기가 쉽기 때문인데요, 꼭 내치와 외치를 함께 하는 것이 중요합니다.

치료를 할 때에는 개개인의 피부 체질을 생각해야 합니다. 피부 체질이 약해 면역력이 떨어지며 쉽게 사마귀나 피부질환에 이환되는 사람이라면, 기초 면역력부터 올려주는 치료를 병행하여야 재발없이 치료가 가능합니다. 특히 편평 사마귀는 어린이나 임신 중인 산모, 갱년기 등 면역력이 떨어지는 시기에 이환되는 경우가 많으므로, 치료 전이나 치료 중에 각별히 면역력 개선에 신경 써야 합니다. 치료 후에도 꾸준히 체질개선을 하여 피부의 면역력을 높이지 않는다면 재발이 잘 됩니다. 물 사마귀에 이환되었던 어린아이의 경우 학년이 올라가면서 또다시 이환되어서 오는 경우도 있습니다.

Q. 사마귀 치료법은 어떤 게 있나요?

1. 한약(우치방) 사마귀 치료

사마귀는 내치(면역력 치료)와 외치(사마귀 직접치료)를 함께 해야 빠른 완치가 가능합니다. 이때 피부의 면역 조절력을 높여 자연 치유력을 회복시켜 주고, 사마귀를 소퇴消退시키며 다른 부위로 번지는 것을 막아주는 우치방이라는 처방을 사용합니다.

우치방은 물 사마귀나 편평 사마귀의 초기 처방만으로도 사마귀를 진정시키고 없애기도 하며, 심상성 사마귀나 족저 사마귀의 경우 외치 시 함께 사용하여 더 이상 전이하지 않도록 막아줍니다. 이러한 한약 치료는 사마귀의 발생 원인을 근본적으로 없애 재발을 방지하는 효과적인 방법입니다. 기력이 약하거나, 면역력이 떨어져서 생긴 사마귀의 경우에는 체질 개선과 면역력 향상을 위한 처방이 함께 들어가야 치료 효과가 빠르며 보약(녹용, 인삼, 숙지황 등)과 함께 처방하면 좋습니다.

2. 뜸 치료

쑥뜸을 사용해, 감염된 부위에 강한 열 자극을 주어 바이러스를 제거하고 사마귀를 탈락시킵니다. 특히 사마귀 뿌리 쪽에 혈관이 형성된 것을 뜸으로 태워주기 때문에 재발이 적습니다. 이후 한방 연고를 사용하여 피부재생을 돕습니다.

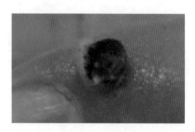

▲ 뜸을 이용한 사마귀 치료

3. 피부도침 치료

사마귀 병변 부위가 작거나, 물 사마귀일 경우, 피부도침으로 바로 제거하고 사마귀 연고를 바르는 방법으로 치료되기도 합니다.

4. 사마귀용 한방 외용 연고

피부면역력을 높이는 동시에 항바이러스 효과를 가진 한약재를 처방·조제하여 만든 연고입니다. 사마귀 부위의 번짐을 예방하고, 피부의 회복을 돕습니다.

5. 봉약침 치료

항바이러스 효과를 가진 봉독을 정제 추출하여, 사마귀 부위에 자입하는 약침치료입니다. 면역력을 높이고 바이러스를 억제할 수 있습니다.

Q. 사마귀가 재발한다면?

때에 따라서 새로운 사마귀가 오래된 사마귀보다 더 빨리 자라기도 합니다. 새로운 병변이 생기는 것을 막는 최선의 방법은 최대한 빨리 치료를 시작해 주변으로의 전이를 막는 것입니다. 그러므로 재발할 경우 바로 치료를 시작하는 것이 좋습니다. 사마귀 치료하는 한의원에 내원하셔서 적절한 치료를 받으시길 바랍니다.

Q. 사마귀 치료 중 주의해야 할 생활습관이 있나요?

집안에 사마귀 환자가 있는 경우 수건과 양말을 따로 쓰는 것이 중요합니다. 사마귀의 각질이 다른 사람에게 닿으면 전염될 수 있기 때문입니다.

또 손톱깎이 반드시 따로 쓰는 것이 좋습니다. 사마귀 부위를 잡아 뜯거나, 긁거나, 칼이나 줄로 뜯어내는 행위는 절대 하면 안 됩니다. 물 사마귀나, 편평 사마귀의 경우 면역력이 떨어지면 급속하게 번지기 때문에 면역력 관리에 만전을 기합니다.

음주와 흡연을 삼갑니다. 잘 모르는 민간요법을 함부로 쓰지 않습니다. 그리고 사마귀의 크기가 작고 개수가 적을 때 빨리 치료받는 것이 좋습니다.

재발한 경우에도 빨리 치료를 받아야 합니다.

안면비대칭

—

자미매선, 자미약침

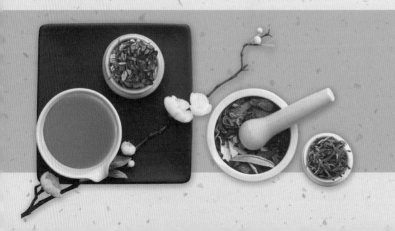

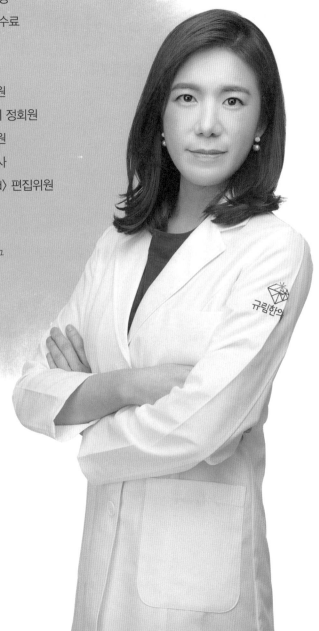

조혜린 원장

- 규림한의원 청주점 대표원장
- 요령중의약대학 연수과정 수료
- 대한면역약침학회 정회원
- 대한한방비만학회 정회원
- 대한한방피부과학회 정회원
- 대한안이비인후피부과학회 정회원
- 한의기능영양학회 운영위원
- 한의정보협동조합 기획이사
- 한의학 매거진 〈On Board〉 편집위원

규림한의원 청주점

주소 충청북도 청주시 상당구
상당로81번길 36, 3층
전화 043-224-1075
홈페이지 www.kyurim.com

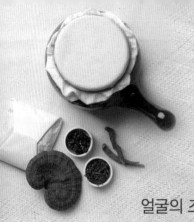

얼굴의 조화와 균형이 몸을 지배한다!

안면비대칭

대표요법 자미매선, 자미약침

―

첫눈에 예쁘고 잘생긴 얼굴도 있지만, 오래 보아야 아름다운 얼굴도 있다. 매력적인 얼굴의 기준은 다양하다. 그중에서 상대방에게 안정감과 편안함을 주는 외모는 커다란 눈과 오뚝한 코가 아닌, 얼굴의 균형과 조화다. 미인의 얼굴에 1:1.618의 황금비율을 대입한 건, 고대 그리스 사람들은 아름다움의 본질이 질서와 조화라고 생각했기 때문이다. 안면비대칭 교정치료자 수는 호감형 얼굴을 갖기 위한 젊은 층의 트렌드를 반영하듯 해마다 증가하고 있다. 하지만 미적 측면보다 우리가 더욱 고려해야 할 부분이 있다. 안면비대칭이 신체 골격의 불균형을 일으키고 이로 인해 심각한 질환이 발생할 수 있다는 점이다. 얼굴은 물론 신체의 균형을 바로잡는 안면비대칭 치료법에 대해 알아보자.

안면비대칭에 대한 일문일답

Q. 안면비대칭이란 무엇인가요?

안면비대칭이란 안면의 여러 근육과 골격구조가 틀어진, 다시 말해 얼굴의 균형이 깨진 상태를 말합니다. 사실 우리의 얼굴은 완전한 대칭 상태가 아닙니다. 그렇다고 해서 비대칭이 두드러지는 얼굴이 '자연스럽다'고 할 수는 없습니

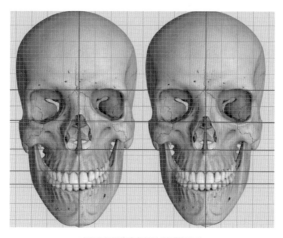

▲ 안면비대칭(좌)과 안면대칭(우)의 비교

다. 미용의학의 범주에서는 이런 비대칭을 바로잡아 얼굴의 균형미를 살려주는 것이 필요하다고 합니다. 약간의 안면비대칭이 있다 하여 반드시 치료가 필요한 것은 아니지만, 미용 범주에서 벗어나 얼굴의 틀어짐이 심해 구조적, 기능적 이상이 우리 몸에 문제들을 야기한다면, 반드시 치료해야 합니다.

Q. 안면비대칭 치료가 필요한 이유는?

의료적인 측면에서 안면비대칭을 다루자 한다면 다소 어색하게 느껴질 수 있습니다. '미용적' 측면에서 '미의 추구'를 목적으로 하는 환자에게 구조적·기능적인 부분에서의 개선이 필요하단 사실을 주지시키는 건 어려운 일입니다. 하지만 올바른 치료를 위해서는 꼭 필요한 부분이기도 합니다. 그래서 필자는 진료실에서 환자를 진찰할 때 제일 먼저 묻는 것이 있습니다. 본인 생각에 '어느 부분이 틀어져 보이는지, 그리고 그 부분 때문에 어떤 점이 불편한지'에 대한 질문입니다. 그리고 충분히 대화를 나눕니다. 제 의견을 제시하기에 앞서 환자의 이야기를 듣는 이유는 일방적인 진찰에서 얻지 못하는 귀중한 정보를 얻는 경우가 많기 때문입니다. 대화를 나누다 보면 모르고 있던 여러 증상들이 안면비대칭에서 기인된 것이라는 걸 쉽게 알아차리고 환자에게도 알려줄 수 있습니다.

그동안 진료를 하면서 깨달은 것은 환자의 상태에 대해 의사와 환자가 인지하는 것에 많은 차이가 있다는 사실입니다. 골격이 틀어져서 정면에서 보았을 때 더 많이 보이는 것과 연부조직들이 단축되어 붉어져 보이는 것의 차이를 설명해드리는데, 단순한 안면비대칭의 교정만이 아닌 전신치료를 목적으로 계획을 세웠을 때 치료의 성과도 좋았습니다.

Q. 안면비대칭의 자가진단이 가능한가요?

안면비대칭의 자가진단은 치료를 보다 빨리 시작할 수 있는 방법입니다.

단기간에 빠른 속도로 진행되는 편은 아니지만, 실제로 치료실에서 만나게 될 때는 비대칭 진행이 된지 한참 지난 경우가 많고, 쉽게 개선하기 어려운 상태일 때가 많습니다.

안면비대칭은 보통 남이 찍어주는 자신의 사진을 보고 깨닫게 되는 경우가 많습니다. 반면에 내가 찍은 사진이나 거울을 볼 때는 안면비대칭을 알아차리기는 쉽지 않습니다. 이는 여러 가지 보상반응이 작용하기 때문입니다. 의식하지 않는, 자연스러운 상태에서는 보상작용이 없어 안면의 틀어짐을 확인하기 쉬워집니다.

자가진단은 편한 자세로 반듯이 앉아 삼각대 등을 이용하여 사진을 찍거나 정면의 고정된 거울을 바라봅니다. 그리고 다음 표에 들어있는 사항을 체크해 주세요. 다음 사항에 해당되는 것이 있다면, 안면비대칭이 진행 중일 수 있으니 정확한 진단을 위해 의료기관에 내원하시는 것을 권유합니다.

안면비대칭이 의심되는 증상

- 눈썹의 모양 및 높이가 다른 경우
- 두 눈의 크기나 높이가 다른 경우
- 두 귀의 높이가 다른 경우
- 좌우 콧구멍이 보이는 형태가 다른 경우
- 양 입술의 끝 높이가 다른 경우
- 미간의 중앙부, 콧대, 인중, 턱의 중앙부를 연결했을 때 일자가 아닌 경우

Q. 안면비대칭은 왜 생기나요?

안면비대칭의 종류는 골격의 선천적
이상으로 발생하는 경우와, 관절의 후
천적 이상에 의해 생기는 두 가지로
크게 나눌 수 있습니다. 골격구조의
선천적 이상으로 안면비대칭이 생겨
나는 경우는 매우 일부입니다. 때문에

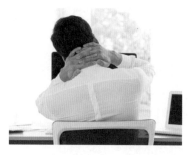

▲ 안면비대칭을 야기하는 잘못된 자세

우리가 교정의 대상으로 삼는 안면비대칭의 경우, 관절과 연부조직들의 비대
칭을 유발할 수 있는 원인을 확인하는 것이 필요합니다.

좋지 않은 습관 및 자세

잘못된 습관이나 자세는 안면비대칭을 만드는 주요한 요인 중 하나입니다. 음
식을 씹을 때 한쪽 치아들로만 씹는 습관, 손가락을 빠는 습관, 딱딱한 걸 깨
물어 먹거나 빨대를 자주 사용하는 습관, 껌을 씹는 일을 즐기거나 긴장할 때
이를 꽉 무는 습관, 입술이나 볼을 잘근잘근 씹는 습관, 턱을 괴는 행위나 구
부정한 자세, 골프나 테니스 등 반편의 근육군을 많이 쓰는 운동, 한쪽 어깨
로 전화를 받는 행위, 한쪽 다리에 체중을 싣고 서있는 습관, 엎드려 있는 자
세나 옆으로 누워 자는 습관, 말하거나 표정을 지을 때. 사용해야 하는 근육
대신 보상작용으로 다른 근육을 쓰는, 즉 치우침이 생기는 경우, 내 몸에 맞
지 않는 작업공간에서의 활동 등이 있습니다.

턱관절 장애

턱관절의 이상은 안면비대칭의 매우 중요한 원인으로 꼽을 수 있습니다.
턱관절 장애, 턱관절의 통증, 기능이상 등으로 치료를 받는 분들은 매해 증가

하고 있습니다. 턱관절 장애의 치료를 위해 내원하셨다가 안면비대칭 치료를 받는 환자분들도 많습니다. 턱관절은 음식을 씹어주는 저작작용을 하고 말하기, 하품, 기침을 하는 등의 여러 활동을 통해 몸의 관절 중 단연 가장 잦은 빈도로, 강한 힘을 쓰는 부위입니다. 이로 인해 통증, 기능적 장애가 생겨나기 쉽습니다. 안면의 하부 골격이라 표현할 수 있는 턱관절의 이상변위는 골격의 틀어짐과 함께 주변 근육의 단축과 불거짐을 유발할 수 있습니다.

목, 어깨의 과긴장

목과 어깨의 과긴장은 안면부의 연부조직들을 견인할 수 있습니다. 좋지 않은 자세, 혹은 맞지 않는 작업환경 등에 의해 목과 어깨의 과긴장이 생길 수 있습니다. 이렇게 목과 어깨의 과긴장이 있는 경우, 해당되는 근육군에 통증이 생길 수 있으며, 동시에 운동범위, 기능의 제약을 유발할 수 있습니다. 통증, 운동범위의 제약, 기능의 부전 등이 생긴다면 이 근육들을 제대로 사용하지 못하는 것과 동시에, 다른 근육들의 보상작용이 생길 수 있습니다. 동시에 부적절한 견인이 생길 수 있고, 연부조직의 견인은 장기적으로 관절구조의 틀어짐을 야기할 수 있습니다.

편타성손상

편타성손상이란 머리, 목이 예상치 못한 특정 방향으로 꺾였다가 다시 원래 자리로 돌아올 때 가해지는 충격으로 입는 손상을 말합니다. 교통사고로 인한 편타성손상이 가장 흔하지만, 이외에도 갑작스러운 충격을 유발할 수 있는 운동과 일상의 행동들을 통해서도 생길 수 있습니다. 이 중 경추 부위의 편타성손상은 척추골격 전체의 균형을 무너뜨리는 주요한 요인입니다. 이렇게 척추구조의 균형이 무너졌을 때 만들어지는 우리 몸의 부정렬 상태는 비정상적인 방향으로 지속적인 힘이 가해져 안면골격의 틀어짐을 만들어낼 수 있습니다. 교통사고로 인한 편타성손상, 그것에 의한 턱관절 장애나 안면비대칭은 교통사고 후유증이라고도 볼 수 있습니다. 교통사고 후유증 예방치료를 할 때 함께 고려해야 할 부분입니다.

척추의 부정렬

일상에서 휴식 중이나 활동할 때, 운동 시 비대칭 패턴으로 생기는 정렬이 깨진 구조입니다. 이를 보상하기 위한 여러 근육의 상호작용으로 심해지며 기타 원인에 의해 발생하는 척추의 회전성 변위, 척추의 전만·측만·후만증, 디스크 질환 등이 있습니다.

질환의 후유증

구안와사, 안면마비, 중풍 등의 후유증이 있습니다.

기타

외상, 만성 비염, 아데노이드 비대, 구강호흡, 부정교합, 치아손실, 치아·잇몸 질환, 기타 근력저하를 유발하는 병증 등이 있습니다. 이들은 안면비대칭을 유발하는 원인이기도 하지만 동시에 안면비대칭에 의해 유발될 수 있는 증상으로 안면비대칭을 더욱 심하게 만드는 2차적 원인이 되기도 합니다.

Q. 안면비대칭은 어떻게 접근해야 하나요?

우리가 안면부가 비대칭이라고 느끼는 것은 관절의 틀어짐이나 연부조직의 틀어짐을 육안으로 확인했다는 의미입니다. 안면비대칭 치료를 위해 내원할 때

하시는 이야기들은 대부분 '잘 몰랐는데 어느 날 내 얼굴을 보니 비대칭이 심하더라', '갑자기 확 심해진 것 같다', 혹은 '원래 심했는데 지금 발견한 건지 모르겠지만 갑자기 눈에 띌 만큼 심해 보인다'와 같은 말입니다.

단단한 뼈가 외부의 강한 힘에 의해 이동할 수 있다는 이야기를 할 때, 골절을 생각하기 쉽지만 막상 이 힘이 안면비대칭을 만든다고 생각하기는 어렵습니다. 눈에 보이는 외부로 드러나는 부분은 연부조직으로, 표정을 짓거나 말을 하고 있는 상황처럼 이를 움직일 때 틀어진 정도가 더 잘 관찰되는 것이 특징입니다. 그렇기 때문에 잘 드러나는 연부조직을 치료의 목표로 생각하는 것이 일반적입니다. 하지만 치료를 연부조직에만 국한하여 생각하는 것은 절반만 치료하겠다는 것과 같은 이야기입니다.

관절, 연부조직은 서로 영향을 주는 관계라고 볼 수 있습니다. 여러 가지 원인에 의해 관절이 틀어진다면 관절을 덮고 있는 연부조직, 즉 관절 주변의 연부조직이 따라서 움직이게 됩니다. 턱관절 장애나 편타성손상 등에 의한 관절의 이동, 좋지 않은 자세 등으로 인하여 생기는 척추의 부정렬 등으로 관절의 변위가 생기는 경우가 그렇습니다. 혹은 이미 가벼운 변위가 있는데 상황이 가중되어 심하게 만들기도 합니다. 이렇게 설명을 할 때, 관절의 변위가 안면비대칭을 만든다는 것에는 쉽게 동의를 합니다. 하지만 반대로 연부조직의 틀어짐이 관절에 영향을 줄 수 있다는 것은 쉽게 이해되지 않는 부분인 것 같습니다.

Q. 안면비대칭 치료를 위해 함께 치료해야 하는 질환이 있나요?

연관통

특정 근육에 연관통이 있는 경우 통증유발점들을 찾습니다. 통증유발점과 연관통은 서로 관련이 있습니다. 이런 이유로 통증유발점들을 찾고 이를 통해 문제되는 근육을 찾아서 교정하는 방식으로 치료를 진행하게 됩니다. 안면비대칭의 경우 머리와 목, 어깨, 이와 이어지는 척추 주변의 근육들을 함께 치료해야 합니다. 특히 머리의 측두근, 저작근과 내·외측익돌근, 목의 흉쇄유돌근, 사각근, 목 뒤의 경판상근, 어깨와 등의 견갑거근, 승모근 등은 반드시 확인이 필요한 근육들입니다. 특히 연관통이 있다면 반드시 치료를 선행해야 합니다. 주변 근육을 풀어주지 않는 상태로 단순한 안면비대칭의 치료만 진행하면 재발이 잦습니다.

턱관절 장애

턱관절은 항상 움직이는 관절입니다. 움직여야 하는데 움직이지 못할 때, 제대로 움직이지 못할 때, 잘못된 방향으로 움직일 때, 턱관절에 이상이 있다고 볼 수 있습니다. 턱관절은 관자놀이뼈, 아래턱뼈, 그리고 이 두 뼈 사이의 섬유성 조직인 디스크로 구성되어 있습니다. 섬유성 조직인 디스크는 뼈들 사이에서 뼈 움직임으로 생기는 마찰과 그 마찰이 뼈와 관절에 가하는 2차적인 손상을 막아주는 쿠션 역할을 합니다. 이런 디스크가 존재하는 관절은 마찰과 손상이 잘 생깁니다. 턱관절에서 소리가 난다던지 통증이 있거나 움직임에 장애가 있다면 과상돌기(아래뼈의 가장 윗부분의 동그란 부분)가 디스크 아래의 자리에서 벗어나 이상범위에 있다는 뜻입니다. 가벼운 턱관절 장애는 디스크가 제 위치에서 벗어나지만 곧 제자리로 돌아옵니다. 하지만 심한 단계로 진행된다면 디스크가 제 위치에서 벗어나서 제자리로 돌아가지 못하며 완전히 어긋나게 됩니다. 턱관절 장애는 생각보다 쉽게 발생하며, 연결되어 있는 모든 관절들을 뒤틀리게 할 수 있기 때문에 반드시 치료해야 합니다.

몸의 부정렬

우리 몸은 '턱관절–경추–흉곽—흉추–요추–골반–무릎관절–발목관절'까지 하나의 연결된 큰 고리로 생각할 수 있습니다. 몸의 안정성을 유지하여 정상적인 움직임을 만들어내야 하는데, 정상에서 벗어난 손상과 약화는 관절의 가동범위를 줄여 보상작용을 만들어냅니다. 부정렬이 해결되지 않는다면 지속적으로 안면비대칭이 악화될 수 있습니다.

Q. 안면비대칭의 치료법은?

자미정안침

정안침은 미소침, 동안침 등 다양한 이름으로 불리는 미용침법의 일종입니다. 얼굴의 구축된 근육을 펴주고, 늘어난 연부조직들에 원래의 긴장도를 찾게 해주는데 주요한 치료법입니다. 자미정안침의 경우 40~100개 이상의 침을 안면의 표정근, 저작근, 목과 어깨, 후두부에 놓습니다. 환자들마다 문제가 되

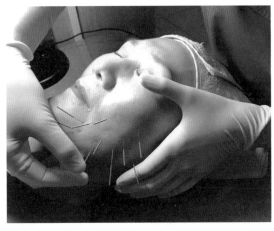

▲ 자미정안침 시술 장면

는 부분과 정도가 다르므로 같은 자리에 자침하는 일은 드뭅니다. 시술할 때마다 놓는 부위가 다를 수 있고, 보통은 시술 전에 환자와 거울을 보고, 디자인을 한 뒤 진행하고 있습니다. 자미정안침의 경우, 침 치료 후 20~30분 정도 유침하여 자극을 주고 있습니다. 또한 침전기자극술을 통해 목표로 하는 근육에 자극을 더 주기도 합니다. 침의 개수가 많기 때문에 통증이 클까봐 걱정하는 분들이 많지만 자미정안침에 사용하는 침은 보통 얇기 때문에 통증이 크지 않습니다. 통증을 잘 참지 못하는 분들에겐 좀 더 통증을 줄여줄 수 있는 자침보조기구를 함께 사용하기도 합니다.

자미매선

매선은 그 이름에서도 알 수 있듯이 '실을 묻는' 시술입니다. 봉합사를 피부나 조직에 삽입하면 이 봉합사들은 인체 내 염증반응에 의해 섬유소들이 풍부하게 생성되게끔 만들어 결합조직을 재생시켜주거나 긴장도를 더해주는 기능을 하게 됩니다. 매선침 안에는 인체에 무해한 생분해성 물질인 폴리디옥사논

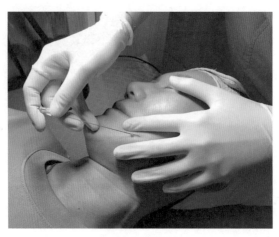

▲ 자미매선 시술 장면

Polydioxanone 약실이 들어있는데 이 침을 시술 부위에 자침하게 되면 침을 빼더라도 폴리디옥사논, PDO실이 남습니다. 매선은 실과 침의 굵기, 길이, 모양에 따라 종류가 다양합니다. 이 약실은 대략 3~6개월 정도가 지나면 완전 녹고, 녹기 전까지 매립된 층에서 무균성 염증반응을 만들어냅니다. 그렇기 때문에 자미매선은 치료를 위해 목표로 하는 층에 정확히 자입하는 것이 제일 중요합니다. 처진 부분은 자미매선을 이용하여 끌어올리기도 하고, 측두근막 등에 고정하여 '리프팅' 효과를 내기도 합니다.

자미매선은 미용적인 목적으로 시술되기도 하지만, 안면비대칭의 치료에 있어서 교정의 목적으로도 자주 시술되고 있습니다. 자미정안침과 다르게 약실이 체내에 남기 때문에 시술 후 며칠간 불편한 느낌이 있을 수 있습니다. 하지만 PDO실의 특성상 표정근육이 자연스럽게 움직이기 때문에 외부에서 봉합사의 형태를 육안으로 확인하는 것은 어렵습니다. 자미정안침에 비해 통증과 멍, 부기가 좀 더 지속될 수 있고, 침습적인 시술이기 때문에 시술 직후 음주와 심한 운동, 사우나 등은 피하는 것이 좋습니다.

자미약침

약침은 순수 한약재들을 정제하여 유효한 약효 성분들을 뽑아내 만듭니다. 약침요법이란 환자를 진단, 변증하고 치료의 목적으로 약침주사기를 통해 약침액을 혈자리에 주입하는 한의학적 치료법입니다. '벌침'이라고 부르는 봉독약침이나 면역약침 등 종류는 매우 다양합니다.

안면비대칭의 경우, 자미약침을 통해 치료하는데 특히 연부조직과 관절 등이 틀어진 방향에 따라 약화된 근육과 인대, 지방층 조정을 목적으로 시술합니다. 약침의 효과는 약침의 종류와 혈위, 주입한 양에 따라 달라질 수 있습니다. 자미약침을 단독 시술하는 경우도 있지만 보통은 자미정안침, 자미매선,

자미추나 등과 함께 진행하는 경우가 많습니다. 자미약침은 시술받은 후 1~2일간 경미한 통증과 발적, 부기 등이 있을 수 있고, 시술 부위에 미세한 멍이 생길 수 있지만 일상생활에 지장을 줄 정도로 심하거나 오래 지속되진 않습니다. 시술 후 2~3일간은 강한 마찰이나 압력을 가하는 것을 피하고, 마사지와 사우나 등을 삼가는 것이 좋습니다.

자미추나

추나 치료란 한의사가 직접 손이나 신체의 일부분(팔꿈치, 팔 등)을 이용하여 환자의 신체에 유효한 자극을 가해 구조, 기능의 장애를 치료하는 한의학적 수기치료법입니다. 추나테이블, 추나망치 등의 기타 보조기구를 사용하는 경우도 있습니다. 추나의 종류 역시 다양합니다. 크게 정골추나와 경근추나로 나눌 수 있지만 근막추나, 내장기추나, 천골추나 등 시술의 목적과 방법 등에 따라 세분화될 수 있습니다. 안면비대칭의 경우 자미추나를 시술하여 치료의 효과를 높이고 있습니다.

자미추나는 안면비대칭 치료에서 빠질 수 없는 치료법입니다. 긴장되고 경직되어 있는 근육과 근막은 풀어주고, 약화된 부분은 강화시켜주는 것이 목표입니다. 특히 보상작용에 의한 근육의 과사용을 바로 잡는데 핵심을 두고 있습니다. 주운동과 보상운동이 협동적으로 잘 이루어져야 하는데, 제대로 써야 하는 근육을 제대로 쓰지 못하고 반대로 다른 근육의 '보상'이 활발하다면 안면비대칭은 점차 심해질 수밖에 없습니다. 자미추나를 시술하면 몇 일간 어색하고 불편한 느낌이 들 수 있습니다. 실제로 추나치료를 통해 틀어진 부분을 올바르게 잡아준 것이지만, 틀어져 있는 것에 익숙해져 있는 몸은 '바른' 상태를 오히려 불편하다고 느낄 수 있습니다. 그렇기 때문에 단번에 전부 돌려놓는 식의 강한 자미추나는 지양해야 합니다.

Q. 안면비대칭, 재발하지 않을까요?

안면비대칭의 경우 재발이 다소 빈번한 편입니다. 표정근과 저작근의 만성적인 단축, 약화, 기능저하는 얼마 못가 다시 증상을 불러옵니다. 때문에 안면비대칭을 치료하며 이를 유발하는 원인들을 차단하는 것이 중요합니다. 개인마다 차이는 있지만 치료의 진행과 더불어 생활 속에서 올바른 자세를 지키려는 스스로의 노력이 치료의 만족도를 높일 수 있습니다.

여드름

—

정안침, 정안탕

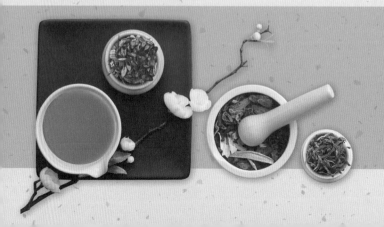

정 주 영 원장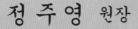

- 대전대학교 한의학과 졸업
- 대한한방피부과학회 정회원
- 대한한방비만학회 정회원
- 現 해율 한의원 홍대점 대표원장
- 前 해율 한의원 강남본점 진료원장
- 前 하늘체 한의원 압구정본점 진료원장
- 前 충청남도 홍성군보건소 한방진료과장

해율 한의원 홍대점

주소 서울시 마포구 양화로 140 남강빌딩 4층
전화 02-333-5275
홈페이지 www.haeyul.co.kr

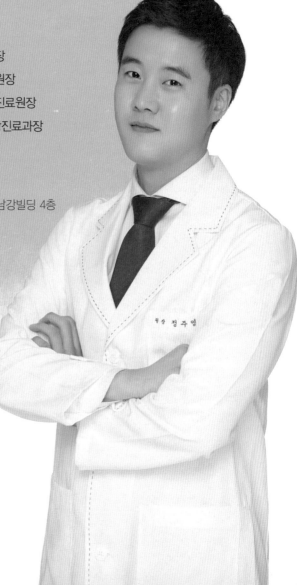

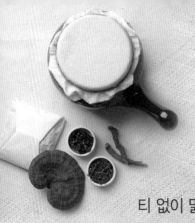

티 없이 맑고 빛나는 피부, 몸이 만든다!

여드름

대표요법 정안침, 정안탕

———

21세기 아름다움의 기준은 피부다!

각종 기능성 화장품, 뷰티용품, 피부 관리실, 병원에 이르기까지 '깨끗한 피부'를 향한 현대인의 욕망은 거대 시장을 형성하며 움직이고 있다. 이러한 뷰티 트렌드의 중심에 가장 다루기 어려운 문제아가 있으니, 그 이름은 바로 여드름. 자칫 서툰 손길로 다루면 평생 남을 흔적까지 남기는 여드름은 더 이상 청춘의 꽃이자 스쳐지나가는 손님이 아니다. 전체 여드름 환자 중 약 40%가 25세 이상의 성인환자이기 때문이다. 그렇다면 여드름은 왜 생기는 것이고, 어떻게 치료할 수 있는 것일까? 한의학으로 본 여드름의 정체와 원인, 그리고 해법을 알아보자.

여드름에 대한 일문일답

Q. 여드름은 일종의 질환인가요?

모든 질환은 조직의 손상 및 붕괴 즉, 염증으로 인해 발생합니다.

염증이 발생하는 부위는 장기, 근육, 뼈, 혈관 등 다양하며 대부분의 신체 조직이 피부로 덮여 있기 때문에 환부 자체가 육안으로 확인되는 경우는 꽤 드뭅니다. 하지만 육안으로 확인되는 그야말로 '솔직한' 염증성 질환이 발생하기도 합니다. 바로 신체의 가장 외층을 구성하는 피부 염증입니다.

피부 염증은 염증의 발생부터 소멸까지 모든 과정이 외형적으로 드러나기 때문에 비교적 이른 시기에 치료를 시작할 수 있습니다. 그러나 통증이나 기능적인 문제는 물론 외관상 스트레스를 받거나 자신감 상실 등으로 이어져 삶의 질을 저하시키는 복합적인 질환으로 발전할 수 있습니다.

타박, 화상 등의 외상으로 인한 피부손상과 아토피, 건선과 같은 알레르기성 질환을 제외한 대부분의 피부 관련 질환은 여드름입니다.

청춘의 상징, 어른이 되어가는 흔적, 혹은 청소년기에 앓고 넘어가는 생채기 정도로 여드름을 가볍게 생각하는 사람들이 많습니다. 실제로 옅은 흔적만을 남긴 채 소멸하는 경우가 대부분이지만, 최근에는 서구화된 식습관이나 기능성 화장품의 오남용, 그리고 달라진 생활 패턴 등으로 인한 여드름 발생률이 증가하고 있습니다. 여드름은 더 이상 청소년기에 국한된 문제가 아닌 상황이 되었습니다. 무엇보다 미용적인 부분이 삶의 질을 크게 좌우하는 이 시대에 여드름은 꼭 치료하고 관리해야 할 질환이라 할 수 있습니다.

Q. 여드름 치료방법은 모두 똑같나요?

전혀 그렇지 않습니다. 여드름 관리에서 가장 중요한 것은 개개인의 유전적인 소인은 물론, 피부 형태와 체질에 대한 이해와 그에 따른 처방입니다. 이를 통해 여드름의 발생 및 악화 원인을 파악하고 여드름 발생을 최소화하며 빠르게 치료할 수 있습니다.

체형이나 얼굴 생김새가 사람마다 다르듯 여드름의 원인도 개개인의 피부 형태와 체질에 따라 파악해야 합니다. 천편일률적 치료법으로는 그 방법이 적합한 일부의 경우에서만 효과가 나타나며, 방법이 적합하지 않은 경우에는 오히려 여드름 증상을 악화, 만성화시킬 가능성이 매우 높습니다. 그만큼 여드름 치료는 신중하게 진행해야 합니다. 본인의 피부 형태와 체질을 최대한 자세히 감별하고 원인이 파악된 상태에서 진행하는 여드름 치료는 치료율이 높고, 치료 이후의 관리 및 재발 방지에도 큰 효과가 있습니다.

Q. 한의학으로 본 여드름이란?

'피부는 내 몸을 비추는 거울이다.' 한의학에서 피부를 바라보는 시각을 정확하게 표현하고 있는 말입니다. 일례로 우리가 종종 사용하는 안부 인사를 살펴보면 "요새 잠을 못 주무시나 봐요?", "지난밤에 과음하셨어요?"와 같이 안색만으로 상대의 근황을 짐작하며 건네는 말이 있습니다. 우리의 얼굴에는 모든 것이 나타나기 때문입니다.

우리의 몸은 개인이 겪고 있는 사건과 상황, 그리고 그로 인한 신체 상태를 고스란히 피부에 기록합니다. 한의학적으로 얼굴에는 내장의 경락들이 모여 있어 몸에 어떤 이상이 있을 시에는 이상 신호를 피부 염증의 형태로 나타내어 주기 때문에 여드름 또한 그 발생 원인을 몸속 깊은 곳에서 찾아 뿌리를 캐내는 것이 치료의 원칙입니다.

"온갖 병의 처음은 '피모皮毛'에서부터 시작한다. '사기邪氣'가 들어오면 '주리腠理'가 열리고 주리가 열리면 '낙맥絡脈'으로 들어가 경맥으로 전이된다. 경맥에 머물러 있을 때 없애지 않으면 육부로 전이되어 창자에 자리 잡는다."

《동의보감》에서 서술되어 있는 피부에 관한 내용입니다. 외부로부터 나쁜 기운이 피부를 통해 들어온 후 경맥으로 흘러 장부에 들어가 병이 된다는 과정을 설명하고 있습니다. 장부의 나쁜 기운이 피부에도 영향을 줄 수 있다는 사실을 역설적으로 보여주는 부분입니다. 피부를 장부와 동떨어진 기관이 아닌 경맥이라는 통로로 이어진 유기적 관계로 본다는 것인데, 이러한 맥락으로 한의학에서는 여드름이라는 질환을 피부만의 문제가 아닌, 우리 몸속 문제로 파악하며 원인과 치료법 또한 몸에서 찾고 있습니다.

Q. 여드름을 유발하는 우리 몸속 독소는 무엇인가요?

여드름을 유발하는 대표적인 요인을 체내 독소라고 파악합니다. 체내에 존재하는 독소는 비정상적으로 축적된 피, '어혈瘀血'과 비정상적으로 축적된 수분인 '담음痰飮', 그리고 과도하게 발생하는 '열熱' 등으로 구분합니다.

어혈

어혈이란 정상적인 흐름을 벗어나 경맥 밖으로 넘쳐 고인 나쁜 피를 의미하는데 다른 말로 '악혈惡血', '축혈蓄血'이라고도 합니다. 어혈이 발생하는 원인은 다양하며 다치거나 부딪쳐서 발생한 멍이나 생리혈 등도 어혈에 해당합니다. 이러한 요소들은 죽은 피로써 본래의 기능을 상실했기 때문에 체내에 오랜 기간 축적되어 있으면 독소로 작용합니다. 또한 조직이 괴사하거나 신체 내 통로를 막는 노폐물로 작용해 그 주변의 혈액도 정상적인 역할을 할 수 없게 만드는데, 어혈의 영향이 피부에 작용하게 되면 여드름과 같은 피부질환을 야기하게 됩니다. 실제 여성 여드름 환자 중에서는 높은 비율로 자궁 문제가 원인이 되는데 이는 생리불순 등의 이유로 자궁 내 어혈이 원활하게 배출되지 못하기 때문입니다. 혈액은 인체 각 부분에 영양을 공급하는 주요 성분이기에 혈액의 움직임이 원활해야 피부가 맑아지며 건강을 유지할 수 있습니다.

담음

담음이란 '담痰'과 '음飮'의 합성어인데 담은 음에 비해 좀 더 탁하고 점성이 짙은 개념, 음은 좀 더 묽고 맑은 개념에 속합니다. 《동의보감》에서는 담은 몸 안의 진액이 체내의 열에 의해 탁하게 변성되어 폐에 차 있다가 기침을 할 때 밖으로 나오는 가래와 유사하며 음은 마셨던 물이 제대로 흡수되지 못하고 위에 머물다 역류하는 것이라 설명합니다. 어혈과 마찬가지로 정상적인 대사에서 벗어나 정체된 나쁜 수분이라고 할 수 있습니다. 우리 몸에 흐르는 모든 액체 형태를 진액이라고 하는데 한의학적으로는 진액이 일련의 변화 과정을 거치면서 일부는 혈액으로, 일부는 림프액으로 변하거나 체외로 소변 등을 통해 배출되어야 합니다. 만약 정상적인 대사를 하지 못한 채 쌓이면 그때부터 담음의 형태가 되어 몸에 해를 끼치는 독소로 작용하며 우리 신체는 원활한 소통을 위해 담음을 밀어내려고 하는데 이때 통증과 부종이 나타납니다. 담음은 열 가지 병 중 아홉 가지를 유발한다고 말할 만큼 신체의 각 부위에 발생합니다. 피부의 경우도 담음으로 순환이 되지 않으면서 여드름과 같은 염증성 질환이 나타납니다.

열

열熱이란 몸 안에 존재하는 '화火'의 기운으로 신체 내 수분과 진기를 해치는 독소입니다. 열이라는 개념을 이해하기 위해서는 단순히 몸이 '뜨겁다' 혹은 '빨갛다'의 개념보다는 진액이라는 몸 안의 수분이 열로 인해 얼마나 마르게 되는지를 더욱 중요하게 생각해야 합니다. 건강한 피부를 표현할 때 흔히 '촉촉한 피부', 혹은 '윤기 나는 피부'라고 말하는데 이 윤기라는 것은 피부 자체가 만들어 내는 것이 아니라 몸에서 흐르는 진액이 얼마나 충분한지에 따라 그 정도가 달라집니다. 인체의 기능이 원활히 유지되기 위해서는 각 기관마다 필요한 진액을 공급받아야 하는데 스트레스나 질환 등으로 오장육부가 약해지면 진액이 마르고 오장육부의 진액이 마르면 피부에 진액 공급이 되지 않아 피부가 마르고 거칠어집니다. 결국 거칠어진 표면에는 미세한 균열이 발생하고 이로 인해 각종 피부 트러블과 여드름이 발생하게 됩니다.

Q. 여드름을 유발하는 치명적 독소는 무엇인가요?

'열'+'들음'에서 여드름이라는 단어가 유래됐다는 설이 있습니다. 그만큼 모든 독소 중에서도 열은 여드름과 관련이 깊다고 볼 수 있습니다. 덥혀진 공기가 위로 올라가고 차가워진 공기가 아래로 내려오면서 대기가 순환하는 것처럼 한의학에서는 우리 몸 아래에서 따뜻하게 덥혀진 기운이 몸의 상부로 올라

화(火)의 구분

실화實火	허화虛火
실제로 몸 안에 열이 많은 경우로 젊은 남성들에게 잘 나타남.	몸 안에 실제 열이 많은 것이 아니라 기가 약해 열이 한쪽으로 쏠리거나 차가운 기운이 너무 성해 열을 상부로 밀어 올리는 경우. 주로 몸이 허약한 여성들에게 잘 나타남.
여드름 염증의 양상이 매우 성하고 급하며 배출되는 피지의 양이 많음.	수족냉증, 생리불순으로 인한 여드름이 발생하며 피지 양이 많지 않고 피부가 붓는 형태의 염증이 자주 발생함.

가고 위에서 차가워진 기운이 하부로 내려가야만 기혈의 순환이 이루어진다고 말합니다. 그런데 이 순환이 원활하지 않아 '한열寒熱'의 방향이 어긋나면 상부가 뜨겁고 하부가 차가운 '상열하한上熱下寒'이라는 한의학에서의 대표적 병리 현상이 나타납니다.

또한 우리 몸에는 '오장五臟'이라 하여 간, 심장, 비장脾臟, 폐, 신장腎臟이 존재하는데 오장이 손상되면 열이 발생합니다. 간이 손상되면 '간열肝熱', 심장이 손상되면 '심화心火', 비장이 손상되면 '습열濕熱', 폐가 손상되면 '폐열肺熱', 신장이 손상되면 '신열腎熱'이 발생하는데, 오장의 열은 위로 상승하고 이로 인해 발생한 상열감은 얼굴에서 각 장기와 연결된 경락 부위의 피지선을 자극해 여드름을 유발합니다.

Q. 여드름이 유독 잘 생기는 체질이 있나요?

여드름은 가장 한의학적인 개념인 '체질體質'을 통해서 분류가 가능합니다. 여드름 자체가 더 잘 생기는 체질이 있고, 화농성의 염증이 잘 발생하는 체질, 좁쌀여드름이 발생하는 체질, 혹은 선천적으로 열이 많아 여드름이 생기는 체질이나 차가운 기운이 너무 강해 여드름이 발생하는 체질도 존재합니다.

모든 사람은 각자의 체질을 가지고 있어 단순히 몇 가지 수치로 모두를 분류한다는 것이 무리가 있습니다. 하지만 발생하는 질환의 종류나 발생원인, 음식과 습관, 그리고 병이 발생했을 때 효과를 보이는 약재 등을 가장 효율적으로 구분해 궁극적으로 건강관리와 치료에 도움이 되고자 체질을 구별한 것이 체질이론의 시작이라 할 수 있습니다.

체질을 구분할 때는 일반적으로 체형이나 외모 등 외형적인 부분에 따라 구분하는 경우가 많지만 후천적으로 변화할 수 있는 여지가 많고, 성격 또한 객관적인 지표를 설정하기 힘들기 때문에 체질을 판별할 때는 모든 특징을 종합적으로 판단해야 합니다.

따라서 한의학적 여드름 치료는 치료에 앞서 환자의 체질과 문제점을 파악하기 위한 예진 단계가 매우 길고 질문의 양도 많은 것이 특징입니다. 이는 환자의 체질을 인지하기 위한 것으로 병을 치료하기 위해서도 매우 중요하지만 일상 속에서 각자의 체질에 맞는 식사나 운동 등의 생활습관을 설정하여 몸이 약한 부분을 보완하고 건강한 생활을 유지하는 데 도움이 됩니다.

Q. 체질별 피부 상태와 여드름의 형태를 구분한다면?

현재 우리에게 가장 잘 알려진 체질이론은 조선시대의 '동무 이제마東武 李濟馬' 선생의 사상의학을 바탕에 두고 있는데, 그의 저서인 《동의수세보원》에서는 사람의 체질을 오장육부의 허와 실이 각기 다른 '태양인太陽人', '소양인少陽人', '태음인太陰人', '소음인少陰人'으로 구분하고 있습니다.

태양인

태양인 체질은 쇠고기, 돼지고기 등의 육류 섭취는 줄이고 차가운 성질의 해산물, 채소류, 보리차 등을 섭취하는 것이 도움이 됩니다.

- 머리가 크고 목덜미가 굵음
- 상체가 발달한 반면 허리와 하체가 상대적으로 약함
- 서고 걷는 일을 힘들어 함
- 사교적, 진취적, 활동적인 성격
- 독선적, 공격적인 성격
- 피부 건조, 균열로 소양증(가려움증), 여드름이 생기기 쉬움
- 얼굴이 잘 붉어짐
- 간열肝熱로 인한 여드름, 아토피성 피부질환이 생기기 쉬움

소양인

소양인 체질은 닭고기와 같은 열이 많은 음식과 매운 음식을 줄이고 변비에 도움이 되는 채소와 해산물 섭취를 늘려 위의 부담을 줄이는 것이 좋습니다.

- 어깨와 가슴이 발달해 두껍고 엉덩이가 작음
- 걸음이 빠르고 행동이 민첩함
- 판단력, 추진력이 있음
- 성격이 급함
- 얼굴이 자주 붉어지고 여드름이 잘 생김
- 주로 볼에 염증이 성한 화농성 여드름이 발생함

- 소양인 여성의 경우 비뇨생식기능이 약해 생리통, 생리불순이 심하고 턱 주위에 단단한 구진성 여드름이 생기는 경우가 많음
- 잦은 변비로 인한 '장독腸毒'이나 '폐비열독肺脾熱毒'으로 여드름이 생김
- 차가운 팩으로 여드름 진정 효과를 볼 수 있음

태음인

태음인 체질은 꾸준한 운동을 통해 땀을 배출하고, 열독 제거와 더불어 대변을 원활히 보는 것이 중요합니다. 갈근과 율무 등 혈관을 맑게 해주는 약재를 차로 만들어 복용하는 것이 좋습니다.

- 골격이 굵고 비대한 사람이 많은 체질
- 얼굴이 널찍하고 목과 어깨가 좁고 가늘며 허리가 굵음
- 간염, 천식, 폐렴 등의 질환에 취약함
- 소화기능이 뛰어남
- 몸 안에 '열담熱痰'과 같은 독소가 쌓여 질환이 발생함
- 혈압 상승과 함께 콜레스테롤 수치가 높아지는 경우가 많음
- 덩치가 큰 결절형 여드름이 피부 진피층 안쪽에 생김
- 피지 분비량이 많지만 화농성 보다는 좁쌀 여드름이 주로 발생
- 급성 염증의 형태인 뾰루지나 화농성 여드름을 동반함

소음인

소음인 체질은 소화기능이 약해 기름진 음식과 밀가루, 찬 성질의 돼지고기

섭취를 줄이는 것이 좋습니다.

- 체구가 작고 상체에 비해 하체가 탄탄하게 발달함.

- 내성적, 소극적 성격으로 수그린 형태로 걷는 경우가 많음.

- 목이나 어깨가 자주 뭉치고 비위의 기능이 약해 편식을 하거나 입이 짧음.

- 소화기능 저하로 인해 얼굴에 허열 발생.

- 소음인 여성의 경우 얼굴에 열이 많고 복부와 손발은 차가워 상하 기혈순환이
  잘 안됨. 때문에 자궁이 냉하고 생리통이 심한 경우가 많음.

- 비교적 육류 섭취가 적어 피부가 쉽게 건조해지고 주름이 잘 생김.

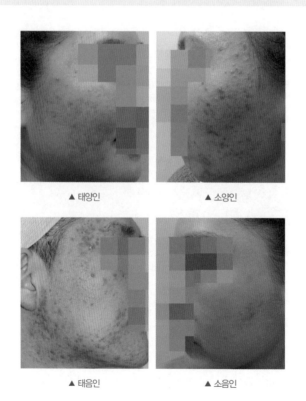

▲ 태양인   ▲ 소양인

▲ 태음인   ▲ 소음인

Q. 여드름을 키우는 안 좋은 습관은 무엇인가요?

여드름이 발생하는 원인을 아는 것도 중요하지만 이미 발생한 여드름을 악화시키는 것이 무엇인지 알아야 할 필요가 있습니다. 치료를 꾸준히 진행하더라도 생활 속에서 여드름을 자극하는 악화인자를 발견해 제거하지 않는다면 치료 효과가 매우 낮아지기 때문입니다. 이를 알아내어 효과적으로 차단하는 것이 여드름 치료와 재발 방지를 위한 첫걸음이라 해도 무방할 것입니다.

스트레스

먼저 만병의 근원이라 불리는 스트레스입니다. 스트레스를 받거나 화가 나면 얼굴이 빨갛게 달아오르는데 한의학에서는 이를 '상화相火'라는 개념으로 설명합니다. 기가 정상적으로 순환되지 않고 뭉쳐 소통이 막히게 되면 열이 얼굴이나 상체에 쌓이게 되고 이는 얼굴의 여드름을 자극하게 됩니다. 또한 우리 몸은 스트레스에 대항하는 항스트레스 호르몬, 코르티솔을 분비하는데 이것이 생성되는 과정에서 덩달아 남성호르몬인 안드로겐이 분비되며 여드름을 악화시킵니다.

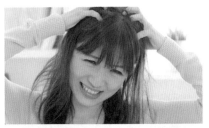

수면부족

수면부족 또한 여드름을 키우는 큰 요인입니다. 잠을 자는 동안 체내 기관은 휴식하며 낮 동안 활동으로 인해 축적된 피로를 회복하는데, 이는 단순한 휴식 시간이 아니라 신체의 자가 치유

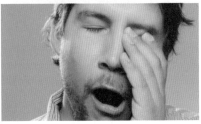

▲ 스트레스와 수면부족은 여드름 악화의 요인이다.

시간입니다. 중요한 것은 수면 시간이 아니라 수면의 질입니다. 수면 중 이루어지는 신체의 재생 작업은 밤 11시에서 새벽 3시 사이에 활발하기 때문에 이 시간에는 가급적 수면 상태에 있는 것이 좋습니다. 직업의 특성상 스트레스가 많고 수면 시간이 부족하거나 주로 밤에 일을 하는 사람들은 여드름 발생률이 높고 치료 효과도 더딘 경우가 많습니다.

음주와 흡연

술이 흡수되면 우리 몸에선 바로 발열작용이 일어납니다. 이는 얼굴에 상열감을 일으켜 여드름 자극에 직접적인 원인이 되는 것뿐만 아니라 간이 알코올을 분해, 해독하는 과정에서 발생하는 간접적인 열도 결국 여드름에 영향을 줍니다. 흡연은 폐를 건조하게 만들어 '폐열肺熱'을 발생시키고 혈액순환 장애를 일으키는데 말초혈관이 지나는 피부는 이로 인해 충분한 혈액과 영양을 공급받지 못해 탄력이 저하되고 색이 어두워집니다. 또한 면역력과 재생력이 떨어져 여드름이 쉽게 화농되고 치료된 경우에도 재발이 잦습니다.

자극

남성들의 경우 면도는 매우 강한 마찰로 작용해 여드름은 물론 모낭염 발생도 유발할 수 있습니다. 사우나와 심한 운동처럼 일부러 땀을 배출하는 행위도 정도에 따라서는 오히려 여드름을 악화시키는 요인이 될 수 있습니다. 땀이 나면 모공 속 피지나 노폐물이 배출돼 피부가 깨끗해질 거로 생각하는데 땀샘과 피지샘은 사실 분리되어 있어 땀이 피지를 끌고 나오는 일은 거의 없습니다. 오히려 모공이 지나치게 열려 예민해지고 여드름이 화농됩니다.

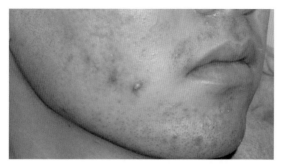

▲ 과도한 운동이나 사우나로 땀을 배출하는 행위가 오히려 여드름을 악화시킬 수 있다.
또한 너무 잦은 세안도 오히려 피부를 건조하게 만들어 여드름 악화를 유발한다.

Q. 여드름 피부에 좋은 세안법이 있나요?

여드름 환자의 대부분이 저지르는 실수는 환자 스스로 자신의 얼굴이 지저분하다고 생각하는 것입니다. 그래서 여드름의 원인이라 파악되는 피지, 각질, 모낭의 세균을 제거하기 위해 수시로 세안을 하는 경우가 많은데, 잦은 세안은 오히려 피부를 건조하게 만들고 여드름 악화를 유발하기 때문에 피해야 합니다.

세안은 특별한 경우가 아니라면 아침과 저녁, 하루 두 번으로 충분합니다. 물의 온도는 35~40℃ 정도의 미온이 적당하고 세안제는 손에서 충분히 거품을 낸 후 사용해야 합니다. 외출 후나 저녁에는 한 가지 세안제를 사용해 꼼꼼하게 세안하고 자고 일어난 후에는 가볍게 세안합니다. 여드름 피부는 가급적 메이크업을 하지 않는 편이 좋지만 어쩔 수 없는 경우에는 클렌징폼으로도 충분히 씻겨나갈 수 있는 수용성 제품을 사용하는 것이 좋습니다.

사실 정상적인 피지와 일정량의 각질은 피부 표면에서 보습을 담당하며 막을 형성합니다. 세균이 피부 안으로 쉽게 침투하지 못하도록 항균 및 소염 작용을 하는 것입니다. 하지만 지나친 세안은 이 막을 벗겨내 피부의 면역력을 떨어뜨리게 되므로 무조건 지양해야 하며, 입자가 굵은 알갱이 형태가 포함된 스크럽제는 피부 표면에 심한 자극이 되어 기존의 여드름을 악화시키므로 신중하게 사용해야 합니다. 최근 피지와 노폐물 제거 기능을 강조하는 제품들이 무분별하게 홍보되고 있는데 내원하는 환자 중 이와 같은 제품을 사용해 효과를 보지 못하거나 오히려 피부 각질층이 약화된 경우가 많습니다. 지나친 청결은 오히려 피부 건강에 독이 된다는 사실을 기억해야 합니다.

한 방 이 답 이 다

척 추 질 환

—

AK도수교정, 대극약침, 척강탕

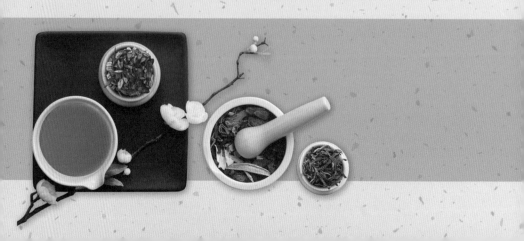

김동오 원장

- 이안한방병원 병원장
- 대구한의대학교 한의학과 졸업
- 前 119응급의료센터 의료과장
- 前 해운대 응급의료센터 담당의사
- 前 서울 최수용한의원 진료원장
- 前 서울 아침한의원 대표원장
- 시리악스 정형의학회 정회원
- AK응용근신경학회 정회원

이안한방병원

주소 경기도 오산시 대원로 23
전화 031-378-1151
홈페이지 www.ianclinic.co.kr

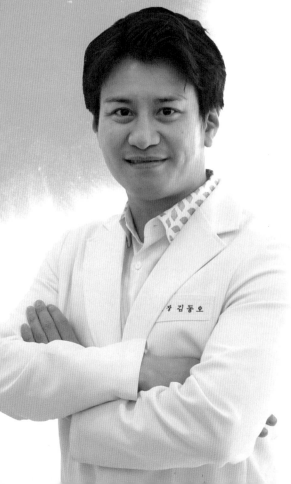

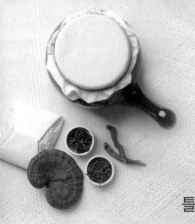

틀어진 척추를 올바르게!

척추질환

대표요법 AK도수교정, 태극약침, 척강탕

당신의 척추는 S라인인가? 건강한 척추의 형태는 옆모습을 기준으로 S 자형입니다. 하지만 우리의 척추는 나쁜 습관으로 인해 S라인을 유지하지 못하면서 무너지고 있습니다. 척추는 몸을 세우는 기둥으로 척추가 무너지면 건강이 흔들리는 것은 자명한 일입니다.

척추질환의 원인은 연령별, 직업별, 습관별로 세분화시킬 수 있을 정도로 다양합니다. 최근 스마트폰과 컴퓨터 사용시간의 증가로 비뚤어진 자세로 굳어져버린 젊은이들이 증가하고 있습니다. 일자목, 척추디스크, 협착증, 측만증과 같은 무서운 척추질환들이 소리 없이 내 몸에 자리 잡을 수 있다는 것입니다. 그렇다면 이와 같은 질환을 예방하고 또 치료하는 방법은 무엇일까요? 지금부터 척추질환의 모든 것을 알아보겠습니다.

척추질환에 대한 일문일답

Q. 추간판 탈출증(디스크)이란 무엇인가요?

소위 디스크라고 부르는 추간판이라는 물질은 척추를 움직일 수 있게 해주며 척추 뼈를 연결하여 안정시키는 중요한 물질입니다. 만일 이 디스크가 없다면 허리를 굽히고 펴거나, 목을 자유자재로 돌릴 수 없게 되고, 외부 충격이 척추 뼈에 직접 가해져 퇴행성 변화를 일으키게 됩니다. 척추가 약해진 상태에서 무거운 물건을 들거나 허리를 구부린 상태로 일하는 경우, 허리를 비틀거나 충격을 받는 경우, 디스크가 손상될 수 있습니다. 이런 원인으로 밀려나온 디스크는 신경을 압박하여 통증 및 운동제한을 일으키게 됩니다.

Q. 추간판 탈출증은 수술을 해야 하나요?

우리나라는 척추 수술을 상대적으로 많이 하는 편이지만 일반적으로 척추 디스크는 수술이 거의 필요 없는 질환입니다. 수술이 필요한 10% 내외는 아래의 경우에 해당합니다.

- 통증이 3개월 내에 전혀 없어지지 않고 점점 심해지는 경우
- 마비가 있는 경우
- 대소변 조절에 어려움이 있는 경우
- 발목에 힘이 빠지고 보행이 어려운 경우

척추수술 병원에서 수술 예약까지 받아놓은 환자가 몇 회의 치료만으로도 정상으로 회복되어 수술을 하지 않은 경우가 여럿 있습니다. 수술을 권유받았다면 과연 내가 상단의 경우에 해당되는지 살펴보고 보존적인 치료를 하는 병원에서 진찰을 받아보는 것도 좋은 방법입니다.

최근에는 레이저수술에 대한 환상을 가지고 있는 분들이 많습니다. 사실 레이저는 하나의 수술 도구에 불과한데 일반적으로 메스로 절개하지 않는 방식이라 선호하는 경향이 있습니다. 하지만 다른 수술에 비해 재발률이 2배가량 높고, 경험이 부족한 의료인에게 수술 받는 경우 절개하여 현미경으로 보고 하는 수술에 비해 신경 손상이 더 많이 발생하는 경우가 있습니다. 또한 레이저로 태운 부분이 재발하는 경우에는 조직끼리 눌러 붙어 유착이 심해집니다. 따라서 수술을 꼭 해야 하는 경우라면 전문 의료진과 충분히 상담하여 본인에게 적합한 수술법을 선택하는 것이 중요합니다.

Q. 협착증은 어떤 증상이 나타나나요?

최근 중장년층에서 급격히 늘고 있는 질환이 바로 척추관 협착증입니다. 노인인구의 약 30%에서 척추관 협착증이 발생합니다. 노화로 인해 두꺼워진 인대 또는 선천적으로 좁은 척추관에 의해 신경이 눌려 생기는 퇴행성 질환입니다. 척추관 협착증 환자들은 허리를 굽히면 통증이 완화되기 때문에 항상 허리를

구부리고 다니는데 이로 인해 꼬부랑 할머니 병이라고도 불립니다.

1. 협착증 증상

처음에는 허리통증을 호소하지만 점차 다리가 저리고 심한 통증으로 이어지는 질환입니다. 아래 증상은 협착증으로 고생하는 환자분들이 호소하는 증상입니다.

- 엉치에서 다리로 퍼지는 듯한 통증
- 허리, 종아리가 쥐어짜듯이 아픈 통증
- 오래 걷지 못하며, 앉아서 쉬었다 가면 편함
- 허리를 펴는 것보다 굽히는 것이 더 편함
- 다리가 저리고 감각이 떨어지며 힘이 빠짐

상기와 같은 증상으로 고생하는 분들은 일상생활에 제한이 오게 됩니다. 친구들과 같이 걷는 것도 힘들어서 여행을 가는 게 두려워지고, 심하면 우울증에 빠지는 환자들도 많습니다. 그만큼 협착증은 삶의 질을 떨어트리는 질환입니다.

2. 디스크 vs. 협착증

디스크와 협착증은 다른 질환이지만 혼동하는 경우가 많습니다. 다음 장 첫 번째 사진을 보면 정상 척추의 MRI 영상에서는 신경이 압박을 받지 않고 앞쪽의 디스크도 잘 유지되어 있습니다. 이와 달리 두 번째 사진의 경우, 디스크가 안쪽으로 빠져 나와 있는 것(화살표 부분)을 확인할 수 있습니다. 이것이 뒤쪽의 신경을 누르고 있는 모습입니다. 하지만 이 디스크 질환은 물렁뼈가 튀어

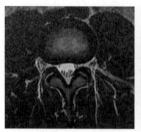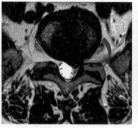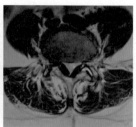

▲ 정상, 디스크, 협착증 상태의 척추

나와 있지만 신경통로 자체는 유지되는 상황입니다. 따라서 이 경우는 디스크가 치료를 통해 다시 들어가게 되면 증상이 완화됩니다. 하지만 위 세 번째 사진을 보면 가운데 하얀 신경 부분에 뼈나 인대 같은 것들이 자라면서 신경통로가 좁아진 것이 보이는데 이 경우가 척추관 협착증입니다.

협착증은 척추의 배열에 따라 증상 양상이 다르게 나타납니다. 신경통로는 좁아져 있지만 척추가 올곧게 배열이 되어있는 경우와 사진과 같이 척추뼈가 밀려나가 있는 경우는 척추의 안정성이 떨어지기 때문에 증상 및 예후가 나쁜 경우가 많습니다. 따라서 척추배열을 올바르게 하면서 협착부위를 풀어 주는 치료가 필요합니다.

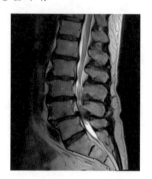

▲ 협착증(척추배열이 좋지 않은 경우)

3. 협착증의 예후

"완치가 될까요?" 협착증 환자를 치료할 때 자주 듣는 질문입니다. 결론적으로 척추관 협착증 치료는 퇴행성 질환으로 사실 완벽히 근본적인 치료는 힘듭니다. 즉 20대의 허리처럼 돌아가기는 힘든 것입니다. 그럼 치료를 포기할 것이냐, 라는 문제에 맞닥뜨리게 되는데 이럴 때는 통증을 잘 관리하는 방향으로 접근하는 것이 필요합니다. 척추관 협착증으로 50m도 걷기 힘들고 잘 서 있지 못하는 상태에서 치료를 시작한 환자의 경우, 현재 오래 앉아있는 것뿐만 아니라 두 정거장을 쉬지 않고 걸을 수 있게 된 치료사례도 있습니다. 분명 쉽지 않은 질환이지만 의료진과의 신뢰를 통해 접근하게 되면 큰 만족도를 얻을 수 있는 질환이 협착증입니다.

Q. 척추 측만증이란 무엇인가요?

척추 측만증은 척추가 정상적인 굴곡으로 바르게 위치하지 못하고, 옆쪽으로 굽거나 휘거나 돌아가 있는 상태를 말합니다. 외형적으로 어깨, 등, 허리와 골반 등이 비뚤어져 보이기 때문에 특히 학생이나 여성의 경우 외모에 대한 콤플렉스를 유발해 심리적 자존감을 떨어트릴 수 있습니다. 심한 경우 척추 주위의 장기를 밀거나 눌러 기능을 방해하고 나아가 수명을 단축시킬 수도 있습니다.

등을 앞으로 굽혀 90도 각도를 만든 다음, 뒤에서 봤을 때 척추가 평행하지 않고 한쪽이 튀어나와 있다면 척추 측만증을 의심해 볼 수가 있습니다. 이럴 경우 확실한 진단을 위해 목뼈부터 골반까지 엑스레이를 찍어야 합니다.

Q. 척추 측만증의 증세는 어떻게 되나요?

척추 측만증은 원인을 알 수 없는 특발성 척추 측만증이 대부분인데, 발생 연령에 따라 유아형, 연소기형, 청소년기형으로 나누며 그 중 10세부터 성장 완료기 사이에 나타나는 청소년기형이 대부분입니다. 여성의 경우 4~7배 정도 더 흔히 나타나고 아주 서서히 진행되므로 잘 모르고 지내는 경우가 많습니다. 서 있는 자세이거나 옷을 입고 있으면 확인이 어렵기 때문입니다. 그러다가 척추 변형이 꽤 진행되어 등이 옆으로 구부러지거나, 어깨나 골반의 높이가 달라지거나, 한쪽 등이나 엉덩이가 튀어나온 것을 우연히 발견하고 병원을 찾는 경우가 많습니다. 간혹 통증이나 피로를 호소하기도 합니다.

만곡도가 심한 경우에는 변형된 갈비뼈가 다른 뼈를 눌러 통증이 나타날 수 있으며, 성인이 되면 척추 관절 뒷부분에 퇴행성 관절염이 발병하여 요통을 일으키는 경우도 있습니다. 증세가 심해지면 심장, 호흡기장애 증상과 함께 복부 내장기관들이 영향 받아 소화기능장애를 일으킬 수도 있습니다.

척추의 성장이 끝나는 시기인 남자 17세, 여자 15세가 되면 척추는 더 이상 휘지 않고 정지합니다. 따라서 성장이 거의 끝난 청소년기에 증세가 발견되는 경우 비교적 많이 진행되지 않은 것으로 예상할 수 있습니다. 반면에 성장이 멈출 때까지 여러 해가 남아있는 청소년기에 심한 증세가 나타난다면 정도가 심한 경우일 가능성이 있습니다. 또한 성장이 끝난 후에도 척추 퇴행성 변화 등의 원인으로 척추가 1년에 1~2도씩 아주 느리게 휠 수도 있습니다. 척추 측만증은 보통 성장이 빠른 14세 이전에 발생하는데 인종에 따라 다르지만 대개 100명중 2~5명 정도 나타나는 것으로 보고됩니다.

Q. AK도수교정은 어떤 치료법인가요?

정확한 진찰을 통해 시행되는 AK도수교정은 척추를 올바르게 잡아주고 틀어진 척추로 인한 질환들에 적용 가능한 치료법입니다. AK도수교정은 전통적인 한방의 추나 요법과 AK카이로프랙틱의 통합형으로서, 구조적 불균형으로 인한 관절이나 척추 통증뿐만 아니라 소화장애, 두통, 불면, 신경계 질환까지 종합적인 치료가 가능한 치료법입니다.

첫 AK도수교정 치료기간이 끝나면 통증이 일시적으로 악화될 수 있지만, 결국에는 증상이 상당히 개선된 것을 경험하게 됩니다. 그러나 20~25%의 환자에서는 특징적으로 치료 후 6~12시간에 통증이 재발하거나 증가하는 일시적인 반응을 보이기도 합니다. 이 반응은 수 시간 동안 지속되며 때에 따라서는 1~2일 동안 계속되기도 합니다.

간혹 면허가 없는 공인받지 못한 곳에서 교정이라는 행위를 통해 질환을 키우는 경우가 있는데 매우 안타까운 현실입니다. 도수교정 치료는 자격이 있는 고도의 숙련된 의료인에게 치료를 받아야 합니다.

Q. 대극약침 & 강건약침이란?

대극은 우리나라에서 자라며 줄기를 자르면 흰 유액이 나오는 것이 특징인 식물입니다. 대극이라는 이름의 유래는 뿌리가 맵고 쓰기 때문에 목안을 크게 자극합니다고 해서 대극大戟이라고 부르게 되었습니다. 약성이 굉장히 강하여 물을 내보내는 이수작용과 강한 설사작용을 일으켜 주의가 필요하지만 염증, 부종에 탁월한 효능이 입증된 약재입니다. 따라서 척추의 틀어짐으로 인해 나타나는 염증 및 부종 질환에 대극약침 치료가 효과적입니다.

또한 틀어진 척추를 바로잡으면서 척추를 둘러싸고 있는 인대나 근육의 힘줄을 강화시키는 치료가 병행됩니다. 뼈와 관절 주위 조직이 약화되고 기능이 손상되었을 때, 그 부위에 세포의 증식을 유도하는 강건 약침 주사치료를 하게 됩니다. 인대나 건(힘줄)은 한번 손상되면 재생이 어렵기 때문에, 대부분의 근골격계 만성 통증은 뼈와 관절 주변의 인대가 약해져서 발생합니다. 이러한 만성통증을 근본적으로 해결하는 방법은 스스로 재생하지 못하는 인대나 건을 튼튼하게 해주는 것입니다.

Q. 척강탕은 어떤 한약인가요?

척추란 인체의 기둥이며 신경의 통로를 제공하는 중요한 기관입니다. 또한 디스크 내의 수핵은 물이 70~90% 함유되어 있는 젤리 형태입니다. 잘못된 자세나 생활습관으로 인해 디스크 내 수분함량이 감소하거나 디스크의 영양공급이 원활하지 못하면 염증이 생기게 됩니다. 따라서 척추질환 치료의 핵심도 신경 및 뼈의 재생, 연골 및 디스크 강화, 염증 반응 억제 등 3가지에 있습니다.
현재의 통증 감소에만 집중할 경우 척추 자체의 영양과 기능을 놓치는 경우가 많은데 3가지의 치료목표에 효율적인 치료법이 척강탕이라는 한약 치료입니다. 또한 척추질환의 특성상 재발이 잦고 증상이 심해지는 특징이 있는데 척강탕 치료를 병행하게 될 경우 척추 기능회복과 재발방지에 효과가 있습니다.

Q. 척추건강에 좋은 생활습관은 무엇인가요?

자세

척추건강은 생활습관과 밀접한 관련이 있기 때문에 치료뿐만 아니라 교정이 중요합니다. 척추건강에 좋은 자세는 옆으로 눕는 경우 다리 사이에 베개를 끼워 골반이 틀어지지 않게 하고, 똑바로 누워 자는 경우 무릎 아래에 낮은 쿠션을 받쳐 척추에 압력을 줄여주는 것이 좋습니다. 앉는 자세는 항상 등받이가 있는 의자를 이용하고, 바닥이나 소파에 기대어 앉는 자세는 피하는 것이 좋습니다.
같은 자세로 오래 서 있어야 하는 경우에는 낮은 받침대를 이용하여 한쪽 발을 번갈아 얹는 것이 좋습니다. 그리고 물건을 들 때는 항상 무릎을 굽히고 척추는 곧게 편 상태에서 들어야 합니다.

운동

가장 첫 번째로 추천을 해드리는 것은 걷기입니다. 하루에 30분 이상 자주 걷는 것이 중요하며 척추건강을 위해 바른 자세로 걷는 것이 중요합니다. 시선은 멀리 두고 허리를 꼿꼿이 세운 상태로 본인이 평소 걷는 속도보다 조금 빠른 속도, 평소 걷는 보폭보다 조금 넓은 보폭으로 걷는 것이 좋습니다.

골프, 탁구, 테니스, 볼링과 같은 운동은 추천하지 않습니다. 척추 관절이 약한 분들은 숙인 상태에서 척추를 옆으로 돌릴 때 디스크에 가장 큰 악영향을 끼치기 때문입니다. 골프, 탁구, 테니스, 볼링과 같은 운동은 숙인 자세에서 같은 동작을 반복하는 경우가 많기 때문에 피하는 것이 좋습니다.

간혹 무릎 또는 족부관절이 동시에 좋지 않아 걷기 운동이 힘든 경우에는 수영 또는 엎드려 할 수 있는 운동을 추천합니다. 수영은 척추에 부담을 줄 수 있는 접영과 평영은 삼가고 자유형과 배영 또는 아쿠아로빅이 좋습니다. 또한 실내에서 엎드려 할 수 있는 척추 운동이 있는데 일명 슈퍼맨 운동입니다. 엎

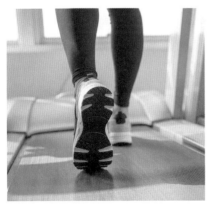
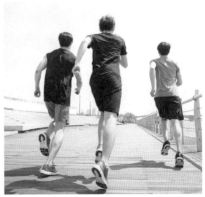

드린 상태에서 두 팔을 위로 쭉 뻗고, 목과 다리를 위로 들어 올려 유지하는 운동입니다.

척추근육은 자세를 유지하고 몸을 뒤로 젖혀주는 근육인데 소뇌의 영향을 많이 받습니다. 즉, 이 운동은 소뇌에 자극을 주면서 동시에 척추근육을 강화하는데 효과적입니다.

Q. 척추치료의 원칙은 무엇인가요?

초기에 틀어진 척추나 그로 인한 통증은 조절이 가능하고, 치료기간 예측이 쉬울 뿐더러 호전도도 좋습니다. 하지만 우리 몸이 초기에 보내는 통증이라는 신호를 무시하거나 가볍게 여기고 적절한 치료가 이루어지지 않는 경우에는 만성적으로 진행되는 경우가 많습니다. 예를 들어 목에 담이 걸렸는데 며칠 지나면 괜찮아지려니 하고 내버려두면서 잦은 어깨 결림을 경험하는 경우라든지, 항상 구부린 상태에서 일을 하면서 허리통증이 있는데 파스나 진통제로 버티는 경우를 많이 볼 수 있습니다.

통증이 만성으로 진행되어 병원을 찾게 되면 치료와 조절이 어렵고 치료기간 예측도 쉽지 않은 만성질환이 됩니다. 이런 만성통증을 가진 척추 환자분들을 진찰하면 단순히 척추증상 뿐만 아니라 심리적 문제인 우울증이나 무력감, 불면증을 호소하는 경우도 많습니다. 또한 틀어진 척추로 인해 폐, 심장, 위장이 눌리게 되어 심폐기능 저하, 소화불량, 면역력 저하로 이어지기도 합니다. 즉, 겉이 비뚤어지면 속도 이상이 생기는 것입니다. 이런 경우에는 척추치료뿐만 아니라 환자의 증상에 맞게 종합적인 치료가 필요하게 되며 비용과 시간도 많이 소요됩니다. 결국, 척추건강의 핵심은 조기치료에 있습니다.

좋은 자세를 유지하는 것은 건강한 몸을 지키는 방법입니다. 척추건강을 위한 치료방법와 생활법을 잘 숙지하여 틀어진 척추를 올바르게 잡고 나아가 건강의 중심까지 든든하게 잡았으면 합니다.

치질

—

치치탕, 거머리요법

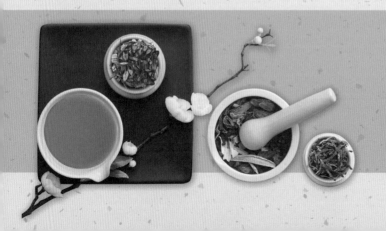

모 사 언 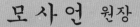 원장

- 부부호 한의원 대표원장
- 세명대학교 한의과대학 한의학 박사
- 세명대학교 방제학 겸임교수
- 세명대학교 본초학 외래강사
- 치질 관련 국제학회 논문 1건
- 저서《모사언 박사의 치질 치료 한방 해결》

부부호 한의원

주소 서울시 중구 남대문로 9길51 효덕빌딩
　　　(맥도날드 서울시청점) 4층
전화 02-775-1275
홈페이지 www.the75.co.kr
　　　　　blog.naver.com/the_75

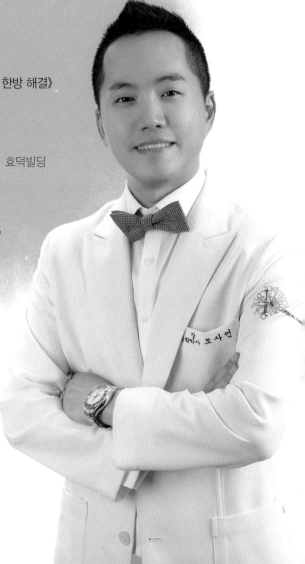

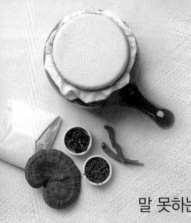

말 못하는 그 통증, 더 이상 참지 말자!

치질

대표요법 치치탕(치질을 치료하는 탕), 거머리요법

———

40~50대가 가장 많이 받는 수술질환이자, 최근 들어 20대 여성에게 증가하고 있는 질환! 치질은 우리나라 국민의 75%가 경험할 정도로 흔하게 발병하는 질환이다. 하지만 자신의 항문상태를 제대로 아는 사람은 거의 없을 것이다. 앉아만 있는 것도 고통이요, 화장실에 갈 때마다 충격과 공포를 느끼지만 치질 치료를 위해 병원을 찾기란 꽤 용기가 필요한 일이기 때문이다. 하지만 피가 철철 나는 항문통증을 참고 또 참는다면 치료시기를 놓치게 되고, 그 뒤에는 더 큰 아픔과 수치심이 기다리고 있을지도 모른다.

누구보다 건강하고 활력 있는 배변활동을 위하여, 수술 없이 치료하는 한방 치질 치료법에 대해 살펴보자.

치질에 대한 일문일답

Q. 치질이란 어떤 질환인가요?

치질은 항문과 그 주변에 생기는 모든 질환을 통틀어서 이르는 말입니다. 항문에 생길 수 있는 질환으로는 항문이 가려운 '항문소양증', 항문이 찢어지는 '치열', 항문의 점막이 빠져 나오는 '치핵', 항문이 곪는 '치루', 그리고 항문에 사마귀가 생기는 '곤지름(곤지롬)' 등 여러 가지가 있습니다.

치질의 원인은 여러 가지가 있지만, 우선 본인의 생활습관이 잘못된 것은 아닌지 부터 살펴봐야 합니다. 식사는 영양소를 골고루 갖춰 규칙적으로 하고 있는지, 평소 배변습관이 어떤지 파악한 다음 그에 맞춰 치료를 하고 생활 습관을 고쳐야 완치할 수 있습니다.

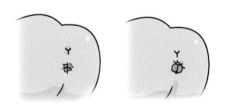

Q. 치질의 증상은 무엇인가요?

치질의 가장 흔한 증상으로는 '출혈, 통증, 가려움, 이물감 그리고 탈항' 등이 있습니다. 변을 본 후 피가 휴지에 묻어나거나 피가 변기로 뚝뚝 떨어지기 시작하면 환자들은 공포를 느끼게 되며, 이때부터 병원에 가야 하는지 고민하지만 며칠이 지나면 자연적으로 좋아지기도 해서 병을 키우곤 합니다. 출혈과 함께 통증이 심해지면 이때부터는 환자분들이 적극적으로 치료하려는 마음을 먹고 병원을 찾아옵니다.

출혈

초기에는 배변 시 피가 변에 묻거나 변을 본 후 휴지에 피가 묻는 정도이지만, 후기가 되면 배변 후 피가 뚝뚝 떨어지거나, 상당량의 피가 쏟아지는 것처럼 나오는 것을 볼 수 있습니다. 후기가 되어 출혈이 심하면 이로 인한 빈혈이 생길 수도 있습니다. 그리고 출혈 시 피의 색이 선홍색이라면 크게 걱정 안하셔도 되지만, 피의 색이 검붉은색 이거나 검정색을 띤다면 빠른 치료가 필요합니다.

통증

통증이 생겼다면 이는 필시 항문점막이 부어오른 것입니다. 더욱 커지기 전에 병원을 찾아와 진단을 받고 약을 먹는다면 수술 없이도 충분히 치료가 가능합니다.

가려움

가려움이 생겼다는 건 항문점막에 이상이 생긴 지 상당한 시일이 지났다는 걸 의미합니다. 가려움으로 인해 밤에 잠을 못자 만성 피로에 빠지기도 하고,

무의식적으로 긁어 상처가 나면서 2차 감염으로 고생하는 분들도 상당히 많습니다. 가려움이 3일 이상 지속된다면 빨리 전문적인 치료를 받으시는 것이 좋습니다.

이물감

이물감이 생겼다는 것은 치핵(내치핵, 외치핵)이 모두 상당히 커졌다는 것입니다. 이때는 이미 '3기'를 넘긴 시점이 될 수 있습니다. 하지만 이때라도 빨리 치료를 받는다면 수술 없이 충분히 치료가 가능합니다.

탈항

탈항은 직장 항문내강이 돌출된 상태지만, 진행이 되면 항문 밖으로 탈출해 밖에서도 보이게 됩니다. 초기에는 배변 시에만 일시적으로 보이고 배변 후에는 항문 내로 저절로 들어가는데, 점점 더 진행되면 항문내강이 항상 항문 밖으로 탈출된 상태가 되어 일상에서 상당한 불편감을 초래합니다. 이때가 기수로는 4기 정도로 진행된 것이나, 탈항 역시 그에 맞는 적절한 치료를 받는다면 충분히 치료가 가능합니다.

Q. 치질의 기수는 어떤 의미인가요?

병원에 와서 검진을 받게 되면 '치질 몇 기다'라는 얘기를 듣게 되는데요. 사실 이러한 표현은 맞기도 하고 틀린 표현이기도 합니다. 앞서 말씀드린 바와 같이 치질은 모든 항문의 병을 포함하는 말입니다. 기수를 나눌 수 있는 건 바로 치핵입니다.

치핵의 기수는 1~4기로 나눌 수 있습니다. 1기는 출혈 및 불편감만 있는 상

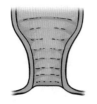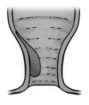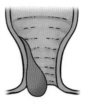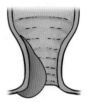

▲ 치핵을 기준으로 나누는 치질 1~4기

태, 2기는 대변 시 돌출됐다가 자연적으로 들어가는 상태, 3기는 대변 시 돌출됐다가 손으로 밀어 넣어야 들어가는 상태, 4기는 돌출된 항문 조직이 어떻게 해도 회복되지 않는 상태입니다.

병원에 오시는 환자분들의 대부분은 2기 이상이며, 간혹 자연적으로 회복이 되다 보니 더욱 방치하다가 병을 키워서 3, 4기일 때 내원하는 경우도 많습니다.

Q. 한의학으로 치질을 치료하는 근거가 있나요?

500년 전, 치질을 치료한 기록이 있습니다. 바로 《동의보감》입니다. 《동의보감》의 치질 치료법을 살펴보도록 하겠습니다.

치질의 원인 痔病之因

소장에 열이 있으면 치질이 되고, 대장에 열이 있으면 변혈便血이 나온다. 내경에서는 '음식을 너무 배부르게 먹으면 장위腸胃의 근맥이 늘어나기 때문에 장벽이 되거나 치질이 생긴다'라고 하였다. 또 음식을 조절하지 못하고 기거와 활동이 제때에 맞지 않으면 내재된 음기가 먼저 손상된다. '음분이 병사를 받으면 오장으로 들어가고, 오장으로 들어가면 배가 그득 차고 막히게 되어 삭지 않은 설사가 나다가 오래되면 장벽이 된다'라고 하였다.

'장벽'이란 대변에서 피가 섞여 나오는 것으로서, 곧 '장풍장독'이다. '벽癖'이란 장 사이에 물이 고여 있는 것이다. 대체로 음식을 너무 배부르게 먹으면 비脾가 잘 소화시키지 못하여 대장에 오랫동안 머물러 있게 된다. 비토脾土가 한번 허약해져 폐금肺金이 영양을 받지 못하면 간목肝木이 두려워하는 장기의 기운이 적어져서 풍사風邪가 그 허한 틈을 타고 침범하여 아래로 몰리게 되는데, 이것이 경輕하면 장풍腸風이 생겨 혈변을 보게 되고, 중重하면 치루가 된다.

혹 술에 몹시 취하거나 배부를 때 방사房事를 치르게 되면 정기가 몹시 빠져나가 열독이 그 허한 틈을 타고 아래로 몰린다. 혹은 음욕이 지나친 상태로 입방하게 되면 방광경, 신경, 간경의 근맥을 손상시킨다. 대체로 방광경의 근맥은 허리로 올라가서 신腎에 연락되어 있으나 한 가닥은 엉덩이를 뚫고 올라가서 간으로 가는데, 전음前陰과 후음後陰을 돌아서 올라가므로 치질은 근맥의 병이 되는 것이다.

치질은 외사에 기인하는 것이 아니라 장 속의 습, 열, 풍, 조 등 사기邪氣가 뒤섞여서 생기는 것이다. 대장 끝에 멍울이 생긴 것은 습 때문이고, 대장 끝이 밖으로 나오면서 붓는 것은 습과 열이 겹친 때문이며, 농혈이 나오는 것은 열이 혈을 억누르기 때문이고, 몹시 아픈 것은 화열 때문이며, 가려운 것은 풍열 때문이고, 변비는 조열 때문이며, 소변이 잘 나오지 않는 것은 간에 습열이 있기 때문이다.

치라는 것은 솟았다는 뜻이다痔者峙也

내경에서 '장벽이나 치질이 된다'라고 하였는데, '치痔'라는 것은 큰 못 가운데 작은 산이 솟아난 것과 같다는 것이다. 사람의 구규(九竅, 인체에 있는 아홉 개의 구멍. 눈, 코, 입, 귀의 일곱 구멍과 요도, 항문을 가리킴) 가운데 작은 군살이 나온 것을 다 '치'라고 하지 특별히 항문 둘레에 나온 것만을 가리키는 것은 아니다. 즉 비치鼻痔, 안치眼痔, 아치牙痔 등의 종류가 있으되 그 증상은 일정치 않다. 한나라에서는 여후의 휘諱, 한국·중국·일본 등에서 왕이나 제후 등이 생전에 쓰던 이름을 피하기 위하여 치질을 '야계병野雞病'이라고 하였다.

치질은 내외로 구별한다痔有內外

맥치, 장치, 기치, 혈치, 주치는 내치에 속하고 모치, 빈치, 누치는 외치에 속한다.

맥치脉痔

항문 언저리에 도돌도돌한 군살이 여러 개 나와서 아프고 가려운 것을 말한다.

장치腸痔

항문 안에 멍울이 생기고, 오한과 신열이 오락가락하며 변소에 가서 앉으면 탈항이 되는 것을 말한다.

기치氣痔

근심하거나 무서워하거나 성내거나 노여운 일이 있으면 곧 항문이 부으면서 아픈 것을 말한다.

혈치血痔

대변을 볼 때마다 묽은 피가 따라 나와 멎지 않는 것을 말한다.

주치酒痔

술만 마시면 곧 항문이 붓고 아프며, 혹은 피를 쏟는 것을 말한다.

모치牡痔

항문 둘레에 구슬같이 생긴 군살이 돋는데 마치 쥐젖 같고, 때때로 농혈이 나오는 것을 말한다.

빈치牝痔

항문 둘레에 부스럼이 나서 부어오르고 하루에도 몇 개씩 곪아 터지기도 하며, 삭기도 하는 것을 말한다.

누치瘻痔

진물이 나오면서 퍼지고 짓무르며, 오래되면 벌레가 생겨 항문을 파먹고 구멍이 생기는 것을 말한다.

치루痔漏

곧 누치瘻痔이다. 치핵이 이미 터진 것을 치루痔漏라고 한다. 누치를 충치虫痔라고도 하는데, 그것은 오래되면 벌레가 생겨 항문을 파먹으므로 가렵고 참을 수 없이 아프기 때문이다. 또한 항문에서 피가 실같이 쏟아져 나오는 것도 충치이다.

치루의 원인은 주색酒色에 달려 있다. 치痔가 오래되면 누漏가 되는 바, 치는 경輕하고 누는 중重하며, 치는 실實하고 누는 허虛한 편이다. 치를 치료하는 방법은 양혈청열涼血淸熱해 주는 데 지나지 않는다. 누를 치료하는 방법은 초기에는 양혈涼血, 청열淸熱, 조습燥濕해주고, 오래되었을 때는 삽규澁竅, 살충殺蟲해 주면서 겸하여 따뜻하게 해주어 흩어지게 하는 방법을 써야 한다. 대체로 초기에는 장위의 기가 실하기 때문에 열증이고, 오래되면 장위의 기가 허해지므로 한증이 된다. 치루 때는 먼저 보약을 써서 기혈을 생하게 해주어야 한다.

치질 때의 금기사항痔病禁忌

치질을 오랫동안 앓아서 몸이 허해졌을 때는 반드시 보약을 먹어야 한다. 그리고 주색酒色을 절제하고 기거와 활동을 삼가야 비로소 뿌리까지 뽑을 수 있다. 치질을 치료할 때는 생것, 찬 것, 굳은 음식, 성질이 찬 약, 술, 국수, 다섯 가지 매운 것, 몹시 맵고 열이 나게 하는 음식, 대료大料 등과 건강, 육계 등을 금해야 하는데, 이것을 범하면 약을 먹어도 효과가 없다. 치질의 근본 원인은 냉이므로 찬 음식을 먹지 말고 성생활을 삼가야 한다. 또한 닭고기가 가장 독이 되는데, 성생활을 하는 것은 그보다 더욱 심하다. 그리고 메밀국수 역시 금해야 한다.

치질 때의 흉증痔病凶證

치질을 오랫동안 앓아서 전음과 서로 통하게 되면 죽는다. 치루로 구멍이 생겨서 그곳으로 대소변이 나오게 되면 죽는다.

동의보감에서 치핵을 내치핵과 외치핵으로 나누며, 치루가 생기게 되는 과정과 치질에 걸렸을 때의 금기사항 및 흉증까지 현재에 못지않게 기술해놓은 것을 확인할 수 있습니다. 치료와 관련된 부분은 옮겨 적지는 않았으나, 진단이 확실하니 그 치료법 역시도 확실할 것입니다. 《동의보감》을 통해 조선시대에도 치질이 있었고, 수술이 아닌 한약, 연고, 결찰술 등을 이용해 치질을 치료했다는 것을 알 수가 있습니다.

Q. 치질은 도대체 왜 생기는 건가요?

치질이 생기는 원인은 여러 가지가 있습니다. 그 중 대표적인 원인은 항문의 자극이 있는 상태에서 피곤하게 일을 하거나 쉬지 못해 몸이 허해졌기 때문입니다. 여자의 경우에는 임신과 출산, 그리고 과도한 절식 다이어트로 인해 변비가 잘 생기는데, 이로 인해 치핵의 빈도수가 높게 나타납니다.

남자의 경우 치루환자가 많이 있는데, 남자는 항문 주위의 털이 알 수 없는 원인으로 빠진 후 감염이 되면서 치루로 발전하는 경우가 많이 있습니다. 요즘에는 왁싱이 성행하면서 여자들도 왁싱 후 생긴 모낭염 등이 치루로 발전되어 내원하는 경우가 많아졌습니다.

Q. 비수술 치질 치료, 가능한가요?

치핵 치료

치핵의 경우 변비, 임신, 출산, 과로, 과음으로 인해 생기는데, 초기의 외치핵과 같은 경우는 치치탕痔治湯을 이용하여 치료하고 있습니다. 치치탕은 《동의보감》에서 치질에 좋다고 하는 처방을 복합해서 만든 약입니다.

혈전성 외치핵이라고 해서 오래 앉아있는 사무직회사원, 고시생들에게 많이 생기는 치핵이 있는데 이 또한 치치탕을 이용해서 치료하면 근본 치료까지 가능해 재발률이 적습니다.

치핵의 크기가 너무 크고 통증이 극심할 때는 치치탕 뿐만 아니라 거머리를 붙여 일단 치핵의 크기를 줄여주기도 하나, 거머리요법은 마지막에 증상이 잘 낫지 않을 때 시술하게 됩니다.

치핵으로 인한 통증이 심하다 보니 대변보는 게 두려워 굶는 경우가 있는데, 이는 오히려 변비를 유발하고 차후에 더욱 큰 고통을 줄 수가 있습니다. 오히려 더 밥을 잘 챙겨먹어야 하며, 치료를 단기간에 끝낼 수 있도록 집중적인 치료를 받는 게 중요합니다.

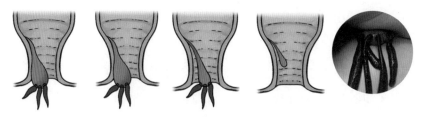

▲ 거머리를 이용한 치핵 치료

치루 치료

치루일 때는 치료가 복잡해지는데 이때는 치루관의 형성 유무와 단순치루인지 복잡치루인지에 따라 치료기간과 치료법이 많이 달라집니다. 일단 기본적으로는 항문 쪽에 생긴 농을 빨리 배출시키고 농이 더 이상 생기지 않도록 치료하는 것이 중요합니다. 농을 배출시키기 위해선 현재 거머리를 이용해 치료를 하고 있는데, 치루 치료엔 거머리 치료가 특히 효과적입니다. 거머리의 타액에 있는 생리활성물질이 진통, 소염 및 재생효과까지 있어, 거머리를 붙이며 농이 생기지 않게 하는 한약을 병행한다면 시간이 걸리긴 하지만 수술 없이 치루 또한 치료가 가능합니다.

Q. 치질 치료 시 특별히 주의해야 할 사항이 있나요?

항문에 생긴 모든 병에는 절대로 '술'을 드시면 안 됩니다. 술을 마시면 치료가 안 된다고 보시면 됩니다. 술이 치질의 원인이기도 하며 치료를 방해하기도 합니다.

술을 너무 좋아해서 치질이 생긴 환자 중에는 술을 마시기 위해 치질약을 복용하는 사례도 있는데 이는 바람직하지는 않으나, 술을 끊을 수 없고 항문건강도 지켜야 한다면 어쩔 수 없는 선택이 아닌 아주 현명한 선택이라고 판단됩니다. 그 외에 업무적으로 술을 마셔야한다면 항문건강도 지키고 술도 잘 마시기 위해 약을 더 복용시키고 있습니다. 치질 치료 시 특별 주의사항은 '약 잘 챙겨먹기'입니다.

Q. 치질 치료에 도움이 되는 생활습관 관리법은?

금주, 대변, 청결, 운동관리가 중요합니다.

금주하셔야 합니다. 술은 안 마시는 게 좋습니다. 그리고 변비나 설사에 걸리지 않게 식단에 신경 써주세요. 치질 타입에 따라 비데를 사용하지 않는 게 좋을 수도 있습니다. 그냥 샤워기로 닦는 것이 제일 좋습니다. 또 케겔운동(항문조이기)을 하루 1,000개씩 하면 좋습니다.

Q. 치질 치료에 있어 한의 치료가 갖는 강점은 무엇인가요?

치질 치료에 있어 한의 치료가 가지고 있는 강점은 치질의 근본적인 원인을 치료하여 재발률이 낮다는 것과 수술에 대한 공포, 스트레스 및 후유증이 없다는 것입니다. 그리고 입원이 필요 없어 요즘처럼 시간이 부족해 치료를 못 받고 있는 사람들에게 딱 맞는 치료법이라고 할 수 있습니다.

부부호 한의원 치료 순서

1. 예약 – 예약 방문 시 조금 더 편하게 진료를 받으실 수 있습니다.

2. 검진 – 항문조직의 상태에 따라 치료방법이 달라지니 반드시 필요한 순서입니다.

   본인 항문의 상태를 파악할 수 있게 사진을 찍어 확인합니다.

3. 투약 – 치질의 종류에 따라 약 처방이 다릅니다.

4. 시술 – 복약만으로 안 되는 늘어진 치핵의 경우 거머리 혹은 결찰술로 마무리

   합니다.

5. 재검진 – 완벽하게 치료가 됐는지 확인하는 과정입니다.

   기존에 찍은 사진과 비교하며 치료가 깨끗하게 됐는지 확인합니다.

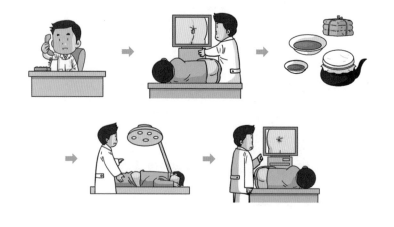

부부호 한의원 치질치료제 및 거머리요법 적용기수

- 치치탕 – 항문쪽 혈관에 생긴 염증 제거 및 치핵 크기감소. 1~4기에 사용

- 금령환 – 항문가려움 및 출혈을 잡아줌. 1~2기에 사용

- 금화수 – 염증 관리 및 치핵 크기 감소. 1~4기에 사용

- 치질고 – 통증 관리 및 치핵 크기 감소. 1~4기에 사용

- 거머리요법 – 치핵 및 치루 치료에 외치적인 요법으로 탁월함. 3~4기에 사용

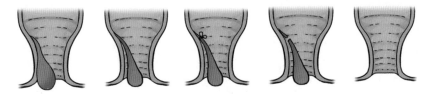

▲ 결찰술을 활용한 치료

제 3 부

잡병편

雜病篇

부인・소아질환

갱년기 증후군

생기활력탕, 생기활력단, 생기활력약침

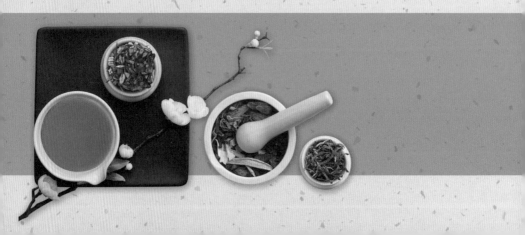

박 소 연 원장

- 연세대학교 이과대학 졸업/한의과대학 수석졸업
- 북경 침구골상대학 임상연수과정 수료
- 대한한의사협회 홍보위원/편집위원 역임
- 대한한방부인과학회 정회원
- 대한한방신경정신과학회 정회원
- 대한면역약침학회 정회원

연세 한의원

주소 서울시 동작구 동작대로89
골든시네마타워(메가박스) 5층
전화 02-599-8275/8271
홈페이지 www.ys8275.com
blog.naver.com/ys5998275

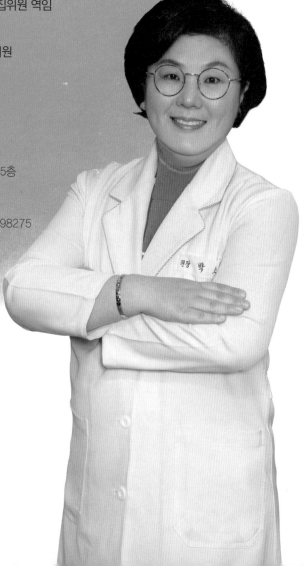

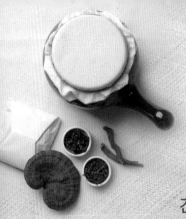

건강한 노년을 준비하자!

갱년기 증후군

대표요법 생기활력탕(단)(生氣活力湯(丹)), 생기활력약침(生氣活力藥鍼)

갱년기의 갱은 '다시 갱更'자이다. '인생을 다시 쓰는 시기'라는 의미다.

공자는 50세를 지천명知天命이라고 해서 하늘의 뜻을 아는 나이라고 했

다. 갱년기는 50세를 전후로 찾아오니, 옛 사람들은 이때를 하늘의 뜻을

알고 인생을 다시 시작하는 전환점으로 생각한 것이다.

청장년의 삶에서 노년의 삶으로 들어가는 시기, 갱년기는 100세 시대를

사는 기나긴 인생의 여정에서 남은 삶의 질을 결정하는 매우 중요한 시

기다. 건강하고 행복한 노년을 위한 준비, 갱년기를 극복하는 방법과 갱

년기 증후군 치료법에 대해 알아보자.

갱년기 증후군에 대한 일문일답

Q. 갱년기 증후군이란 무엇인가요?

여성의 갱년기는 폐경 전 난소 호르몬의 분비가 저하되는 폐경이행기와 폐경기 이후 일정기간을 포함하는 폐경전후기 동안 육체적, 정신적으로 변화가 일어나는 시기입니다. 이는 난소 노화에 의한 난소기능의 변화로 성선자극호르몬에 반응하는 난포 수가 고갈되고, 난포 형성과 주기적인 에스트로겐 생성이 중단되며 나타나는 자연적인 신체 변화과정입니다.

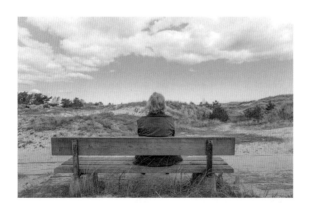

폐경은 보통 1년간 생리가 없는 경우로 진단하는데, 의학적으로는 저에스트로겐 혈증과 난포자극호르몬이 40mIU/mL 이상인 무월경을 폐경으로 진단합니다. 이 폐경 시기를 전후로 갱년기 증후군이라고 하는 신체적, 정신적 제반 증상이 나타나게 됩니다. 그 기간과 증상의 경중은 개인에 따라 편차가 심한데 일부는 별 증상 없이 쉽게 넘어가는 경우도 있지만, 일부는 갱년기 증후군의 증상이 수년간 지속되기도 하고, 증상이 심하여 일상적인 활동까지 제약을 받는 경우도 있습니다.

Q. 여성 갱년기 증후군의 증상은 무엇인가요?

여성 갱년기 증후군의 증상은 여성호르몬 변화에 의해 전신에 거쳐 매우 다양하게 나타나며, 일부는 신경정신적인 증상이 동반되기도 합니다.

초기 갱년기 장애

전체 갱년기 여성의 절반 정도에서 나타나는 것으로 조사되고 있고, 그 중 20%는 정신신경증상을 동반합니다.

① **생리불순**: 여성호르몬 중 에스트로겐, 프로게스트론의 분비가 저하되고, 뇌하수체의 난포자극호르몬과 황체형성호르몬은 증가되어 생리주기가 불규칙하게 되고, 생리양의 변화가 나타납니다.

② **자율신경실조로 인한 체온 변화**: 여성호르몬은 혈관의 자율신경에 작용해 혈관의 수축과 이완에 관여하는데, 여성호르몬의 감소로 자율신경 기능이상이 나타납니다. 그 결과 더위와 추위를 반복해서 느끼기도 하고, 체온이 증가하여 몸에 열이 많아지면 이 열감으로 안면홍조, 두근거림, 부정맥, 수면부족 현상

과 땀을 많이 흘리는 증상이 나타납니다.

③ **신경 · 근 증상**: 혈액순환과 대사 장애로 인한 전신증상으로 어깨 결림, 요통, 두통, 관절통, 근육통 등의 통증과 운동기능 장애가 나타납니다.

④ **순환 장애에 의한 전신 증상**: 전신 순환 장애로 인한 비만, 부종, 두통, 어지럼증, 이명 등의 다양한 증상이 나타납니다.

⑤ **정신신경 증상**: 여성호르몬이 감소하게 되면 멜라토닌 호르몬, 신경전달물질 등도 감소하게 되어 신경이 예민해지고, 작은 일에도 쉽게 흥분하거나 짜증이 많아지기도 하며, 우울증, 불안, 주의력 산만, 건망증 등의 증상이 나타납니다.

중기 갱년기 장애

지속적인 여성호르몬 결핍으로 나타나는 증상입니다.

① **피부와 피부감각 이상**: 피부가 건조해지고, 손발 저림 증상이 나타납니다.

② **질 위축 증상**: 외성기인 대음순과 소음순 안에 있던 지방이 감소하여 성기가 위축되고, 질건조증이 나타납니다. 질이 건조해지면 질 내의 유익균도 동반 감소되면서 면역력이 저하되고 만성적인 질염 증상이 나타납니다.

③ **방광, 요도위축 증상**: 비뇨기 기능이 저하되면서 요도염, 방광염 등의 만성요로감염이 자주 나타나기도 하고, 긴장성 요실금을 포함한 배뇨장애가 나타납니다.

만성 갱년기 장애

여성호르몬의 지속적 저하가 전신 순환계에 영향을 주어 나타나는 증상입니다.

① **골다공증**: 장기적으로 여성호르몬이 부족하게 되면 파골세포의 활성도가 높아져 골다공증이 유발됩니다.

② **고지혈증, 심혈관질환, 치매**: 여성호르몬은 체내 콜레스테롤이 분해되면서 생성됩니다. 그런데 폐경으로 인해 여성호르몬이 부족해지면 인체는 항상성을 유지하기 위하여 콜레스테롤을 높이는 방향으로 작용하고, 그 결과 체내 콜레스테롤이 증가하는 고지혈증이 유발됩니다. 그리고 콜레스테롤이 혈관에 쌓이게 되면 동맥경화가 발생하는데, 심장혈관에 쌓이면 심혈관질환, 뇌혈관에 쌓이면 뇌혈관질환, 더 나아가 혈관성치매 증상까지 나타날 수 있습니다.

Q. 여성 갱년기 자가진단법은?

여성갱년기 자가진단법

CHECK LIST	없음	가끔	자주	항상
1. 얼굴이 화끈거린다.	0	4	8	12
2. 손발이 저리거나 찌릿거리는 느낌이 있다.	0	2	4	6
3. 잠들기 어렵거나 깨어나서 다시 자기 어렵다.	0	2	4	6
4. 신경질적이고 불안한 증상이 자주 있다.	0	2	4	6
5. 울적한 느낌이 자주 들고 우울하다.	0	1	2	3
6. 만성 피로감에 온 몸이 나른하다.	0	1	2	3
7. 관절통 또는 근육통이 자주 느껴진다.	0	1	2	3
8. 머리가 자주 아프다.	0	1	2	3
9. 가슴이 두근거린다.	0	1	2	3
10. 질건조증, 분비물 감소가 있다.	0	1	2	3
11. 어지러운 증상이 나타난다.	0	1	2	3
12. 식은땀이 난다.	0	1	2	3

※ 합산 점수가 15~24점: 경증, 24~34점: 중등도, 35점 이상: 중증

Q. 여성 갱년기에는 비만 확률이 높나요?

여성호르몬인 에스트로겐은 지방 축적을 억제하는 효과가 있습니다. 체지방은 말초에서 여성호르몬의 합성을 증가시키는 역할을 하는데, 여성호르몬이 줄어드는 갱년기가 되면 항상성을 유지하려는 몸은 부족한 여성호르몬을 보충하기 위해, 지방을 축적하게 됩니다. 이렇게 지방 축적량이 늘어나면서 비만이 유발되는데, 주로 복부나 목, 겨드랑이, 팔뚝에 살이 찌며 상대적으로 하체는 가늘어지는 외형상의 특징을 가지게 됩니다.

또한 갱년기 증후군 증상 중 일부인 우울증, 신경과민 증상이 심해지면 식욕조절 중추의 기능이 비정상적으로 변화합니다. 우울감, 공허감 등의 감정은 음식을 섭취했을 때 기분을 좋게 만드는 호르몬 작용에 의하여 보상될 수 있어서, 식욕이 증가하고 과식과 폭식이 유발됩니다. 특히 상복부에 지방이 축적돼 복부비만이 심해지면, 내장지방량이 증가하여 고지혈증이나 동맥경화와 같은 혈관계 질환, 당뇨와 같은 대사성 질환, 골다공증 등의 위험성이 매우 높아집니다. 따라서 갱년기 여성은 이전보다 훨씬 적극적으로 비만을 관리해야 합니다.

하지만 갱년기의 무리한 다이어트는 노화촉진, 골다공증, 탈모 등을 촉진하여 오히려 몸을 상하게 할 수 있으므로 체중의 5~10%로 감량 목표를 정하는 것이 좋습니다. 그리고 허리둘레 감소나 무릎 통증, 허리 통증 등 생활에 불편한 동반 증상을 줄이는 것을 목표로 하는 것이 좋습니다.

특히 골다공증의 위험이 높아지는 시기이므로 절대로 단식이나 하루 600kcal 미만의 초저열량요법은 피해야 하고, 하루 1500mg의 칼슘을 섭취하도록 하며, 비타민과 무기질 등의 섭취도 하루 필요량만큼 충분히 섭취해야 합니다. 그리고 반드시 걷기나 수영 등의 유산소 운동과 근력 운동을 병행하여 골다공증, 퇴행성 관절염 등이 생기지 않도록 주의해야 합니다.

Q. 남성의 갱년기 증상은 어떻게 되나요?

여성은 폐경이 되면서 여성호르몬이 급격히 감소하기 때문에 확연히 본인이 갱년기임을 느끼게 되지만, 남성은 여성과 달리 나이가 들면서 서서히 성호르몬이 감소하고, 노인이 되더라도 일정 수준의 성호르몬은 계속 분비되기 때문에 여성처럼 갱년기 증상이 뚜렷하거나 모든 사람에게서 나타나는 것은 아닙니다. 하지만 신체적인 변화가 눈에 띄지 않을 뿐 남성에게도 갱년기 증상이 나타납니다. 남성 갱년기 진단은 임상증상과 혈중호르몬의 측정으로 하는 것이 원칙인데, 주관적인 임상증상을 측정하는 방법으로는 미국 내분비내과 의사 몰리Moley가 개발한 설문지가 주로 사용되고 있습니다.

남성 갱년기 자가진단

1. 나는 성적 흥미가 감소했다.	☐ 예	☐ 아니요
2. 나는 기력이 몹시 떨어졌다.	☐ 예	☐ 아니요
3. 나는 근력이나 지구력이 떨어졌다.	☐ 예	☐ 아니요
4. 나는 키가 줄었다.	☐ 예	☐ 아니요
5. 나는 삶에 대한 즐거움을 잃었다.	☐ 예	☐ 아니요
6. 나는 슬프거나 불만감이 있다.	☐ 예	☐ 아니요
7. 나는 발기의 강도가 떨어졌다.	☐ 예	☐ 아니요
8. 나는 최근 운동할 때 민첩성이 떨어졌다.	☐ 예	☐ 아니요
9. 나는 저녁 식사 후 바로 졸리다.	☐ 예	☐ 아니요
10. 나는 최근 일의 능률이 떨어졌다.	☐ 예	☐ 아니요

※ 1~7번 중 하나가 양성이거나, 문항 중 3개 이상이 양성이면 갱년기 증상으로 진단

Q. 남성 갱년기 증후군은 어떤 증상이 나타나나요?

남성 갱년기의 원인은 뇌, 고환의 노화에 따른 남성호르몬 감소와 과도한 음주, 흡연, 스트레스 등 환경적 요인, 그리고 고혈압, 당뇨, 간질환 같은 신체적 요인 등이 있습니다. 증상은 대체적으로 40대 중반에서 50대에 나타나며 식욕부진, 피로감, 안면홍조, 관절통, 탈모, 혈압상승 등 여성 갱년기 증상과 비슷합니다. 하지만 원인이 성기능 유지에 관여하는 남성호르몬의 결핍으로 나타나는 것이기 때문에 남성 갱년기의 주된 증상은 성기능 장애입니다. 그 외에도 기억력 저하, 우울증 증상이 나타나기도 하고, 근력저하, 체지방 증가 증상이 나타나기도 합니다.

남성 갱년기의 경우 생활습관의 개선, 운동 및 한약복용 등의 한방 치료로 남성호르몬이 재분비될 가능성이 크기 때문에 적극적으로 대응하는 것이 필요합니다.

Q. 갱년기와 우울증은 어떤 관계가 있나요?

우울증은 누구에게나 올 수 있는 마음의 감기 같은 증상입니다. 일시적으로 나타나는 우울감과는 다르게 우울증으로 발전되면 스스로의 의지로 극복할 수 없게 됩니다. 발생원인은 뇌기능의 이상으로 봅니다. 뇌에는 스트레스와 정서를 조절하는 편도체와 해마가 있습니다. 우울증은 편도체와 해마가 기능을 상실하여, 편도체는 지나치게 활성화되고 해마의 활성이 줄어들어 발생합니다. 주요 증상으로는 의욕저하가 나타나고, 우울감을 주요 감정으로 느끼며, 인지 및 정신 신체적 이상 증상을 일으켜 일상 기능을 저하시킵니다.

갱년기 우울증은 호르몬 활동이 감소하고 생식능력이 저하되면서, 신경전달물질의 뇌수용체 결합에 문제가 생겨 나타납니다. 우울감과 더불어 초조함,

불안감이 나타나고, 건강을 염려하는 증상을 보이기도 합니다. 보통은 9~18개월 정도 지속되다 사라지지만, 다른 우울증에 비해서 10~20년 후에 재발될 가능성이 높고, 방치하면 조증, 정신분열증, 불안장애, 자살로까지 이어질 수 있기 때문에 상태가 심각해보이면 반드시 적극적인 치료를 받아야 합니다.

갱년기 우울증은 호르몬의 영향으로 나타나는 경우가 대부분이지만, 심리적인 원인이 상당 부분 작용하는 경우도 많습니다. 배우자와의 사별, 폐경, 실직, 자녀들의 출가 등에서 느껴지는 외로움, 상실감, 공허감이 뇌기능 저하로 나타나는 것이기 때문에 가족과 주변사람들의 각별한 이해와 도움이 필요합니다. 다음과 같은 증상들이 2주 이상 지속되거나 일상생활에 영향을 끼치는 정도라면 즉각적인 치료가 이루어져야 합니다.

즉각적인 치료를 요하는 증상들

1. 죽음에 대한 생각이 자주 일어나며 자살 충동이 잦은 경우

2. 그 어떤 일에도 흥미를 느끼지 못하고 귀찮은 경우

3. 집중력이 흐트러지고 우유부단해지는 경우

4. 스스로를 가치 없다고 생각하거나 죄책감을 느끼는 경우

5. 체중의 변화가 급격하게 나타나는 경우

6. 불면증 또는 기면증이 있는 경우

Q. 갱년기 증후군의 한의학적 치료는 어떻게 하나요?

한의학적으로 신장은 선천적인 정기를 갖고 있는 생식능력의 근원이 되는 장기로서 자궁의 기능이 포함되는 개념입니다. 나이가 들면서 타고난 선천의 기

운, 신정腎精이 고갈되었을 때 폐경이 됩니다. 갱년기 증후군의 한방 치료는 부족해진 신장의 기운을 북돋고 기혈순환을 촉진하여 갱년기 증후군과 관련된 장부의 부조화를 해소하는데 효과가 있습니다. 이를 통해 갱년기 증후군의 증상을 완화하고 호르몬 변화에 인체가 완만하게 적응할 수 있는 적응력을 키워나가는 것이 목표입니다.

생기활력生氣活力 요법으로 체질에 맞는 생기활력탕生氣活力湯, 생기활력단生氣活力丹, 생기활력약침生氣活力藥鍼 요법 등이 있습니다.

호르몬 요법은 조기 폐경이나 갱년기 증후군 증상이 너무 심하여 일상생활에 지장이 있는 경우, 전문가와 충분히 상담한 다음 진행해야 합니다. 불필요하거나 과도한 호르몬 요법으로 발생할 수 있는 유방암, 자궁내막암, 심혈관계질환 등의 부작용을 최대한 줄일 수 있도록 신중히 접근해야 하고, 검증되지 않은 무분별한 건강보조식품의 남용은 삼가야 합니다.

Q. 체질에 따라 갱년기 증후군이 다르게 나타나나요?

평소 흉격에 열이 많이 차는 증상을 보이는 소양인少陽人의 경우, 갱년기가 되면 체온 증가로 몸에 열이 많아져 불면不眠, 다한多汗, 가슴이 두근거리는 심계心悸 증상이 심해질 수 있습니다. 스트레스 관리 등 화火 조절에 신경써야 합니다.

태음인太陰人의 경우, 복부비만이 되기 쉬운 체질로 갱년기가 되면 복부비만이 더욱 심해질 가능성이 있습니다. 식이요법과 운동 등으로 관리를 해야 합니다.

소화기가 약한 소음인少陰人의 경우 소화불량, 설사 등의 소화기 질환과 흡수장애로 인한 골다공증, 그리고 체력저하에 더욱 신경써야 합니다.

Q. 자궁 질환이 있으면 갱년기가 더 빨리 오나요?

한의학적인 관점에서 볼 때 자궁, 난소는 모두 간장, 신장 기능과 긴밀히 연관되어 있습니다. 한쪽의 기능이 저하되거나 손상되면 연관된 장기의 기능 저하를 유발해 근골筋骨이 약해지고, 화기火氣가 치성하며, 기억력감퇴 및 전반적인 장부기능의 약화, 면역력 저하 등이 발생합니다. 따라서 자궁 질환이 있으면 갱년기 증상을 더 빨리, 더 심하게 겪을 수 있고 다양한 질환에 노출될 위험이 높아지며, 화병火病과 노화老化도 더 빨리 진행될 가능성이 있습니다. 그러므로 자궁 질환은 갱년기 이전에 완벽히 치료하고 관리해야 합니다.

Q. 생활 속 갱년기 증후군 관리법은?

갱년기는 질병이 아니라 자연적인 신체 변화의 한 과정입니다. 너무 우울해하거나 심각하게만 보지 말고 담담히 받아들이는 태도가 필요합니다. 본인 스스로는 갱년기 이전 보다 더욱 적극적으로 스트레스를 관리할 수 있도록 자신만의 노하우를 찾아야하고, 가족을 비롯한 주변인들은 이해와 관심, 대화를 통해 당사자가 이 시기를 잘 보낼 수 있도록 도와주어야 합니다.

특히 정상체중을 유지할 수 있도록 과식을 피하고, 규칙적으로 균형 잡힌 식

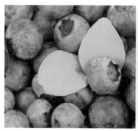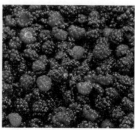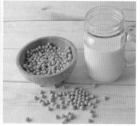

▲ 갱년기 증후군에 좋은 음식 블루베리, 복분자, 콩

사를 하는 것이 중요합니다. 안면홍조, 발한發汗, 불면증 등이 심한 경우에는 술과 커피는 삼가하도록 합니다. 몸이 붓고 체중증가가 심한 경우는 짜고 매운 음식은 삼가하고, 특히 복부비만이 심할 경우 밀가루 음식, 인스턴트 음식 등 정제된 음식보다는 통곡물, 담백한 음식 등을 섭취해 전신 혈액순환과 노폐물 배설을 도와야 합니다.

기름기가 많은 육류보다 생선, 콩 등으로 단백질 섭취해야 하고, 골다공증 예방을 위해 칼슘이 많은 뼈 째 먹는 생선, 유제품, 견과류 등을 섭취하도록 합니다. 비타민, 무기질, 식이성 섬유소가 풍부한 채소를 충분히 섭취하도록 합니다. 뇌기능 활성화, 기억력 증강, 노화 방지에 효과적인 안토시아닌이 함유된 블루베리, 복분자, 가지 등과 천연 여성호르몬이 많은 석류, 콩 제품 등을 드시면 좋습니다.

그리고 반드시 규칙적인 운동을 해야 합니다. 걷기, 수영 등의 유산소 운동은 순환을 개선시키고, 스트레칭 등의 근력강화 운동은 골밀도를 증가시키며 관절과 인대를 강화시켜 퇴행성 관절염과 골절예방에 도움을 줍니다. 주 3회 이상 꾸준히 병행하는 것이 좋습니다.

발달장애

—

뇌Q탕, 공진단

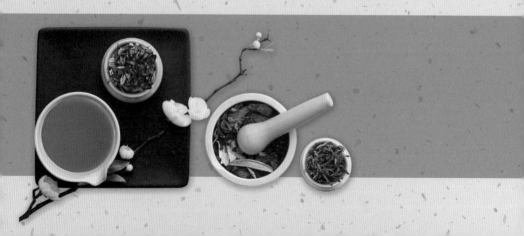

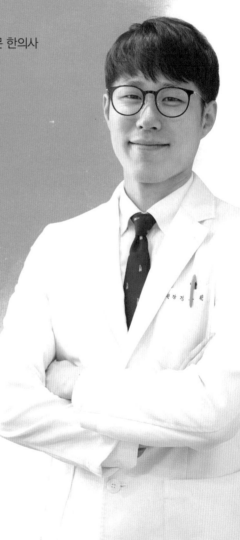

정 승 원 원장

- 경희대학교 한의과대학
- 고려대학교 생명과학부
- 침구경락융합연구센터 연구 자문 한의사
- 심리치료상담사 1급
- 노인심리치료상담사 1급
- 분노조절상담지도사 1급
- 경희아이Q 한의원 대표원장

경희아이Q 한의원

주소 서울시 양천구 목동로 210
　　　(타운빌딩) 3층
전화 02-2644-1929
홈페이지 www.kyungheeiq.co.kr

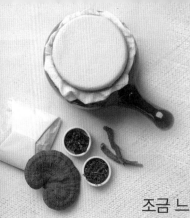

조금 느린 우리 아이, 발달장애일까?

발달장애

대표요법 뇌Q탕(뇌를 활성화시키는 탕), 공진단

———

'엄마!' '아빠!' 부모라면, 내 아이가 조그마한 입술을 달싹이며 자신을 부르는 첫 순간을 기억할 것이다. 아이가 커가는 동안 이러한 기쁨의 순간은 여러 번 찾아온다.

하지만 우리 아이가 상대적으로 또래 아이들보다 한걸음 씩 느리다면, 혹시 내 아이가 발달장애인건 아닐까 궁금증이 생기는 것은 당연지사. 국내 발달장애 인구수는 19만 명 정도로 5년 사이 약 3만 명이 증가할 만큼 발달장애는 해마다 빠르게 늘고 있다. 물론, 내 아이도 예외일 순 없다. 완치가 어렵다고 알려진 발달장애를 이겨낼 방법은 없는 걸까? 치료효과를 높이고 치료기간을 단축시키는 현명한 길! 뇌의학적, 심리학적, 그리고 한의학적 시각을 접목시킨 통합적인 관점에서 찾아보자.

발달장애에 대한 일문일답

Q. 발달장애란 무엇인가요?

발달장애는 언어, 지능, 운동, 감각기능 등 다양한 부분에서 발달이 늦어지는 것을 말합니다. 보통 남아가 여아보다 더 흔하게 나타나며, 크게 말과 언어의 특수 발달장애, 학업능률의 특수 발달장애, 운동기능의 특수 발달장애, 혼재성 특수 발달장애, 광범위성 발달장애로 구분합니다. 이 중에서도 언어 발달장애로 인해 치료기관을 찾는 경우가 가장 흔하며 언어 발달장애는 단순 언어 장애, 말소리 장애, 아동기 발병 유창성 장애(말더듬), 사회적 의사소통 장애 등 4가지로 분류할 수 있습니다. 치료기관을 찾는 아이들 중 대부분은 언어가 남들보다 느리거나 아예 말을 시작하지 못하는 증상을 갖고 있으며 36개월 전후 시기에 치료를 시작하는 경우가 많습니다.

Q. 아동의 발달단계에 따른 특성은 무엇인가요?

아동의 발달단계에 따른 특성은 연령에 따라 영아기, 걸음마기, 취학 전 아동기 3가지로 구분할 수 있습니다.

아동의 발달단계

구분	영아기	걸음마기	취학 전 아동기
기간	출생~생후 1년	1~3세	3~6세
특징	• 절대적인 의존에서 처음으로 자율성의 신호에 이름 • 외적 조절에서 내적 조절에 이름 • 애착의 형성	• 독립을 향한 투쟁 • 아이의 감정을 존중해야 하는 시기, 부모의 적절한 훈육이 필요 • 본격적인 언어습득 • 자기관리 시작 • 자아 중심적 사고 형성	• 사회적 관계의 관심 확대 • 놀이가 복잡해지고, 상징적 의미부여 • 기본적 의사소통기술 발달 • 충동성 완화 • 도덕적 가치 습득 • 공감능력 발달

애착의 유형

안정애착	• 엄마와 떨어졌을 때 약간의 불안감이 발생 • 엄마가 돌아오면 그로 인해 쉽게 편안해지는 아이
불안정 회피애착	• 엄마의 분리를 알아차리지 못할뿐더러 혼자서도 별 탈 없이 잘 놀고, 엄마가 돌아와도 무시하는 아이
불안정 저항애착	• 엄마와 떨어지면 극도로 동요돼, 돌아와 보듬어도 저항하고 쉽게 안정되지 않는 아이
불안정 혼란애착	• 일관적이지 않고 이상행동이 특징인 아이

Q. 발달장애 호발연령 기준 및 정상적 발달단계는 어떻게 되나요?

언어 발달장애는 만 36개월 전후로 가장 두드러지게 나타납니다. 1~2개월의 차이는 아이들의 성장환경에 따라 달라질 수 있는 정도지만 그 차이가 6개월을 넘어가면 발달단계에 영향을 미칠 수 있기 때문에 더욱 주의를 기울여야 합니다. 정상적인 발달단계는 다음과 같습니다.

- 3~4개월: 옹알이를 하다 점차 자음과 같은 소리를 낸다.

- 5~6개월: 다른 사람의 행동이나 환경에 반응하여 다양한 음성놀이가 나타난다.

- 6~10개월: 반복적으로 옹알이를 하며 실제 음성과 비슷한 소리를 낸다.

- 12개월: 간단한 지시를 이해할 수 있으며 1~2개의 단어를 말할 수 있다.

- 18개월: 약 50개의 어휘를 구사하다 점차 폭발적으로 증가한다.

- 2~3세: 명사와 동사를 결합하여 세 단어 이상의 문장을 만든다.

- 3~4세: 3~4개의 단어로 문장을 만든다. 부정문, 의문문, 명령문 등의 다양한 형태의 문장을 말한다.

- 4~5세: 4~5개의 단어로 문장을 만든다. "왜", "누가?"와 같은 질문을 많이 하며, 이 시기의 언어발달은 언어발달 전체를 좌우한다.

만약 다음과 같은 증상이 있다면 언어 발달장애를 의심해볼 수 있습니다.

언어표현 능력이 떨어진다.	언어의 이해력이 떨어진다.	사회성이 원만하지 못하다.
한 가지에 극도로 집착한다.	감정 조절이 어렵다.	의존적인 경우가 많다.
공격적인 모습을 보인다.	수동적이고 처져있다.	소화 장애가 있거나 멀미를 한다.

Q. 발달장애의 원인은 무엇인가요?

발달장애의 원인은 한의학적, 뇌의학적, 심리학적 3가지 부분으로 나눌 수 있습니다.

한의학적 원인

오지五遲는 소아의 5가지 발육이 늦어지는 병증을 말하는데 그 중에서 어지語遲는 말을 늦게 하고, 지능발달이 더딘 증상을 말합니다. 《동의보감》에서는 어지의 원인을 부모의 기혈이 허약해 소아에게 선천적으로 영양공급이 덜 되었거나, 임신 중 산모가 크게 놀라 심기心氣가 약해진 것으로 보았습니다. 즉, 부모가 가지고 있는 건강한 영양이 전해져 태아의 올바른 두뇌 발달을 이룬다는 것입니다.

> 小兒五遲之證, 多因父母氣血虛弱, 先天有虧
> 소아의 오지증五遲證은 대부분 부모의 기혈이 허약하여 선천적으로 부족하게 된 것이다.
> 語遲者, 五軟中口軟, 是也. 兒在胎時, 母有驚怖,
> 驚氣入於心包絡, 使心神 不足, 舌本不通
> 어지語遲는 오연 중 구연口軟을 말하는 것이다. 태아 때 어미가 놀라거나 두려워하여 경기가 심포락에 들어가 심신心神이 부족해져 혀뿌리에 기가 통하지 않기 때문이다.

선천적이고 유전적으로 두뇌발달에 문제가 생기는 경우도 있지만, 부모가 모두 건강하고 영양공급에 문제가 없음에도 후천적으로 두뇌발달에 문제가 생기는 경우가 있습니다. 두뇌는 뇌경락을 통해 영양을 공급받고 성장합니다. 하지만 담痰이라는 노폐물이 체질적으로 많거나 잘 생성되는 경우, 생성된 담이 뇌경락의 소통을 막아버려 두뇌성장이 정상적으로 진행되지 않습니다. 결국 더딘 두뇌성장으로 인해 언어 발달장애, 자폐 스펙트럼, 학습부진과 같은 증상이 발생하게 됩니다.

뇌의학적 원인

뇌는 좌뇌와 우뇌로 나눠져 있으며, 그 기능과 역할이 다릅니다. 아이들은 자라면서 체질적으로 한쪽 뇌의 발달이 우위를 보이는 경우가 있는데 이 때, 발달의 편차가 너무 심해지면 다양한 정신적 증상이 나타납니다.

① **좌뇌의 기능**: 좌뇌는 숲보다는 나무를 보는 능력으로 전체보다는 세부적인 사항들에 초점을 맞춰 분석하고, 사고하며, 시스템화 시키는 일을 합니다. 그런데 좌뇌 기능이 저하되면 언어 능력이 떨어져 읽기와 철자법 그리고 소리를 잘 파악하지 못하게 됩니다. 나아가 언어장애, 지적장애, 난독증, 학습장애와 같은 증상들이 발생할 수 있습니다.

② **우뇌의 기능**: 우뇌는 나무보다는 숲을 보는 능력으로 보통 이미지의 뇌라고 불립니다. 작은 부분을 자세히 관찰하기 보다는 전체적인 틀을 보고 이미지화 시켜 기억해두고, 필요할 때 꺼내 쓰는 기능을 합니다. 우뇌가 약한 아이들은 집중력이 떨어지고 충동적이며 화를 잘 냅니다. 나아가 ADHD, 틱장애, 비언어적 학습장애, 발달장애와 같은 증상들이 발생할 수 있습니다.

심리학적 원인

아이를 양육하는 가정환경, 부모의 심리 상태, 더 나아가 임신 중인 산모의 건강이나 심리 상태 역시 아이의 발달과정에 있어 매우 중요한 요인입니다. 부모의 사랑과 적절한 언어 자극을 충분히 받지 못한다면 아이들의 언어중추 발달에 영향을 끼칠 수 있습니다. 특히 현대에는 맞벌이 가정이나 한부모 가정이 늘어남에 따라 아이들이 급속도로 발달하는 만 2세까지의 시기를 그냥 지나치는 경우가 많아졌습니다. 아이들의 성장은 직선형이 아닌 계단형으로 이루어지기 때문에 한 단계에서 발달이 늦어지거나 멈춰 버린다면 다음 단계로 나아갈 수 없습니다. 결국 남들보다 몇 개월에서 많게는 1년 정도의 발달 차이가 나타나게 되고, 이렇게 벌어진 차이는 치료가 병행되지 않는다면 따라잡기 성장을 하지 못하게 됩니다.

Q. 발달장애를 반드시 치료해야 하나요?

'결정적 시기Critical Period'는 일정한 단계에서 발달과제가 정상적으로 성취되기 위해서는 적절한 시기에 적절한 자극이 필요하다는 개념입니다.

아이들의 발달곡선을 살펴보게 되면 단계별로 진행되는 계단식 과정을 이루고 있습니다. 각각의 단계에는 '결정적 시기'가 존재하고 이 시기에 적절한 자극을 받지 못하고 지나간다면 발달의 진행은 늦어지는 것이 아니라 그 자리에서 멈춰버리게 됩니다. 즉, 한 단계의 발달이 완전히 이루어지기 전에는 다음 단계로 넘어가지 못하는 것입니다.

본래 아이들은 따라잡기 성장이 나타납니다. 때문에 키나 체중의 성장이 지연되더라도 따라잡기 성장을 통해 남들만큼의 신체적 성장을 이루게 됩니다. 하지만 언어 발달에 있어서는 계단식 성장 과정을 따르기 때문에 그 단계를 놓치면 따라잡기 성장을 기대하기 힘듭니다.

또 발달정신병리의 경로를 살펴보면 유아기에 언어장애, 자폐스펙트럼, 지정장애를 겪은 아이들은 아동기에 접어들면 ADHD, 학습장애, 불안장애과 같은 증상으로 발전하게 됩니다. 청소년기에는 기분장애, 품행장애, 정신분열증까지 이어질 수 있는 문제점을 안고 있습니다. 따라서 적절한 시기에 치료가 이루어지지 않는다면 단순히 한 가지 질환을 겪는 것이 아니라 다양한 정신적인 질환으로까지 이어질 수 있습니다.

Q. 발달장애의 치료 방법은 무엇인가요?

언어발달장애 증상의 원인은 두뇌발달의 불균형이라는 뇌의학적인 원인, 심리상태나 가정환경에 따른 심리적인 원인, 선천적-체질적인 한의학적인 원인으로 나눌 수 있습니다. 따라서 치료방법도 3가지 측면에서 접근해야 합니다.

뇌의학적 치료: 뇌파 운동 훈련

뇌는 좌뇌, 우뇌로 구분되어 있고 각각의 기능이 다릅니다. 담음痰飮으로 인해 두뇌가 정상적인 소통이 이루어지지 못하는 상태가 되면 뇌의 불균형 상태가 발생하게 됩니다. 뇌파는 훈련을 통해서 그 불균형 상태를 개선시킬 수 있습니다. 뇌는 학습기관으로서 조작적 조건 형성에 의한 학습을 통해 긍정적인 방향으로 변화될 수 있습니다. 마치 처음에 어떤 행동을 힘들게 배우고 난 이후, 힘들이지 않고 무의식적으로 그 행동을 할 수 있는 것과 같은 원리입니다. 뇌파 운동기의 여러 전극들을 두피에 연결시킨 후 실시간으로 뇌파 신호를 수집합니다. 수집된 뇌파 신호를 여러 주파수 대역으로 분류하고 분석합니다. 뇌파운동기의 화면에 나오는 두뇌훈련 게임을 통해 시청각적으로 훈련을 하게 됩니다. 이러한 뇌파 운동 훈련을 통해 좌우 균형이 깨진 두뇌 상태를 어느 정도 개선시킬 수 있습니다. 약물로 두뇌의 신경전달물질을 조절하게 되면 일시적으로 두뇌의 균형을 맞출 수는 있지만 약효가 있는 동안에만 증상이 억제되기 때문에 지속적인 효과를 기대할 수가 없습니다. 반면, 훈련을 통해 두뇌에 학습이 이루어지면 그 상태가 오랜 기간 지속될 수 있습니다.

하지만 근본적인 원인이 되는 담음을 제거하거나 좌우 두뇌발달에 차이를 보이는 체질적인 부분에 대한 치료가 선행되어야만 뇌경락이 원활하게 소통되며, 두뇌 훈련도 더욱 효과적입니다.

심리학적 치료: 아동 관계 형성을 통한 목표 설정

언어발달장애와 같은 발달장애 질환은 신체의 불편함을 겪는 것 뿐 아니라 심리적으로도 문제를 겪게 됩니다. 심리적인 문제는 앞으로 아이들이 발전적인 자아를 형성하는 데 있어 아이들의 심리 상태가 치료 효과의 측면에서 많은 영향을 끼치게 됩니다.

아이들의 경우 아직 현실 판단이 미숙하고 자기중심적인 경향을 보입니다. 또 불안, 고통, 좌절을 견디는 능력이 부족하고 자신의 문제를 인식하기 어렵기 때문에 치료 동기가 부족합니다. 따라서 초기 치료 관계를 형성하고, 치료 동기 유발 및 치료 목표를 설정하는 것이 중요합니다. 아동의 자아 상태가 미숙한 상태에 있다는 점을 명심하고 치료 초기에는 약간의 거리를 두고 접근해야 합니다. 긍정적인 치료 관계를 맺는 데 조급해하지 말고 치료자가 파악한 아동의 주된 문제를 아동과 공유해야 합니다. 이러한 방법들을 통해 궁극적으로는 아이들이 현실에 효과적으로 대처하는 능력을 향상시키는 것을 목표로 하게 됩니다.

한의학적 치료: 뇌Q탕과 공진단을 이용한 3단계 치료법

한의학적 치료는 아이의 개인별 증상과 체질에 따라 두뇌를 활성화 시켜주는 뇌Q탕과 공진단을 사용하여 3단계로 진행이 됩니다.

① **1단계 화담**化痰: 담痰이 발생하는 경우는 다양하지만 유아기의 경우 그 원인은 체질적인 부분이나 발달되지 않은 소화기에서 원인을 찾을 수 있습니다. 첫 번째로 뇌경락의 소통을 막고 있는 담을 제거해야 합니다. 담이 경락을 막아 두뇌로의 소통과 영양공급에 문제가 생기면 선천적으로 튼튼하게 태어난 아이들 또는 잘 먹거나 신체적으로는 잘 자라는 것처럼 보이는 아이들에게 두뇌

발달 저하를 일으킬 수 있습니다. 화담 단계는 뇌경락의 소통을 막고 있는 담을 제거할 뿐만 아니라, 비정상적으로 담을 발생시키는 장기의 기능적 이상을 치료하게 됩니다. 장기의 기능이 정상화되어 더 이상 불필요한 담을 생성하지 않게 하고, 두뇌발달을 위한 뇌경락의 소통이 원활하게 이루어 질 수 있도록 근본 원인을 제거하게 됩니다.

② **2단계 순기**順氣: 이렇게 막힌 것을 뚫고 나면 두뇌로 경락 소통이 활성화될 수 있도록 기를 순환시키는 치료가 필요합니다. 기혈순환이 막힘이 없어야 두뇌 발달이 정상적으로 이루어집니다. 기혈순환의 정상화는 모든 한의학 치료의 근간이라고 하는데, 기혈순환은 신진대사 조절능력으로 우리 두뇌를 구성하는 조직에 혈액과 영양을 공급하고 기능을 조절합니다. 기혈순환 기능이 저하되면 대사기능이 저하되어 세포에서 과도한 열과 독소 물질을 발생시킵니다. 이것은 다시 내부 장기의 이상을 가져오면서 담을 발생시키고 두뇌 발달 저하의 직접적인 원인이 됩니다. 순기 단계는 두뇌의 경락 소통을 막고 있는 담을 제거한 후 두뇌발달을 위한 영양공급을 하기에 앞서 뇌경락 소통의 흐름을 정상화 시키게 됩니다.

③ **3단계 조중**調中: 조중은 중초中焦를 조리해주는 것을 의미합니다. 중초는 비위 즉, 소화기를 의미하는 한의학적인 용어이며, 중초를 조리한다는 의미는 소화기를 다스린다는 뜻으로 막힌 것을 뚫고 뇌경락을 소통시켜준 후, 뇌로의 영양 공급이 원활하게 이루어질 수 있도록 도와주는 것입니다. 조중 단계에서는 소화기 상태를 튼튼하게 강화시켜 주어 활성화된 뇌기능이 항상 건강한 상태로 항상성을 유지할 수 있게 도와줍니다. 치료의 마지막 단계로 충분한 영양 공급을 통해 남들보다 늦은 두뇌발달이 따라 잡기 성장을 이룰 수 있도록 하며, 두뇌발달뿐만 아니라 몸의 전체적인 건강까지 강화시킵니다.

Q. 뇌Q탕은 어떤 약인가요?

발달장애를 가지고 있는 아이들의 두뇌는 정상 아이들의 두뇌 활성화 정도에 비해 현저히 떨어집니다. 또 좌·우뇌 균형에 있어서도 큰 차이를 보이게 됩니다. 뇌Q탕은 두뇌경락의 소통을 막고 있는 담음을 제거 하여 두뇌 세포들을 활성화 시켜주고, 활성화된 두뇌 기능이 항상성을 유지할 수 있도록 도와줍니다.

《동의보감》에는 지금의 발달장애를 의미하는 오지중五遲證을 치료하는 육미지황원, 보중익기탕, 창포환, 계두환 등의 명약들이 기록되어 있습니다. 이 명약들은 발달이 더딘 아이들의 두뇌를 활성화시켜주고, 기혈氣血을 보해서 활성화된 두뇌가 유지될 수 있도록 도와주는 처방들입니다. 뇌Q탕은 이러한 전통적인 처방을 기본으로 하며, 더불어 현대의 과학적인 해석과 치료방법이 나와 있는 최신 논문들을 근거로 처방되는 발달장애 한약입니다.

Q. 공진단은 발달장애에도 좋은 처방인가요?

사향, 녹용, 당귀, 산수유로 구성된 공진단은 한의학의 대표적인 보약으로 알려져 있습니다. 특히 두뇌성장뿐 아니라 신체성장에도 효과가 입증되었기 때문에 성장기의 어린이들에게는 꼭 필요한 처방입니다. 발달장애 치료에 있어서 공진단의 효능은 이미 논문으로도 많이 발표되어 있습니다.

특히 사향은 뇌기능을 활성화 시키고 기억력을 향상시켜 주는 역할을 하기 때문에 가장 중요한 약재로 볼 수 있습니다. 녹용은 지능을 발달 시켜주고 기억력 및 학습능력을 증진시켜 주는 역할을 합니다. 두 가지 약재 모두 두뇌 발달을 촉진시켜주는 작용이 있기 때문에 증상의 정도가 심하지 않은 경우에는 녹용의 함량을 두 배로 하고 사향을 목향으로 대신한 녹용공진단을 처방하게 됩니다. 하지만 증상의 정도가 심하고 뇌경락이 막힌 정도가 심한 경우에는 뚫어주는 힘이 강한 사향이 들어간 사향공진단을 사용해야 합니다.

산후 골반관리

—

3단계 골반관리, 추나요법

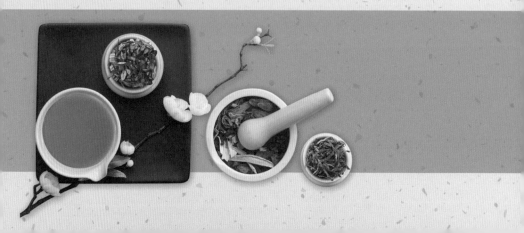

조 현 철 원장

- 가천대학교 한의과대학원 한방재활의학 박사
- 가천대학교 서울병원 한방재활의학과 전문의
- 前 분당자생한방병원 의무원장
- 前 경희대학교 한의과대학 외래교수
- 前 대한한방비만학회 전산이사
- 척추신경추나의학회 중앙교육위원
- 동의보감네트워크 학술이사

태강 한의원

주소 경기도 성남시 분당구
야탑로81번길10 아미고타워 4층
전화 031-698-3060
홈페이지 www.taegang.com

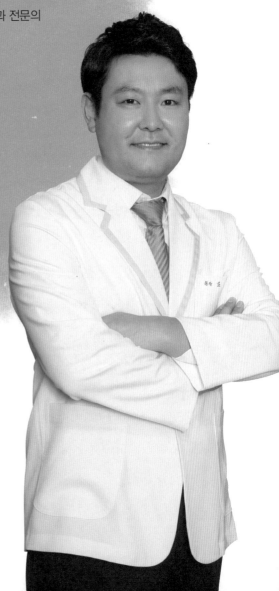

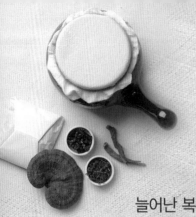

늘어난 복부와 약해진 골반을 짱짱하게!

산후 골반관리

3단계 골반관리, 추나 요법

———

우리는 삶의 질이 높은 꽤 윤택한 시대에 살고 있다. 때문에 우리나라 산모질환자들이 매년 약 8%씩 증가하고 있다는 국민건강보험공단의 통계는 의심하지 않을 수 없다.

산모질환은 여성이 임신과 출산 과정을 거치며 얻는 질환으로 요통, 관절통, 요실금, 치질, 우울증, 갑상선 기능이상, 비만 등을 들 수 있다. 삶의 질은 높아졌는데 왜 여성들은 산모질환에 점점 더 노출되고 있는 것일까? 그 이유는 제대로 된 산후관리법을 알지 못하거나, 검증되지 않은 민간요법을 신뢰하고 있어서다. 중요한 건 산후관리는 시기를 놓치면 평생의 후유증을 남긴다는 것이다. 제때 하는 출산 후 복부관리 그리고 골반관리에 대해 제대로 알아보자.

산후 골반관리에 대한 일문일답

Q. 임신 중에는 왜 허리와 골반이 아플까요?

임신 중 요부에 동통이 있는 경우를 임신요통이라 합니다. 외상력이 없이 하부요부와 골반부위를 중심으로 주로 천장관절과 둔부, 치골결합부 등에 통증이 나타나므로 '임신골반통'이라고도 부릅니다. 대부분 아침에 덜하고 저녁에 심해지는 경향을 보입니다.

임신을 하게 되면 릴렉신호르몬Relaxin Hormone 생산과 분비 증가로 인해 골반인대가 늘어나면서 골반을 잡아주는 힘이 느슨해집니다. 릴렉신호르몬은 1926년 프레드릭 하이소Frederick Hisaw가 처음 발견한 호르몬으로 평상시에는 난소와 유방에서 분비되다가 임신을 하게 되면 태반과 융모, 탈락막 등에서도 생성되어 출산 직전에 최고조로 분비됩니다. 이 호르몬은 자궁경부의 콜라겐을 분해하고 치골을 이완시켜 아이가 나올 수 있는 산도를 부드럽게 유지시켜 아이가 쉽게 나올 수 있도록 합니다. 호르몬의 영향은 자궁 주변뿐만 아니라 전신의 근육과 인대에 영향을 미쳐 관절을 느슨하게 만듭니다.

임신 중에는 평균 12kg에서 23kg까지 체중이 늘어나면서 관절과 골반근육은

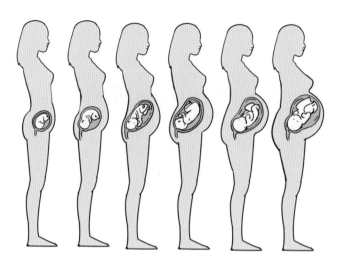

▲ 임신 시 체형의 변화

스트레스를 받게 됩니다. 게다가 아이가 커지며 배가 나올수록 무게중심은 점점 앞으로 쏠리고, 허리의 곡률이 증가하면서 요추디스크와 후관절에 과도한 부하가 걸립니다. 또한 아이를 품고 있는 자궁이 비대해지면서 하대정맥을 압박하게 되는데 이로 인해 골반의 혈류가 감소해 골반 전체의 혈액순환이 떨어지고 좌골신경까지 눌리게 되면 고관절이나 대퇴부까지 통증이 퍼지기도 합니다.

이러한 임신요통 및 골반통은 전체 임산부의 약 50%가 경험하고 있으며 임산부가 내는 병가 사유의 10%를 차지합니다. 임신 12주쯤에 발생하기 시작해 임신 5~7개월에 제일 발병율이 높다고 합니다. 또한 임신 중에 골반통증을 심하게 앓았다면 출산 후 산후풍으로 발전할 수 있으므로 적극적으로 관리해야 합니다.

Q. 산후풍이란 무엇인가요?

산후풍의 증상들

주요 증상	동반되는 증상
관절통증, 허리 및 골반통증, 수족저림과 냉감, 계속되는 식은땀, 오슬오슬 전신이 추운 느낌	피로감, 부종 및 붓는 느낌, 수면장애, 우울감 및 의욕저하

산후풍이란 출산 후 또는 유산 후에 전신기능이 약화되고, 수유와 육아과정에서 생기는 심신허약心身虛弱, 스트레스, 불면 등과 함께 관절의 과사용으로 관절의 통증과 냉감을 중심으로 다양한 전신증상이 발현되는 것을 말합니다. 증상 유형에 따라 주로 관절 및 근육통, 그리고 저림 등의 국소적 장애(협의의 산후풍)와 전신 및 자율신경계통의 증상을 포함한 전신적 장애(광의의 산후풍)로 분류할 수 있습니다.

최근 연구에 의하면 산후풍 중 골관절증상이 42.13%로 가장 많았으며, 통증 부위는 손목, 허리, 무릎이 59.59%로 빈번하게 나타났고, 통증 양상은 통증과 함께 냉감, 붓는 느낌, 뻣뻣해짐, 저린감 등을 동반한 경우도 40.21%로 상당히 많다고 합니다.

산후풍의 발생요인

임신과 출산 과정에서 분비되는 호르몬들은 일정한 역할을 하는데 임신 중에는 커가는 아이를 골반 안에 충분이 담을 수 있도록 에스트로겐이나 릴렉신 호르몬이 증가하여 골반관절의 가동성을 증가시킵니다. 특히 분만 시 아이의 머리가 엄마의 골반강보다 크기 때문에 출산이 다가올수록 골반이 잘 열릴 수 있게 더 많이 분비되며 이로 인해 관절은 외부의 물리적인 자극에 취약한 상태가 됩니다.

이렇게 관절이나 인대들의 가동성이 증가한 상태에서 거대아 분만, 급속분만

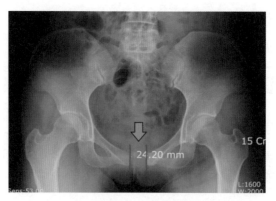
▲ 임신 · 출산 과정에서 치골 사이가 벌어지는 치골결합분리증

또는 추락, 충돌, 교통사고 등을 겪으면 출산 시 치골결합이 손상돼 치골사이가 6mm 이상 벌어지게 됩니다. 이를 '치골결합분리증Diastasis Symphysis Pubis'이라고 합니다. 주로 치골결합이 끊어지기보다는 이어주는 인대가 늘어나 발생하는 경우가 많습니다.

마지막으로 산후풍과 감별해야 할 질환으로는 류마티스관절염(M053.9), 섬유근육통(M797.0), 근막통증후군(M79.1), 요골경상 건초염(M65.4), 팔목터널증후근(G56.0), 갑상선기능저하증(E03), 산후우울증(F53.0) 등이 있으며 이러한 질환을 산후풍으로 오해하여 치료시기를 놓치는 것은 아닌지 잘 살펴봐야 합니다.

Q. 임신골반통 같은 산후풍도 체질에 따라 치료하나요?

한의학에서는 같은 요통이라도 환자의 체질, 질병의 양상과 경중에 따라 진단을 내리고 치료의 근거로 삼는데, 산후풍의 증상 중에서 어떤 양상이 주로 나타나는지와 환자가 가지고 있는 체질적 특성에 맞춰 아래와 같이 나누어서 치료를 진행합니다.

골골거리며 눕고만 싶은 기혈허약형氣血虛弱型

기혈허약형氣血虛弱型은 강한 통증보다는 피로감이 두드러지며, 안색은 창백하면서 누렇고, 어지럽거나 가슴이 두근거리기는 빈혈 소견이 보이기도 합니다. 입맛이 없으며 수유 후에 통증이 더 심화되거나 유즙분비 부족이 동반될 수 있습니다. 처방으로는 황기계지오물탕가감방黃芪桂枝五物湯加減方, 팔진탕가미八珍湯加味이 있습니다.

몸살을 주로 하는 외감형外感型

외감형은 겨울철 찬바람에 노출되거나 여름철 과도한 냉방 후에 발생하는 경우가 많고 통증이 심해 돌아다닐 수 없으며 찬기운과 바람 쐬는 것을 싫어합니다. 처방으로는 오적산가감방五積散加減方, 독활기생탕獨活寄生湯이 있습니다.

다리까지 시큰거리는 신허형腎虛型

신허형은 허리뿐만 아니라 무릎이 시큰거리기도 하고 걸을 때 발바닥이 아프기도 합니다. 귀가 울거나 소변이 자주 마려우며 부종과 붓는 느낌이 나타날 수 있습니다. 처방으로 양영장신탕養榮壯腎湯, 좌귀환左歸丸이 있습니다.

어혈로 순환이 막혀서 발생하는 혈어형血瘀型

혈어형은 찌르는 듯한 요통을 주로 호소하며, 허리뿐만 아니라 아랫배가 같이 땅기면서 아프기도 하고, 오로가 제대로 배출되지 않거나 오로에 핏덩어리가 비추기도 합니다. 활동할 때보다는 밤에 잠을 잘 때 증상이 주로 나타납니다. 처방으로는 사물탕가미四物湯加味, 생화탕生化湯, 신통축어탕身痛逐瘀湯이 있습니다.

Q. 출산 후 골반관리는 어떻게 해야 하나요?

1단계: 출산후 4~6주 이내(침, 뜸, 한약요법)

이 시기를 산욕기라고 부르며 임신과 분만 이후 임신 이전의 상태로 회복이 제일 많이 일어나는 시기이기 때문에 산후풍을 예방하기 위한 철저한 산후조리가 필요합니다.

제일 먼저 질과 산도, 자궁이 임신 전 상태로 수축하기 시작하고, 출산 중 산도에 생긴 찢어진 상처의 회복이 일어납니다. 특히 자궁 수축과정에서 종종 아랫배에 통증이 생길 수도 있으며, 자궁 내 태반 부착 부위의 상처가 아물면서 자궁 내 정체된 어혈이 오로의 형태로 배출됩니다. 소변양이 급격하게 늘면서 체중이 2~4kg 정도 감소하며 간혹 출산과정 중에 늘어져버린 골반저근육에 의해 요실금이 발생하기도 합니다. 또한 신생아를 위해 유방이 커지면서 유즙이 분비되기 시작합니다.

따라서 이 시기에는 산모의 빈혈을 막고, 자궁 내 어혈이 오로를 통해 완전히 배출되도록 유도하면서 산모의 해부학적, 기능적 신체활동이 임신 전 상태로 돌아갈 수 있도록 주력해야 합니다. 특히 이 시기에 어혈제거와 부종제거 효과가 뛰어나고 기력을 보강할 수 있는 생화탕, 보허탕, 궁귀조혈음 등을 통해 산후풍 예방한약을 복용하는 것이 좋습니다. 만약 이 시기 관리를 잘못해 산후풍이 발생했다면 환자의 체질과 병증에 따른 한약을 처방받아 복용합니다. 또한 자궁수축과 골반저근육의 회복이 더디어 골반통증이 생기거나 과도한 활동으로 손목과 어깨 통증으로 지속적인 고통을 받는다면 침과 뜸, 약침 등을 통해서 일찍 치료하는 것이 바람직합니다.

단 주의할 점이 있습니다. 늘어난 복부를 하루라도 빨리 원상태로 돌리고 싶은 마음에 운동을 너무 일찍 시작하거나 꽉 끼는 보정용 속옷을 착용하면, 골반이 약한 상태에서 배에 압력이 가해져 아래로 처진 자궁과 방광이 더 아래로 내려가면서 골반에 부담을 주게 됩니다.

2단계: 출산 후 6~12주 사이 (근막추나, 근육강화운동)

1단계의 산후조리가 잘 진행되어 임신과 관련된 내부 장기가 기능과 제자리를 찾았다면, 이시기에는 약화된 골반저근육을 위한 케겔운동과 유산소운동을 시행하면서 신생아관리를 위한 여러 활동으로 피폐해지기 쉬운 심신 치료를 병행해야 합니다.

복부 운동은 제왕절개의 경우 수술부위가 완치된 후에 시작해야 합니다. 따라서 자연분만의 경우 출산 2~6주 후에 시작할 수 있는 반면에 제왕절개는 출산 후 8주 정도 회복 시간이 좀 더 필요합니다.

모유 수유 중이라면 운동 전에 수유를 먼저 하고, 운동하는 동안에는 유방을 보호하는 것이 좋으며 고강도 운동은 모유 내 젖산의 농도가 증가하므로 되도록 약한 강도의 운동을 하는 것이 좋습니다.

골반저근육 강화운동법

• 골반저근육을 배 위쪽으로 끌어올린다는 기분으로 힘을 주어 질을 수축시켜 당겨 올린다. 이 때 배에 힘이 들어가 복압이 증가되어서는 안 되며, 허벅지나 종아리에 힘을 줘서도 안 된다.

• 이 상태를 처음에는 3초간 유지하였다가 3초간 이완한다.

• 이완시킬 때는 질이 약간 열리도록 매우 부드럽게 밀어낸다.

• 익숙해지면 힘을 주는 시간과 이완을 하는 시간을 각 10초간 유지한다.

• 매번 1회~20회 반복한다.

• 가능하면 하루에 여러 번, 적어도 하루 3번 이상 시행한다.

• 3개월 이상 지속해야 효과적이다.

단계별 케겔운동

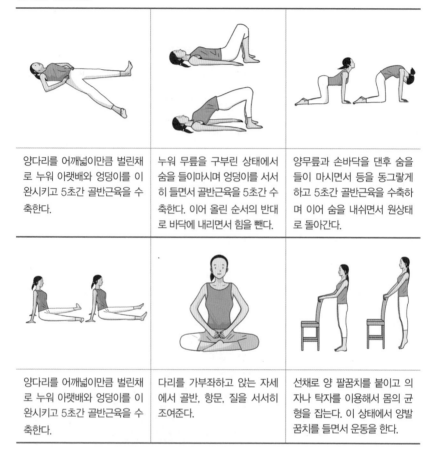

양다리를 어깨넓이만큼 벌린채로 누워 아랫배와 엉덩이를 이완시키고 5초간 골반근육을 수축한다.	누워 무릎을 구부린 상태에서 숨을 들이마시며 엉덩이를 서서히 들면서 골반근육을 5초간 수축한다. 이어 올린 순서의 반대로 바닥에 내리면서 힘을 뺀다.	양무릎과 손바닥을 댄후 숨을 들이 마시면서 등을 동그랗게 하고 5초간 골반근육을 수축하며 이어 숨을 내쉬면서 원상태로 돌아간다.
양다리를 어깨넓이만큼 벌린채로 누워 아랫배와 엉덩이를 이완시키고 5초간 골반근육을 수축한다.	다리를 가부좌하고 앉는 자세에서 골반, 항문, 질을 서서히 조여준다.	선채로 양 팔꿈치를 붙이고 의자나 탁자를 이용해서 몸의 균형을 잡는다. 이 상태에서 양발꿈치를 들면서 운동을 한다.

3단계: 출산후 12~24주까지 (정골추나요법)

1단계에서 자궁이 제자리를 잡아가고, 2단계를 통해 골반 주위 근육들이 어느 정도 강화되었다면, 이시기에는 체중의 압력분산과 밸런스 붕괴로 축성골격에 이상이 생겼는지 골반 전체의 기능부전이나 아탈구가 있는지 확인합니다. 이에 따라 정골추나기법을 통해 적극적인 교정을 시행합니다. 보통 출산후 6개월간 인대를 부드럽게 하고 약화시키는 릴렉신호르몬이 분비되기 때문에 이시기에 정골추나를 받는다면 골반이 쉽게 제자리를 찾아갈 수도 있습니다. 반면에 잘못된 시술을 받을 경우 천장관절 및 치골에 불안정성이 심해져 만성통증을 유발할 수 있으므로 추나전문가인 한의사의 검사와 진단을 통해 안전하게 시술을 받는 것이 좋습니다.

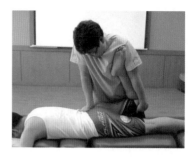

▲ 추나요법을 통한 치료

Q. 골반통으로 고생하는 산모가 할 수 있는 생활관리법은?

기본적으로는 관절의 가동범위를 넘는 동작이나 특정 관절에 장시간 부하가 걸리는 활동을 하지 않도록 합니다. 특히 임신 중의 빈혈을 치료하고 동시에 건강한 체력을 유지하는 것이 골반통의 예방과 회복에 유리합니다. 정신적 우울은 증상을 악화시키고, 치료 기간을 연장시킬 수 있으므로 정서적 안정과 기분전환에 유의하도록 환자와 가족을 교육하고 지지해야 합니다.

골반통증을 예방하고 악화되는 것을 막기 위해서는 산후조리와 위생에 주의를 기울여야 합니다. 차가운 곳이나 습한 곳에 있지 않도록 하고, 집안의 냉난방에 주의하여 감기에 걸리지 않도록 합니다. 과도한 전신보온은 발한과다를 유발해 위기를 약화시키고 냉기에 대한 저항력을 감퇴시키므로 주의해야합니다. 특히 발한으로 인해 축축해진 속옷은 바로 갈아입고, 마른 수건으로 수시로 닦아 감기에 걸리지 않도록 해야 합니다.

소아 성장장애, 비만

성장탕, 성장감비탕

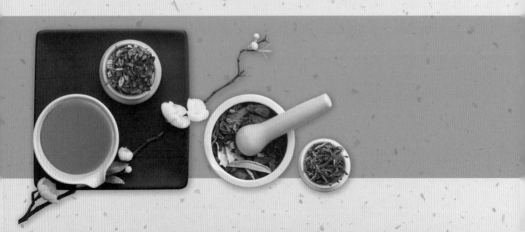

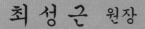

최성근 원장

- 前 연세한방병원 원장
- 前 느티나무한의원 원장
- 동서침구의학연구회 이사
- 대한한방소아과학회 회원
- 대한한방비만학회 회원
- 대한한방부인과학회 회원
- 노인장기요양보험 등급판정 위원

까치 한의원

주소 서울시 강서구 강서로 247
(화곡동 1006-2) 3층,
우장산역 3번 출구
전화 02-2698-5816
홈페이지 www.han-doctor.co.kr

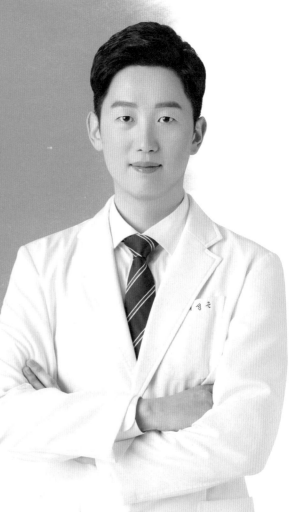

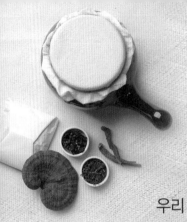

우리 아이, 바르게 성장할까요?

소아 성장장애, 비만

성장탕, 성장 감비탕

———

'어릴 때 찐 살은 다 키로 간다?'

자녀의 훤칠한 키를 원하는 부모의 바람이 담긴 속설이다. 하지만 어릴 때 과도하게 찐 살은 키에 영향을 줄 수 있지만, 성조숙증이나 만성질환으로 이어질 수 있다. 국민건강보험공단에 따르면 만 6세 이하 영유아 비만율이 2008년 1.4%에서 2015년 2.8%로 7년 사이 두 배나 증가한 것으로 보고됐다. 키에 대한 잘못된 상식은 비만과 더불어 아이들에게 외모 콤플렉스를 너무나 일찍 심어주는 결과를 초래할 수 있다. 우리 아이가 키 크고, 날씬하며, 훈훈한 외모로 성장하길 바라는 건 여느 부모든 한결같은 마음일 것이다. 그만큼 부모가 제대로 알고, 아이들의 생활습관을 바꿔줘야 한다. 아이들이 건강하고 올바로 성장하는데 도움이 되는 한의학적 치료법에 대해 알아보자.

소아 성장장애, 비만에 대한 일문일답

Q. 키가 자라는데 영향을 주는 성장요인에는 무엇인가요?

우리 아이들의 성장에 영향을 주는 것은 유전
적인 요인, 음식 섭취, 운동, 질병 등입니다.
유전적 요인은 2차 성징이 있기 전까지 영향을
미칩니다. 즉, 부모님이 키가 크더라도 아이의
키가 작은 상태에서 2차 성징이 나타난다면 이
후로 유전적 요인은 더 이상 유리하게 작용하
지 못합니다.

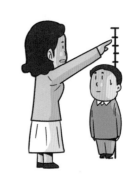

음식을 잘 먹는 것은 아이의 성장에 매우 중요한 요인이지만 2차 성징이 나타
난 이후에는 운동이 아이의 성장에 더 중요한 요인이 됩니다. 운동이 상대적
으로 중요하다는 것이지 음식 섭취가 성장에 덜 중요하다는 의미는 아닙니다.
이 외에도 식욕부진, 편식, 복통 등의 소화기 질환과 비염, 축농증, 아토피 등
의 호흡기 질환 또한 성장을 방해하는 요인입니다.

Q. 어떤 경우에 성장치료가 필요하나요?

- 아이가 매년 4cm 미만으로 자라고 있는 경우
- 아이의 키가 표준 신장 보다 10cm 이상 작은 경우
- 아이가 반에서 키순서로 세 번째 이하인 경우
- 꾸준히 증가하던 키의 성장 속도가 갑자기 떨어진 경우
- 아이가 키 때문에 심리적으로 위축되어 있는 경우

아이가 이 중 하나라도 속한다면 성장장애를 의심해봐야 합니다. 이러한 경우, 즉시 한의원에 내원하여 성장치료를 시작하는 것이 좋습니다.

부모님의 키가 작은 경우, 2차 성징이 또래보다 빨리 시작된 경우, 체력이 약하고 허약한 경우, 비만, 비염, 아토피가 있는 경우, 식욕 부진 등 소화기 질환이 잦은 경우 등의 해당사항이 있는 경우 또한 아이의 원활한 성장을 위해 성장치료가 필요합니다.

Q. 부모님이 키가 작은 경우에도 아이의 키가 클 수 있나요?

아이의 성장에 있어 부모님의 키, 즉 유전적 요인은 중요합니다. 하지만 부모님의 키가 크다고 해서 무조건 아이의 키가 크진 않으며, 부모님이 작다고 무조건 아이의 키가 작은 것도 아닙니다. 물론 부모가 작으면 아이의 성장에 다소 불리합니다. 하지만 후천적인 요인 또한 성장에 큰 영향을 줍니다. 적절한 시기에 성장 치료를 시작하면 부모님의 키가 작은 경우에도 크게 성장할 수 있습니다.

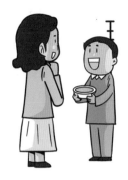

최종 성인 신장 예상 공식

남자아이	(아버지의 키 + 어머니의 키 + 13cm) / 2
여자아이	(아버지의 키 + 어머니의 키 −13cm) / 2

예를 들어, 아버지의 키가 176cm, 어머니의 키가 160cm 이라면 남자아이의 유전적인 성장 키는 174.5cm 이고 여자아이의 유전적인 성장키는 161.5cm 가 됩니다. 하지만 이것은 평균적인 예상 공식이므로 정확한 예측 키는 아닙니다.

Q. 뼈 나이와 성장은 어떤 관계가 있나요?

한 해가 지나가면 한 살을 먹듯 뼈도 나이를 먹는데 속도가 사람마다 다릅니다. 그래서 뼈의 발육 상태를 보고 뼈의 나이를 추정하는데 이를 골연령, 즉 뼈 나이라고 합니다. 골연령이 생태학적 나이보다 빠르면 그만큼 성장이 빨리 멈추게 됩니다.

예를 들어 생태학적 나이가 9세인 아이의 골연령이 10세라면 이 아이는 다른 사람보다 성장이 1년 빨리 마무리 됩니다. 반대로 골연령이 9세인데 생태학적 나이가 10세라면 오히려 성장이 늦게까지 이루어집니다.

Q. 적절한 성장 치료 시기는 언제인가요?

보통 가장 좋은 시기는 2차 성징이 나타나기 전입니다. 특히 여자 아이의 경우

초경 후 2년이면 대개 성장판이 닫히므로 가슴이 발달하기 시작할 때 키가 작다면 성장치료를 시작해야 합니다. 나이로 봤을 때 남자는 만 11~12세, 여자는 만 10~11세 이전에 성장에 대한 검사 및 치료를 시작하는 것이 좋습니다. 하지만 다른 친구들보다 10cm 이상 차이가 나는 경우, 부모님의 키가 작아서 걱정이 많이 되는 경우에는 나이와 상관없이 성장 검사 및 치료를 시작하는 것이 좋습니다.

Q. 한의학적 성장치료 방법은 어떤 것이 있나요?

한의학적 성장치료는 검사 및 진료를 통해 우리 아이들에게 부족한 부분은 채워주고 과다하게 남는 부분은 부드럽게 완화시켜 주어 체질을 개선하고 올바르게 성장할 수 있게 도와주는 치료방법입니다. 한의학적 성장치료 방법으로는 성장 한약, 추나 요법, 성장 침 치료 등이 있습니다.

성장탕

성장에 방해가 되는 질환은 체력 허약, 빈혈 등의 허약 질환 그리고 식욕부진, 편식, 복통 등의 소화기 질환, 비염, 축농증, 아토피 등의 호흡기 질환, 비만이

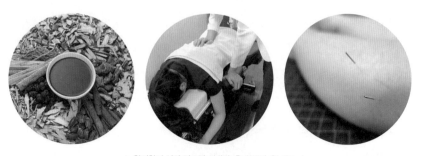

▲ 한의학적 성장 치료인 성장탕, 추나 요법, 침 치료

나 소아당뇨와 같은 대사성 질환입니다.

한의학적으로 성장에 주요 요인이 되는 장부는 비脾, 폐肺, 신腎 등입니다.

비의 기운이 부족하면 식욕이 저하되고 음식 생각이 잘 없으며 식사를 해도 금방 배가 부르거나 체하는 등의 증상이 발생하게 됩니다. 폐의 기운이 부족하면 호흡을 원활하게 하지 못하며 기력이 떨어지고 비염, 아토피 등의 증상이 발생할 수 있습니다. 또한 신의 기운이 부족하면 부모님으로부터 물려받은 선천적인 성장 능력을 저해할 수 있으며 뼈의 성장이 원활하지 못하는 등의 증상이 발생할 수 있습니다.

성장탕은 아이가 자라지 못하는 이러한 원인을 찾아 체질 개선을 통해 치료해 주며 뼈와 근육을 강화시켜 주는 한약재를 통해 성장을 촉진하는 성장 한약입니다.

추나 요법

성장판 주변의 근육과 인대를 자극해 성장판의 활동을 증가시켜 줄 수 있으며 변형이 되어 있거나 굳어 있는 척추−골반을 바로 잡아 성장에 도움을 줍니다.

침 치료

침을 통해 부족한 장기의 기운을 끌어올려 체질을 개선하는 치료 방법입니다. 주로 근골격계, 소화기계, 호흡기계의 개선이 여기에 해당됩니다.

Q. 성장치료 기간은 얼마나 소요되나요?

성장은 단기간에 이루어지는 것이 아닙니다. 치료 또한 지속적이고 장기적인 치료가 필요합니다. 단기간에 성장을 바라는 것은 한 달 운동을 하고 몸짱이 되는 것을 바라는 것과 같습니다. 성장치료 기간은 크게 집중치료와 일반치료 두 가지로 나눌 수 있습니다.

집중치료

집중치료를 해야 하는 경우는 평균과 10cm 이상 차이가 날 때, 2차 성징이 평균에 비해 2년 이상 빠를 때, 골연령이 2세 이상 앞설 때입니다. 집중치료는 3개월 간격으로 아이의 성장이 원활하게 될 때 까지 성장 한약을 복용하며 치료를 받습니다.

일반치료

일반치료를 해야 하는 경우는 유전적 요인이 불리할 때, 후천적 성장요인이 불리할 때, 평균보다 조금 작은 경우, 성장속도가 평균보다 조금 늦은 경우입니다. 일반치료는 3개월 간격으로 4~8회 정도 아이의 성장이 원활하게 될 때 까지 성장한약을 복용하며 성장치료를 받습니다.

Q. 성장치료를 받으면 무조건 크나요?

성장치료는 공부와 마찬가지라고 보면 됩니다. 성적이 잘 나오려면 수업시간에 열심히 공부를 해야 합니다. 이것만으로는 부족한 경우에 학원도 다니고 과외를 받기도 합니다. 하지만 학원을 다니거나 과외를 받아도 성적이 오르지 않는 경우도 있습니다. 이때 포기하지 않고 더욱 열심히 노력하면 성적이 오르게 됩니다.

수업시간에 열심히 공부하는 것이 평소 음식을 잘 먹고 잘 자며 운동을 열심히 하는 것이라고 한다면 학원을 다니고 과외를 받는 과정이 성장치료입니다.

치료를 받는 아이들 대부분이 성장탕(성장 한약)을 복용하며 성장침 치료, 추나 치료를 받고 있으며 최소 1년, 최대 3년 이상 진행하고 있습니다. 보통 1년 동안 평균적인 친구들의 성장치 보다 5~10% 정도 더 성장할 수 있도록 목표치를 설정합니다. 1년 이상 성장치료를 꾸준하게 받은 아이들은 평균 성장치보다 최소 2cm 이상, 최대 5cm 이상 더 자란 경우도 있습니다. 2년 정도 꾸준하게 성장치료를 받으며 생활습관까지 교정된 아이들 중에는 평균 성장치보다 5~8cm 가량 더 자란 경우도 있습니다.

성장치료를 시작하면 무조건 키가 큰다는 게 아닙니다. 하지만 성장치료를 통해 잠재적으로 클 수 있는 키를 키울 수 있습니다. 공부에도 시기가 있듯 성장치료도 중요한 시기가 있으니 적절한 시기에 치료를 시작하시기 바랍니다.

Q. 성장호르몬 주사 치료와 비교해서 한의학적 성장치료의 장점은?

대표적인 치료 방법은 양방의 성장호르몬 주사와 한방의 성장 한약 두 가지로 볼 수 있습니다. 이 두 방법을 비교하면서 한의학적 치료의 장점을 알아보겠습니다.

하나, 부작용이 적습니다.

호르몬 주사의 경우 말단 비대증이나 거인증 등의 외형상 이상을 초래할 수 있으며 호르몬의 불균형을 초래할 경우에는 오히려 다른 질환을 유발할 수 있습니다.

그러나 아직 연관된 질환의 발생 원인이 모호해 호르몬 주사 치료를 반대하는 연구자들도 있습니다. 이에 비해 성장 한약 및 성장치료는 아이들의 성장을 저해하는 요인을 찾아 모자라는 부분을 보충해주는 치료이기 때문에 정확한 진단이 선행이 된다면 성장 한약으로 인한 부작용은 적다고 볼 수 있습니다.

둘, 활용 범위가 넓습니다.

호르몬 주사는 성장판이 완전하게 열려 있을 때에만 가능합니다. 즉 여자 아이는 12세, 남자 아이는 13세가 넘으면 성장호르몬 주사를 원칙적으로 맞을 수 없습니다. 하지만 성장 한약 및 성장치료는 성장판이 열려 있는 한 지속적으로 성장을 도와줄 수 있습니다.

셋, 균형적인 성장을 도와줍니다.

성장치료에 대한 한의학적 치료의 최대 장점은 소아의 전신 상태를 조절해 주는 것입니다. 면역 및 체력 약화 등 기능적인 문제를 함께 치료할 수 있어 결과적으로 이전보다 더욱 튼튼하고 건강하게 성장할 수 있게 해줍니다.

넷, 골밀도가 다릅니다.

성장호르몬 주사는 성장판을 자극해 뼈의 양 끝에서 잡아당기면서 성장을 도와주기 때문에 골밀도BMD가 떨어질 수도 있습니다. 그러나 한의학적 성장 치료로 성장 한약을 복용하는 경우 뼈의 발육도 함께 촉진하므로 골밀도가 떨어지는 문제가 발생하지 않습니다.

다섯, 간혹 성장하지 않더라도 몸이 좋아집니다.

성장호르몬 주사든 성장 한약이든 모두 키가 자라는 것은 아닙니다.
일반적으로 약 70%에서 성장이 좋아졌다고 봅니다. 호르몬 주사는 성장이 되지 않는 경우 치료의 의미가 없습니다. 하지만 한약을 복용하면 성장이 되지 않는 경우에도 아이의 신체 상태를 더욱 건강하게 만들어 줄 수 있습니다.

Q. 소아비만이란 어떤 질환인가요?

소아비만은 소아에게서 가장 흔하게 발생하는 영양 장애이며 빈도수는 매년 증가하고 있습니다. 비만이란 단순한 체중의 증가를 의미하는 것이 아닙니다. 체내에 지방조직이 과도하게 축적돼 나타난 과체중이나 이로 인해 발생하는 대사 장애를 동반하는 질환을 의미합니다. 최근 인스턴트식품의 과다 섭취, 운동 및 활동량의 감소 등으로 인해 소아 비만이 발생하고 있습니다.

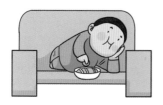

체질량지수 BMI = [체중(kg) / 키(m) x 키(m)]

체질량지수BMI가 같은 성별, 연령과 비교했을 때 95백분위 이상이거나 평균 체중보다 20% 이상 더 많이 나갈 경우 소아비만으로 진단하고 있습니다. 하지만 단순한 몸무게만으로는 정확한 진단이 어렵기 때문에 자세한 진찰을 받으시는 것이 좋습니다.

Q. 소아비만은 왜 위험한가요?

소아비만이 위험한 이유는 소아비만으로 인해 다른 질환의 발생 가능성이 높아지기 때문입니다. 어린이나 청소년이라도 비만이면 혈액 내 콜레스테롤 수치가 올라가게 되고 고혈압, 당뇨, 지방간 등의 질환이 발생할 수 있습니다.

그리고 소아비만은 성장호르몬 분비를 저해하고 성호르몬 분비를 촉진시켜 사춘기를 앞당길 수 있습니다. 이는 성장 가능 시기를 단축시켜 성장 장애를 일으킬 수 있습니다. 또한 소아, 청소년 시기에 비만이 발생하면 심리적, 사회적 영향을 미쳐 성격형성에 안 좋은 영향을 줄 수 있습니다.

Q. 소아비만의 원인은 무엇인가요?

과다한 열량 섭취 및 식습관

소아비만은 편식, 과식 등 잘못된 식습관이나 장기간의 인스턴트식품 섭취 즉 열량 과다로 인한 경우가 가장 많습니다. 섭취한 열량이 소모되는 에너지보다 많이 남게 되면 지방으로 축적이 되어 살이 찌게 됩니다. 비만인 소아의 경우 보통의 친구들 보다 과식을 하고 기름기가 많은 음식을 좋아하며 특히 저녁에 식사를 많이 하는 식습관을 가진 경우가 많습니다.

운동량 부족

한창 움직여야 하는 시기에 운동보다는 앉아서 하는 게임, TV 시청, 공부 등으로 인하여 아이들이 식사한 열량을 제대로 소모하지 못하면 비만이 발생하게 됩니다.

유전적인 요인

소아비만 발생의 30% 정도는 유전적인 요인으로 알려져 있습니다. 부모님이 비만인 경우 아이들도 비만일 확률이 높습니다.

환경적 요인

가족, 친구들이 기름진 음식, 고칼로리의 식사를 하는 경우에는 비만의 위험도가 증가합니다. 가족 그리고 주변 친구들의 생활양식 및 식습관이 아이들

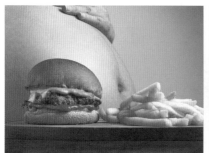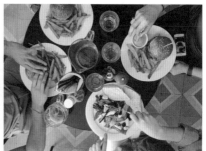

▲ 소아비만을 야기하는 인스턴트 식품

의 비만 발생에 심각한 영향을 미치고 있습니다.

Q. 소아비만의 한의학적 치료방법은 어떤 것이 있나요?

소아비만의 70% 이상이 성인 비만으로 이행되기 때문에 치료를 시작해야 합니다. 하지만 소아 비만의 경우 치료가 쉽지 않습니다. 식욕 조절이 성인보다 어려울 뿐만 아니라 섣불리 음식섭취를 과하게 제한하면 올바른 성장을 하지 못하기 때문입니다. 그래서 과도한 식욕을 부드럽게 조절하면서 부족한 신체 대사 능력을 올려주고, 체중 증가를 막으면서 올바르게 성장할 수 있도록 소아비만을 치료해야 합니다. 소아비만의 한의학적 치료방법은 체질에 맞는 한약 복용, 부족한 장부의 기운을 돕는 침 치료, 운동 치료, 추나 치료 등이 있습니다.

성장 감비탕(한약 치료)

아이들의 체질에 맞는 한약을 복용하여 부족한 부분은 충분히 보충해 주고 남는 부분은 부드럽게 덜어내 줍니다. 아이의 식욕을 조절해 주면서 대사 능력은 올리고, 체중 증가를 제어하며 성장할 수 있게 도와주는 역할을 합니다. 한약 치료는 체중의 증가를 막는 동시에 섭취한 열량이 살이 아닌 키로 쓰일 수 있도록 하는 체질개선 효과가 있습니다.

침 치료
침 치료를 통하여 부족해진 장부의 기운을 북돋워주며 체질개선을 통해 체내 노폐물의 배출을 도와줍니다. 더불어 근골격계, 소화기계 등의 이상 증상이 있을 경우 침 치료를 통하여 치료합니다.

운동 치료
비만인 소아의 경우 활동량 부족 즉 운동량의 부족이 원인인 경우가 대다수 입니다. 운동 치료를 통하여 신체 대사능력을 활성화 시켜주며 운동에 대한 취미를 유도해 올바르게 체중을 조절하면서 성장할 수 있게 합니다.

추나 요법
체중 증가는 골반 및 척추 불균형을 일으킬 수 있습니다. 이런 경우 추나 요법

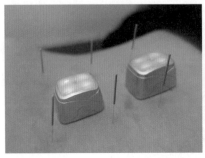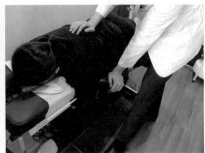

▲ 소아비만의 한의학적 치료법인 침 치료와 추나 요법

을 통해 척추의 균형을 바로 잡아 줍니다.

Q. 소아비만 치료 기간은 얼마나 걸리나요?

소아비만 치료의 경우 단순히 체중과 체지방 감량만 하는 것이 아닙니다. 대사 능력을 높여주고 식욕을 조절해 체중 증가를 제어하면서, 섭취한 열량이 살이 아닌 올바른 키 성장으로 쓰일 수 있도록 개선하는 것이 소아비만 치료의 핵심입니다.

성장 감비탕 및 한의학적인 치료 그리고 식이 수정 등을 통해 결과적으로 아이의 체중과 키가 정상 범위 내에 도달하는 것이 목표입니다. 따라서 1~2달의 단기 치료가 아닌 1~3년간의 지속적이고 장기적인 치료가 필요합니다.

소아 아토피

—

해독양혈탕, 체질침

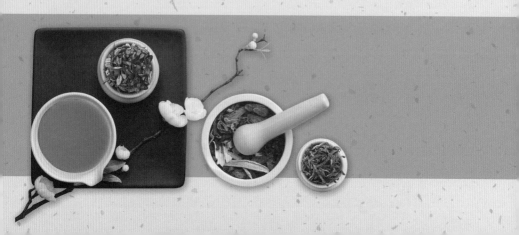

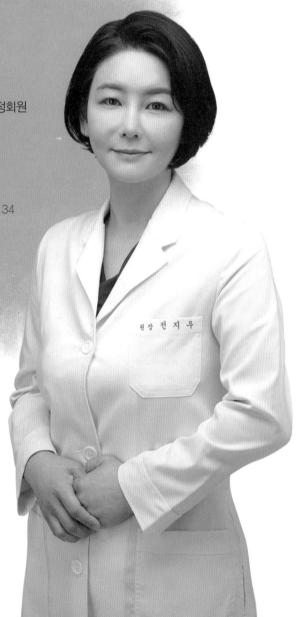

전 지 우 원장

- 경희대 한의대 대학원 졸업
- 경희대 대학원 박사과정
- 한방소아과 전공
- 대한한방소아과학회 정회원
- 대한한방피부이비인후과학회 정회원
- 한방알레르기면역학회 정회원

동탄 함소아 한의원

주소 경기도 화성시 동탄반석로 134
에이치원메디칼빌딩 3층
전화 031-8015-0199
홈페이지 www.hamsoa.com

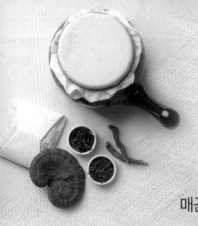

매끈매끈한 피부를 위하여

소아 아토피

대표요법 해독양혈탕, 체질침

너무 너무 가려운 곳의 위치를 딱! 짚어내 긁으면, 얼마나 시원한지 모른
다. 하지만 아토피 피부염의 가려움증은 시원함을 넘어 긁을수록 문제가
발생하는데, 정상 피부 상태를 벗어나는 것뿐만 아니라 스트레스와 우
울증, 생활 부적응까지 연결된다. 문제는 아이들에게 아토피 피부염 증
상이 두드러지게 나타난다는 것이다.

'아토피'는 어디서 많이 들어본 익숙한 용어이지만, 많은 이들이 아토피
피부염에 대해 잘 모르고 있다. 그만큼 잘못된 민간요법이나 의학적으로
증명되지 않은 치료법으로 증상을 악화시키는 경우가 다반사다. 우리 아
이의 매끈매끈한 피부를 위하여, 아토피 피부염이란 어떤 질환인지 제대
로 알아보자.

소아 아토피에 대한 일문일답

Q. 아토피 피부염이란 어떤 질환인가요?

아토피 피부염Atopic Dermatitis은 만성적으로 자주 재발하고 또 오래 지속되는 피부염입니다. 심한 가려움증이 동반되는 알레르기성 피부 질환으로, 보통 생후 1~2개월에 작은 발진으로 시작해 돌이 지나면서 몸통과 팔다리 등 전신으로 번집니다. '태열'이라고 부르는 영아기 습진도 아토피 피부염의 시작으로 볼 수 있습니다. 아토피 피부염 질환의 가족력이 있는 사람에게 주로 나타납니다. 증상이 나타나면 그 부위를 긁거나 문지르게 되고, 그 결과 증상이 더욱 악화되는 것이 아토피 피부염의 특징입니다.

아토피 피부염 환자는 전 세계적으로 증가하는 추세인데, 1980년대까지는 만 5세 이하 어린이의 약 3%가 아토피를 앓고 있다고 보고되었으나 최근에는 어린이의 20%, 성인에서도 1~3% 정도 발생하는 것으로 추정되고 있습니다.

아토피 피부염은 정신적 스트레스로 증상이 악화되는 경우가 많습니다. 스트레스로 인해 견디기 힘든 가려움증이 유발되며 이로 인해 불면증, 정서장애, 학습장애, 환경 적응 능력의 감소, 사회적 활동력의 감소 등이 발생할 수 있습니다. 또한, 심한 가려움과 습진이 동반될 수 있어서 대인관계에도 지장을 초래할 수 있습니다. 특히 사춘기 환자의 경우 자아 형성에도 좋지 않은 영향을 미칠 수 있습니다.

Q. 아토피 피부염의 원인과 증상은?

'아토피Atopy'는 그리스어로 '기이한'이란 뜻으로 말 그대로 아토피 피부염은 아직 정확한 병의 원인이 밝혀지지 않은 기이한 피부염입니다. 다만 여러 가지 증상들을 종합했을 때, 인체의 면역체계가 외부 물질에 대해 지나치게 과민한 반응을 보임으로써 나타나는 질병으로 보고 있습니다. 아토피 피부염, 천식, 알레르기 비염 등은 모두 이러한 과민 반응으로 인해 발생하는 질환이라고 볼 수 있습니다.

아토피 피부염은 환자의 유전적인 소인과 환경적인 요인, 환자의 면역학적 이상, 피부 보호막 역할을 하는 피부장벽 기능의 이상 등 여러 원인이 복합적으로 작용하는 것으로 알려져 있습니다.

아토피의 원인 1. 면역학적 이상

인체에 유해하거나 맞지 않는 물질이 소화기나 호흡기를 통해 몸 안에 들어오면 혈액 속의 B림프구가 IgE 항체를 만들어냅니다. 이 IgE 항체는 비만세포에 붙게 되고 그 속에서 히스타민 같은 화학 전달 물질이 나오게 됩니다. 유해 물질이 들어오면 비만세포가 터지면서 히스타민 등의 물질이 방출되고 이는 모세혈관을 자극해 부풀어 오르게 하거나 점막을 자극하여 점액이 나오게 됩니다. 이러한 IgE 항체는 피부 바로 밑에 주로 있는 항체입니다. 대부분의 아토피 환자는 혈액 속 IgE가 증가하는 것으로 알려져 있습니다. IgE는 천식이나 알레르기 비염이 있는 환자의 혈액 속에서도 증가되는 면역항체로서, 아토피 피부염 환자들에게 음식물이나 공기 중의 항원에 대한 특이 IgE 항체가 존재하는 것으로 보고 있습니다.

아토피의 원인 2. 가족력

환자의 70~80%는 아토피 피부염 질환의 가족력이 있습니다. 부모 중 한쪽이 아토피 피부염이 있는 경우 자녀에게 일어날 확률이 높으며, 부모 모두 아토피 피부염이나 알레르기 경향이 있는 경우엔 확률이 더욱 높아져 자녀의 75%에서 아토피 피부염이 발생합니다.

아토피의 원인 3. 환경

환경적으로는 급속한 도시화, 산업화, 핵가족화로 인한 인스턴트 식품 섭취의 증가, 실내외 알레르기 물질의 증가 등이 아토피 피부염 발병과 밀접한 관련이 있습니다. 자동차 매연 등의 환경 공해 물질이나 식품 첨가물이 깃든 음식물이 주된 요인으로 여겨지고 있습니다. 침대나 소파, 카펫 등 서구식 주거형태가 도입되면서 집먼지진드기의 서식환경이 조성되고, 애완동물을 집안에서 기르면서 동물의 털 같은 흡입 항원에 대한 노출이 증가하는 것도 아토피 피부염이 증가하는 원인으로 보기도 합니다.

아토피 피부염 증상

아토피 피부염 환자는 온도와 습도 변화에 민감합니다. 아주 덥거나 추운 환경에서 환자는 가려움을 느끼게 됩니다. 또한, 겨울철 밖에서 따뜻한 실내로 들어올 때 심한 가려움을 느끼게 됩니다. 겨울에는 습도가 낮아 피부가 더 건조해지기 때문입니다.

긴장이나 격한 감정의 변화 혹은 스트레스에도 가려움증이 유발될 수 있습니다. 대개 아토피 피부염 환자들은 정상인보다 민감하고 섬세한 경향이 있다고 보기도 합니다. 소아 환자의 경우 불안감이 많고, 부모에 대한 의존성이 좀 더 생길 수 있으며, 야간 가려움증으로 인한 수면부족으로 학습 성취에 장애가 올 수 있습니다.

아토피 피부염 환자의 경우 우유, 계란, 땅콩, 콩, 밀가루, 생선과 같은 음식물에 알레르기가 많은 편입니다. 하지만 이와 같은 음식 알레르기가 아토피 피부염을 유발한다는 것에 대해서는 아직 논란이 있는 상황입니다. 따라서 자라나는 아이들에게 음식을 지나치게 제한하는 것은 오히려 좋지 않습니다.

Q. 성장기별 아토피 피부염의 특징은?

아토피 피부염의 가장 큰 특징은 가려움증이 심하다는 것과 외부 자극 및 알레르기 유발 물질에 매우 민감하게 반응한다는 점입니다. 가려움증은 전형적으로 저녁에 심해지고, 피부를 긁음으로써 자극을 받게 되면 습진으로 진행되는 것이 특징입니다. 습진이 심해지면 다시 가려움증이 더욱 심해지는 악순환을 반복하게 됩니다.

급성기에는 주로 가려움증이 심한 홍반성 구진과 수포가 발생하고, 긁게 되면 진물이 나오는 삼출성 병변으로 변하는데 이때 2차 감염이 자주 일어납니다. 증상이 진행된 아급성기에는 찰상, 구진이 발생하며, 만성기에 접어들면 피부가 코끼리 피부처럼 두껍게 변하는 태선화 현상이 일어납니다.

아토피 피부염은 연령에 따라 유아기(2개월~2세), 소아기(2~10세), 청소년기와 성인기로 분류할 수 있습니다.

유아기

유아기의 경우 얼굴의 양 볼에 홍반이
나타나는 것이 특징으로 흔히 "태열"
이라고도 부릅니다. 이마, 두피, 팔다
리에 잘 발생합니다. 진물이 심한 경우
도 있고, 감염을 일으킬 경우 딱지가
지거나 고름이 생길 수 있습니다. 감

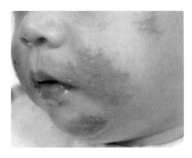

▲ 유아 아토피 피부염 증상

기, 예방주사 접종 이후 병변이 악화되는 경우도 있습니다.

태열은 생후 특별한 원인 없이 얼굴, 몸 등에 좁쌀모양의 붉은색 구진과 홍반
등이 생기는 질환을 말합니다. 가려움이 심해 아이가 자주 비벼서 상처와 진
물이 생길 수 있습니다. 태열은 돌 전후에 자연스럽게 좋아지기도 하는데, 만
성적으로 반복되면서 다른 아토피 질환증상을 함께 보이면 아토피성 피부염
으로 진단하게 됩니다.

소아기

소아기 아토피 피부염의 특징은 얼굴보다는 팔다리의 접히는 부위와 목 부위
에 병변이 나타나며 건조증의 형태로 발생하는 경우가 많습니다. 엉덩이, 눈꺼
풀 주위, 손목, 발목, 귓불 주변에 균열, 진물이 나거나 딱지가 생깁니다. 유아
기보다는 급성병변이 적고 진물이 나는 병변보다 건조증상이 심합니다.

청소년기 및 성인기

청소년기와 성인기에는 소아기와 비슷한 분포를 보이는데, 양진이나 피부가 두
꺼워지는 태선화 징후가 많습니다. 목 부위에 때가 낀 것처럼 보일 수 있으며
얼굴이나 손에도 흔히 병변이 나타납니다.

아토피 피부염은 성장하면서 그 증상이 호전되기도 합니다. 2세 전후나 초등학교 입학할 무렵, 혹은 사춘기에 자연적으로 낫기도 합니다. 하지만 최근 들어 성인이 되어서까지 증상이 지속되는 예도 있고, 대개 이런 경우 증상이 더 심한 것으로 알려져 있습니다.

Q. 한의학을 통한 아토피 피부염의 치료방법은?

한의학에서는 아토피 피부염의 원인을 속열로 보는데 피부가 건조해지는 증상은 속열로 인한 증상으로 볼 수 있습니다. 속열에 의한 아토피 피부염은 피부가려움증이 심하고 비염이 동반되는 것이 특징입니다. 아이 몸속에서 순환되지 못하고 쌓여있는 열이 피부뿐 아니라 호흡기까지 건조하게 만들기 때문입니다. 속열은 아이의 체질 문제도 있지만 항생제나 첨가물이 들어간 음식을 섭취하거나 외부의 좋지 않은 기운이 들어와 면역력이 약해져서 생겨나기도 합니다. 따라서 아토피를 치료하기 위해서는 아이의 면역력을 증강시키면서 몸에 쌓인 속열을 제거하는 것이 중요합니다. 한방에서는 속열을 몸 밖으로 배출시키고 피부 면역력을 강화시켜주는 약재로 한약을 처방하고 침, 뜸 등의 요법으로 체내 기운 순환을 도와줍니다. 증상이 심한 아이들은 목욕용 한방 약재를 처방하기도 합니다. 또한 아토피가 있는 아이들은 치료만큼 식생활 관리도 중요하기 때문에 아이의 식생활 개선을 통해 빠르게 치료가 진행될 수 있도록 도와줍니다.

가정에서도 아이의 속열이 땀과 대소변으로 배출될 수 있도록 노력해야 합니다. 피부에 열이 많이 쌓이는 단맛이 강한 음식이나 맵고, 짜고, 기름진 음식은 피하는 것이 좋습니다. 우유, 밀가루, 계란 등의 음식은 아이가 알레르기 반응을 일으키지 않는다면 적당히 먹어도 됩니다. 녹색 채소의 쓴맛은 피부의 열을 내려주고 피를 맑게 해 아토피 피부 개선에 도움이 되므로 꼭 챙겨주는 것이 중요합니다. 아이가 쉽게 먹지 않으면 녹즙으로 만들어 꿀이나 올리고당을 살짝 첨가해 먹이면 좋습니다.

아이를 목욕 시킬 때에는 샤워 대신 통목욕을 하는 것이 좋습니다. 아이에게 자극이 덜한 아토피 전용 입욕제로 10~15분 정도 목욕시킨 후 아이 피부가 수분을 많이 머금었을 때 바로 보습제를 발라줘야 합니다. 또한 적당한 운동을 통해 땀을 흘리는 건 피부에 쌓인 열을 배출하고 혈액 순환에도 도움이 됩니다. 단, 땀을 흘리고 난 후에는 재빨리 땀을 씻거나 닦아내고, 보습제를 발라 피부가 건조해지는 것을 막아야 합니다. 진물이 나거나 습진이 있는 아이들은 가벼운 샤워 후 진물이 나는 부위에 상처연고를 발라주어 상처가 빨리 아물도록 도와줘야 합니다.

아토피 피부염은 알레르기성 결막염, 비염, 천식 등으로 발전되기 쉽기 때문에 조기에 적절한 치료를 받는 것이 필요합니다. 또한 아이들의 경우 아토피 피부염을 치료하지 않고 방치할 경우 정상적인 키 성장에 걸림돌이 될 수 있기 때문에 키 성장을 위해서라도 빠른 시기에 아토피 피부염과 같은 알레르기 질환을 개선해줄 필요가 있습니다.

Q. 체질에 따라 아토피 피부염의 치료방법이 다른가요?

태양인, 소양인, 태음인, 소음인 등 사상체질에 따라 아토피 피부염의 관리방법이나 치료방법이 다릅니다.

태양인

태양인들은 간과 대장이 약하고 그 외의 장기도 부실한 편입니다. 신체리듬이 망가지기 쉬워서 아토피 피부염과 같은 피부질환을 겪기 쉽습니다. 평소 장부의 기능을 보충해주는 서늘한 음식을 통해 아토피 피부염을 완화할 수 있습니다. 체내의 기운이 체외로 흩어지는 태양인은 음식의 여파를 많이 받아 아토피 피부염이 발병하게 됩니다. 또한 태양인의 폐 기능이 비정상적으로 작동하면 간 기능 저하로 아토피 피부염이 발생할 수 있습니다. 그렇기 때문에 밀가루나 첨가물 섭취를 줄이고 잡곡밥과 신선한 야채, 과일을 먹는 것이 좋습니다. 또한 메밀이나 배추 등 체내 열을 내려주는 음식이 좋습니다. 필자의 임상에서는 아토피 피부염이 있는 환아들 중 태양인 아이의 비율이 가장 높습니다.

소음인

소음인 아이들은 아토피 피부염이 있으면 주로 식욕부진을 동반하기 때문에 성장저하가 오기 쉽습니다. 소음인 아이들은 아토피 피부염 질환으로 인해 식욕부진이 오지 않도록 비위기능을 강화하면서 면역력을 키워주어야 합니다. 소화력이 떨어지면 피부증상도 악화될 수 있습니다.

태음인

다른 체질에 비해 태생적으로 호흡기가 약한 태음인 아이들은 축농증이나 중이염 등 동반 질환이 잦고, 증상이 반복될수록 성장에 방해를 받습니다. 따라서 태음인 아이들은 약한 폐의 기운을 북돋아 주어야 아토피 피부염이 개선될 수 있습니다.

소양인

소양인 아이들은 체질적으로 몸의 상부 쪽으로 열이 오르기 쉬워 아토피 피부염 증상과 함께 코피가 잦거나, 코막힘 등 비염 증상이 극심해지는 경우가 많습니다. 이는 수면장애로 이어져 면역력저하와 성장장애를 초래할 수 있습니다. 소양인 아이들은 체내 열의 균형을 맞춰주면서 체질을 개선시키는 치료를 해야 합니다.

체질별 침 치료

침 치료는 각 체질에 맞게 약한 부분은 강화하고 지나친 부분은 조절하도록 합니다.

태양인은 폐의 기운이 과하고 간의 기능이 약하여 해독능력이 떨어지기 때문에 간기능을 강화하는 침 치료를 합니다.

소양인은 비의 기능이 지나치고 신의 기능이 허하기 때문에 진액이 부족해지기 쉬우며 몸의 상부로 허한 열이 뜨기 쉽습니다. 따라서 신의 기능을 보강하는 침 치료를 하면 도움이 됩니다.

태음인의 경우 오히려 간기능이 세고 폐의 기운이 약하기 때문에 그 부분을 다스려주는 치료를 해주어야 합니다.

소음인은 소양인과 반대로 신장의 기운이 우월하고 비의 기운이 작기 때문에 비위 기능을 돕도록 침 치료를 시행합니다.

Q. 한방 치료의 효과는?

한방 치료는 외적인 요인을 강조하고 이를 피하기 위한 방법보다는 외부환경에 대해 방어하는 힘, 즉 인체 내부의 면역력을 향상시켜 나가는 방법에 중점을 둡니다. 한의학에서는 소아 아토피와 관련하여 속열과 소화기능의 미성숙이 피부 면역력을 저하시키는 것이 주된 원인이라고 봅니다. 따라서 진액을 보충하고 기혈 순환을 도와 속열을 줄여나가고 소화기를 튼튼하게 하는 치료를 합니다.

예전에는 못 먹거나 춥게 지내면서 발생하는 질환들이 많았기 때문에 대부분의 보약은 몸을 따뜻하게 하는 약재들로 구성돼 있었습니다. 하지만 현대사회는 예전에 비하여 영양적으로 풍족한 시대이고, 냉난방기구의 발달로 여름에는 시원하게, 겨울에는 따뜻하게 지내는 시절이 되었습니다. 아토피와 같은 알레르기 질환은 몸을 따뜻하게만 하는 보약으로 치료가 어려울 수 있습니다.

아토피 피부염의 경우 체내의 지나친 열을 내리고 해독하는 처방을 하는 것이 효과적입니다. 몸 안의 습열을 제거해주면서 면역력을 증강하는 처방으로 아토피 피부염을 개선할 수 있습니다.

필자의 한의원에서는 해독양혈탕으로 아토피 피부염을 치료하고 있습니다. 해독양혈탕은 각 환자의 체질과 증상에 맞게 처방되고, 몸 안에 쌓여있던 노폐물을 자연스럽게 배출시키며 혈허한 부분을 보강시킵니다. 이를 통한 면역력 강화로 아토피 피부염을 치료하게 됩니다. 환자에 맞는 체질침 치료를 병행하면 더욱 효과적입니다.

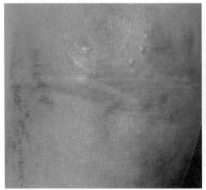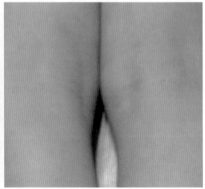

▲ 아토피 한방치료 전과 후 비교

Q. 아토피 피부염에 도움이 되는 생활 관리법은?

하나, 평소 물을 자주 마십니다. 약간 따뜻한 물이면 더욱 좋습니다. 물은 노폐물 배설과 피부 수분공급에 중요한 역할을 하기 때문에 충분히 마시는 게 좋습니다.

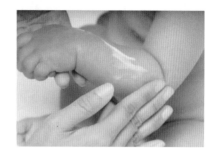

둘, 목욕을 할 때는 미지근한 물에 통목욕을 하는 것이 좋습니다. 뜨거운 물을 사용하면 약한 피부 표면을 자극하기 때문에 미지근한 물이 좋습니다. 이때 비누는 약산성 제품을 쓰시는 것이 피부보호에 도움이 됩니다.

셋, 목욕 후에는 바로 보습제를 바르는데 광물성 오일보다는 수분 베이스로 된 보습제가 좋습니다. 수분 보습제는 금방 증발되므로 자주 사용해주어야 합니다.

넷, 피부에 열감이 있을 때는 오이를 차게 두었다가 갈아서 즙을 내어 사용하면 진정효과에 도움이 될 수 있습니다.

다섯, 목욕할 때 사용할 수 있는 한방약재로는 고삼 뿌리가 있습니다. 고삼 뿌리를 서너 시간 정도 달이고 식힌 다음, 그 물로 가려운 부분을 씻으면 좋습니다. 단, 먼저 좁은 부위에 발라본 다음 이상이 없는지 확인한 후 사용하는 것이 안전합니다.

여섯, 평소 녹색 채소를 먹는 습관이 필요합니다. 아이가 채소를 잘 먹지 않는다면 주스로 만들거나 잘게 썰어서 먹이는 것도 도움이 됩니다.

소아·청소년
알레르기 비염

—

소청룡탕, 갈근탕, 영향혈침

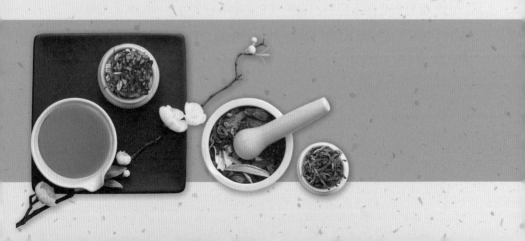

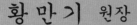

황만기 원장

- 경희대학교 한의과대학 학사 · 석사 · 박사 졸업
  (한의학 박사)
- 서울대학교 의과대학 일반대학원 의학박사과정 수료
- 연세대학교 행정대학원 졸업(사회복지학 석사)
- 이화여자대학교 의학전문대학원 강사 ·
  경희대학교 사회교육원 교수
- SCI급 국제의학논문 4편 및 특허논문 2편
  그리고 한방소아과 전문서적 20권 집필
- 現 서초 아이누리 한의원 대표원장

서초 아이누리 한의원

주소 서울시 서초구 서초동 1621-1
　　　희원빌딩 2층
전화 02-3474-1075
홈페이지 blog.naver.com/yy0380

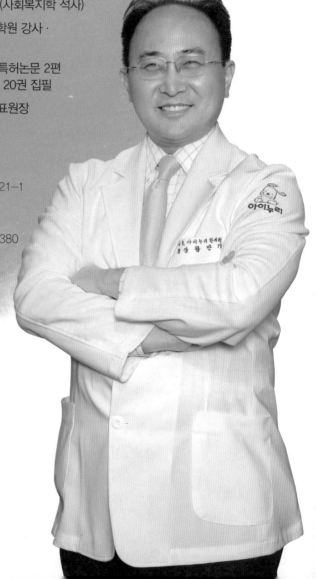

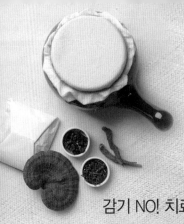

감기 NO! 치료하지 않으면 천식 위험률 3배 이상

소아 · 청소년 알레르기 비염

대표요법 소청룡탕(음증)과 갈근탕(양증), 영향혈 침

건강보험심사평가원 통계 자료에 따르면 20세 미만 소아청소년 중 알레르기 비염을 포함한 알레르기 질환을 갖고 있는 비율이 1,500만 명 중 30%를 차지한다고 한다.

문제는 많은 부모들이 알레르기 비염과 감기의 유사한 증상 때문에 감기로 오인하는 경우가 많다는 것이다.

만약 자녀에게 콧물, 재채기, 코막힘, 코의 간지러움 중 2가지 이상의 증상이 하루 1시간 이상 지속된다면 지금 당장 감기약을 중단하고 정확한 감별을 통해 1:1 맞춤 처방을 받아 볼 것을 권장한다.

자녀를 키우는 대한민국 부모들에게 '세 살 면역 여든까지 간다'는 말을 전하면서, 한방소아과 전문 한의사의 설명에 귀 기울여 보자.

소아·청소년 알레르기 비염에 대한 일문일답

Q. 한의학에서 보는 소아·청소년 알레르기 비염은?

일반적으로 콧물, 코막힘, 재채기를 알레르기 비염의 3대 증상으로 보고 있습니다. 한의학에서는 오래 전부터 알레르기 비염을 '분체噴嚏'라고 정의하였으며, 분체는 사람의 몸에서 폐肺, 비위脾胃, 신腎의 기운이 허약하거나 예민해져 외부 자극에 대응하는 능력이 떨어진 상태를 말합니다. 이 때 면역학적 불안정으로 특이한 점막 반사 현상 즉, 알레르기 비염이 발생하는 것으로 해석하고 있습니다.

Q. 소아·청소년 알레르기 비염과 폐, 비위, 신의 연관성은 무엇인가요?

폐

폐肺의 기운이 선천적으로 부족하거나 후천적으로 예민해지면 외부의 기온이나 기압, 각종 호흡기 항원 물질들(꽃가루, 미세먼지, 동물의 털, 집 먼지 진드기 등)의 미세한 변화에 대응하는 능력이 떨어져 호흡기 계통 질환이 쉽게 유발됩니다.

겉보기에는 감기와 유사한 증상인 재채기, 콧물, 코막힘, 두통, 코피, 코 비빔, 눈 비빔, 눈의 피로감, 코골이, 축농증, 후비루, 후각 감퇴, 만성 기침, 잦은 가래 배출, 숙면의 어려움, 피부 건조증·가려움증, 기억력 저하, 집중력 감퇴 등을 앓게 되며 이러한 수반 증상들이 지속적으로 나타납니다.

비위

비위脾胃의 기운은 선천적으로 기운이 부족한 경우와 후천적으로 거친(불량한) 음식의 지속적인 섭취 및 심한 편식으로 인해 저하되는 경우로 나눌 수 있습니다. 후자의 경우 소화기 섭생이 잘못되면 원기가 저하되어 저항력이 떨어지면서 인체의 앞면, 즉 양명경陽明經이라고 불리는 곳의 기능이 예민해집니다. 결국 만성 식체, 소화불량, 만성 식욕부진, 수족냉증, 식은 땀, 잦은 복통, 안면부 피부 트러블(여드름 등), 교대변(설사와 변비의 반복) 양상이 초래됩니다.

신

신腎의 기운이 부족하면 더불어 음양陰陽과 기혈氣血의 기운도 쉽게 부족해집니다. 이와 같은 상황이 심해지면 인체에서 생명력을 생성하는 근본적인 기운이 떨어져 안면홍조, 잦은 고열 증상, 안구 건조증, 입 마름(구강 건조증), 쉰 목소리, 만성피로증후군, 비만, 성조숙증, 심각한 성장 부진 등이 동반되며 호흡기 합병증(중이염, 천식, 기관지염, 폐렴 등) 이환율이 증가합니다.

Q. 소아·청소년 알레르기 비염의 임상적 분류는 어떻게 되나요?

소아·청소년 알레르기 비염은 임상적으로 몇 가지 패턴으로 구분하여 치료합니다.

1. 증상의 이환 기간에 따른 분류

간헐성Intermittent 알레르기 비염은 연중 짧은 기간(1달 이내) 동안에만 증상이 심하게 나타났다가 사라집니다.

지속성Persistent 알레르기 비염은 최소 한 달 이상 오랜 기간 동안 전형적인 비염 증상 지속됩니다.

2. 증상의 심각 정도에 따른 분류

증상의 정도에 따라 경도, 중등도, 중증으로 나눌 수 있습니다.

3. 증상 시기에 따른 분류

계절성 알레르기 비염은 꽃가루가 날리는 봄철, 갑자기 춥고 건조해지는 가을철, 환절기 등 특정한 계절에 발생합니다. 통년성 알레르기 비염은 계절과 관계 없이 사시사철 즉 일 년 내내 증상 발현합니다.

Q. 다른 비염 증상과 알레르기 비염의 차이점은 무엇인가요?

비염은 여러 가지 종류로 나뉩니다. 서양 의학적으로는 급·만성 비염, 알레르기 비염, 혈관운동성 비염, 비후성 비염, 위축성 비염 등으로 분류되며, 한의학적으로는 비구鼻軌, 비옹鼻齆, 비분鼻噴, 비취鼻臭 등으로 구분됩니다.

사실 외부적으로 드러나는 표현만으로는 알레르기 비염과 그 밖의 다른 비염들의 증상이 엇비슷하기 때문에 겉으로 보이는 증상만으로는 질병의 본체를 결코 확정지을 수 없습니다. 반드시 한의원을 포함한 전문의료 기관을 방문하여 전문가들로부터 본인의 임상적 상태에 대한 정확한 판단을 받는 것이 좋습니다.

일반적으로만 설명하자면, 만성적인 맑은 콧물(코 훌쩍임), 지속적인 코막힘(코 킁킁거림), 발작적인 재채기 증상을 나타내면서 검사실 소견 상 'IgE(면역글로불린 E) 매개 염증 반응'이 확인되면 대부분 알레르기 비염으로 진단을 내리는데 더욱 정확한 진단을 위해서는 증상의 구체적 경향성(증상의 종류 및 정도, 증상의 최초 발생 연령, 추정되는 유발 요인 및 증폭 인자), 가족력, 주거 환경, 현재 연령, 직업, 알레르기 원인 물질에 대한 노출 여부, 합병증, 알레르기 과거력, 과거 치료 경력과 치료 반응 및 치료 경과 등에 대한 보다 자세하고 꼼꼼한 확인이 필요합니다.

Q. 가족 중에 알레르기 비염이 있을 경우 아이의 발병 가능성이 높아지나요?

통계에 의하면 소아·청소년 알레르기 비염 환자의 약 40%는 3촌 이내의 가까운 친인척 중 알레르기 질환 환자가 반드시 발현됩니다. 또한 한쪽 부모에게 알레르기 비염이 있을 때 자녀의 알레르기 비염 가능성은 약 50% 정도이며, 부모 모두에게 알레르기 비염이 있는 경우에는 그 발생 확률이 약 75%로 증가합니다.

Q. 소아·청소년 알레르기 비염의 또 다른 유발 요소는?

사실 소아청소년 알레르기 비염은 소아청소년 알레르기 천식과 함께 유전적 요인과 환경적 요인이 합쳐져서 생기는 대표적인 알레르기 질환입니다. 부모(조상)로부터 유전적으로 물려받은 알레르기 체질과, 알레르기를 일으키는 환경적 요소들이 서로 상호작용하여 나타나게 됩니다.

첫 번째로 고려할 사항이 나이입니다. 환자의 약 75% 정도가 만 25세 이전에 첫 증상을 경험한다는 사실을 감안했을 때, 항원Antigen에 대한 감작Sensitization 은 대부분 소아·청소년기에 생겨날 것으로 추정하고 있습니다. 특히 알레르기 비염 환자가 있는 집안에서 태어난 경우에는 출생 후 약 10년 동안이 소아·청소년 알레르기 비염 발생의 위험도가 제일 높은 시기입니다.

두 번째는 항원입니다. 알레르기 비염을 유발하는 원인 물질에 대한 항원을 보통 알레르겐Allergen이라고 말하는데 집 먼지 진드기, 꽃가루, 곰팡이, 애완 동물의 털 혹은 비듬, 바퀴벌레와 같은 곤충류의 분비물(또는 부스러기) 등과 같이 소아청소년의 호흡기 점막을 통해 접촉되는 물질들이 대표적인 항원입니다. 특정한 음식물이나 음식물 첨가제, 특정한 약물(주로 항생제나 해열제 또는 스테로이드와 같은 양약) 등에 의해서도 증상이 갑자기 나타날 수 있으니 각별한 주의가 필요합니다.

Q. 소아·청소년 알레르기 비염이 특정 계절이나 기후 변화에 영향을 많이 받나요?

환자들마다 예민하게 반응하는 원인 물질이 조금씩 다르기 때문에 천편일률적으로 특정한 계절에만 증상이 나타난다고 보기에는 무리가 따릅니다.

하지만 일반적으로 봄철에는 여기저기서 꽃가루가 많이 날리고, 일교차가 심해지며, 새 학기의 시작 또는 새 학교에서의 적응과 관련된 심리적 스트레스가 영향을 미칠 수 있습니다. 또한 중국으로부터 유입되는 다량의 황사와 미세먼지가 비염을 포함한 대부분의 호흡기 계통 질환에 있어 최악의 환경적 조건이라고 할 수 있습니다. 따라서 봄철에는 소아·청소년 알레르기 비염 환자들에게 더욱 각별한 집중 치료가 필요합니다.

Q. 단순 감기와 구분하는 확실한 방법이 있나요?

'우리 아이의 감기가 좀 오래 지속되고 있구나'라고 하는 안이한 마음으로 전문 의료기관을 방문했다가 소아·청소년 알레르기 비염으로 진단받는 경우가 굉장히 많습니다.

일반적으로 단순한 감기는 약 2주 정도 지나면 대부분 자연관해 또는 치유되는데 비해, 소아청소년 알레르기 비염은 원인 물질(항원)이 사라지지 않는 이상 해당 증상이 지속적으로 나타납니다. 특정한 환경 조건에서만 코 증상이 반복된다거나 약 2주 이상 코 증상이 나타난다면 한 번쯤은 전문가의 정확한 진찰을 받아보는 것이 좋습니다.

Q. 소아·청소년 알레르기 비염의 한의학적 치료법과 생활관리는?

소아·청소년 알레르기 비염의 한의학적 치료는 크게 두 가지 방향으로 접근합니다.

첫 번째는 원인이 되는 물질인 알레르겐(과잉 면역 반응을 유도하는 특정한 항원 물질)을 적극적으로 피하는 '환경요법(회피요법)'입니다.

두 번째는 '체질 편향성'과 '병증 심각도' 및 '증상의 고유한 패턴' 등에 따라 조금씩 달라지는 '개인별 맞춤 한약(소청룡탕, 갈근탕, 곽향정기산, 육군자탕, 양위탕, 육미지황탕, 신기탕, 보폐음, 형개연교탕, 양격산, 여택통기탕 등)을 복용하는 것입니다. 또 '특정한 경혈經穴을 중심으로 한 일반호침 자침 치료' 등이 중심이 되는 '면역 안정 요법'이 있습니다.

사실 알레르겐을 완벽하게 피하는 것이 가장 효과적인 치료법이긴 하지만 현실적으로 이를 모두 피하면서 살아가는 것이 거의 불가능하기 때문에 환경요법만으로는 충분한 체질개선 효과를 얻기 어렵습니다. 결국은 적절한 맞춤 한약 복용과 정기적인 침 치료 등을 통한 면역 안정 요법으로 소아·청소년 알레르기 비염 증상을 관리해나가는 것이 중요합니다.

Q. 소아·청소년 알레르기 비염 환경 요법이란?

환경요법은 알레르기 비염 뿐 아니라 아토피 피부염, 기관지 천식, 식이성 두드러기와 같은 모든 알레르기 질환의 치료에 있어 가장 기본적인 관리법이 될 수 있습니다. 따라서 알레르겐을 완벽하게 제거하거나 회피하는 것이 현실적으로는 불가능하더라도 최대한 열심히 피하는 것이 좋습니다.

임상적으로 중요하게 거론되는 주요 알레르겐은 집 먼지 진드기, 꽃가루, 애완동물의 털, 곤충, 곰팡이 등이 있으며 악화 요인으로는 담배 연기, 실내 오염물질, 기후 변화, 특정 약물, 심리적 스트레스 등이 있습니다.

최근 가장 많이 거론되고 있는 집 먼지 진드기는 섭씨 25℃, 습도 80%인 상태 즉, 습하고 따뜻하며 먼지가 많은 곳에서 가장 잘 번식합니다. 사람의 피부에서 떨어진 비듬을 먹고 살며 침대, 매트리스, 카펫, 천 소파, 옷, 인형 등에 많이 서식하기 때문에 침구류는 최소한 일주일에 한 번 이상 뜨거운 물로 세척하고 가능한 위 물건들과의 접촉을 피하는 것이 좋습니다. 더불어 집안의 실내 습도를 50% 이하로 유지하는 게 좋습니다.

Q. 알레르기 비염을 가지고 있는 아이가 애완동물을 원한다면?

최근 많은 임상적 문제가 되는 현상이 바로 강아지나 고양이와 같은 애완동물을 키우면서 발생되거나 증폭되는 알레르기 질환입니다. 애완동물의 피부에서 떨어지는 비듬과 털은 물론이거니와 애완동물의 소변과 타액도 알레르기 비염 증상 악화의 원인으로 작용할 수 있습니다. 안타깝지만 어느 정도 소아·청소년 알레르기 비염 증상이 관해寬解, Remission될 때까지는 애완물을 집에서 키우지 않는 것이 좋습니다. 또한 토끼도 알레르기 비염 증상을 악화할 수 있으니 학교에서 토끼를 사육하는 경우 가능한 해당 어린이는 접근하지 않도록 주의를 기울여야 합니다.

Q. 면역 안정 요법이란?

면역 안정 요법은 한마디로 알레르기 비염이라는 병증을 앓는 소아·청소년 환자들의 불균형한 몸 상태를 회복시키기 위해 폐肺와 비위脾胃 그리고 신腎의 떨어진 기운을 보태면서 기운을 따뜻하게 해주고 미소순환기능 개선을 통해 코 점막의 격렬한 반사 반응을 누그러뜨려주는 방식으로 접근하는 치료입니다. 환자들에 대한 한의학적 면역 안정 요법은 최소한 약 6개월~1년 이상 지속적으로 적용해야 뚜렷한 치료 효과가 유도되며 보통 약 2~3년간 관리해야 합니다. 물론 더 장기간 집중적으로 관리해야 하는 경우도 있습니다. 또한 일주일에 최소 1~2회 이상의 일반호침 치료와 맞춤 탕약 처방을 병행했을 때 훨씬 더 빨리 알레르기 비염 증상이 개선될 수 있습니다.

Q. 소아·청소년 알레르기 비염에 있어 한의학적 치료의 장점은?

겉으로 보이는 단순한 증상의 개선만이 아니라 불안정해진 면역 기능이 안정화될 수 있도록 '체질 개선을 도모하는 접근'을 취하기 때문에 리바운드 현상 Rebound Phenomenon과 같은 부작용이 적고 재발률이 낮습니다. 장기적으로는 아이들의 성장증진에도 도움이 되기 때문에 한마디로 일석삼조입니다.

Q. 악화 및 재발 방지를 위한 섭생 방법은?

소아청소년 알레르기 비염을 잘 관리하고 증상 악화와 재발을 최대한 방지하기 위해서는 우선 이 질환에 대한 정확한 이해가 필요하며 가급적이면 환경관리(회피요법)를 통해서 원인 물질과 악화 요인을 피해야 합니다. 소아청소년 알레르기 비염 치료 경험이 충분하게 축적된 한의사로부터 정기적으로 맞춤 한약(소청룡탕, 갈근탕, 곽향정기산, 육군자탕, 양위탕, 육미지황탕, 신기탕, 보폐음, 형개연교탕, 양격산, 여택통기탕 등)을 복용하는 것이 좋고 또한 어느 정도 증상 호전이 이루어지고 많은 증상이 조절 되었다 하더라도 재발 방지를 위해 꾸준히 진찰과 상담을 받는 것이 좋습니다.

가정에서는 다음과 같은 식이요법을 적용해 보는 것도 소아청소년 알레르기 비염에 따른 후비루성 기침을 완화하는데 도움 될 수 있습니다.

'무'는 비타민 C와 수분이 무척 풍부해서 소아청소년들의 잦은 기침을 완화시켜 줄 뿐만 아니라 가래 제거에도 큰 효능을 가지고 있습니다. 특히 어린아이가 목감기를 심하게 앓을 때 무즙을 내어 꿀을 조금 타서 먹이면 증상이 완화될 수 있습니다.

'오미자'도 추천할 수 있는 좋은 건강식품입니다. 단백질과 칼슘, 인, 철, 비타민 B1은 물론 사과산이나 주석산 등과 같은 유기산도 많이 함유되어 있어 아

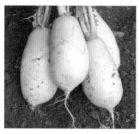 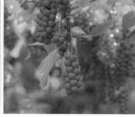 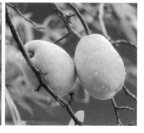

▲ 무   ▲ 오미자   ▲ 모과

이들의 떨어진 식욕을 돋우고 피로를 풀어주며 소아청소년 알레르기 비염에서 비롯된 만성 기침과 천식 증세를 가라앉혀 줍니다. 어린 아이들은 오미자에 꿀을 조금 넣어 따뜻한 차로 마시면 좋습니다.

'모과'는 만성화된 후비루 증세와 알레르기 비염으로 인한 기침에 효과적입니다.

이 외에도 은행과 호두 역시 미소 혈행 순환microcirculation 기능을 돕고 만성 기침을 완만하게 가라앉히는 효능이 있습니다.

한 방 이 답 이 다

소아·청소년 호흡기 감염 질환

—

호흡기면역강화탕, 호흡기능개선침

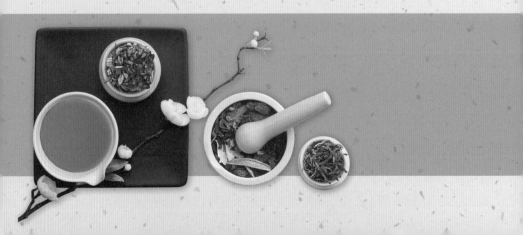

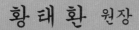

황 태 환 원장

- 경희대학교 한방소아과 박사 과정
- 前 국립 한국한의학연구원 조사패널
- 前 울산 KBS라디오 건강패널
- 前 산청군 한의약건강증진 HUB보건사업 자문위원
- 네이버 육아카페 '맘스홀릭 베이비' 상담 한의사
- 대한한방소아과학회 정회원
- 병인학회 정회원

울산 아이누리 한의원

주소 울산시 남구 삼산로272 프리던스빌딩 7층
전화 052-225-1075
홈페이지 inurius.blog.me

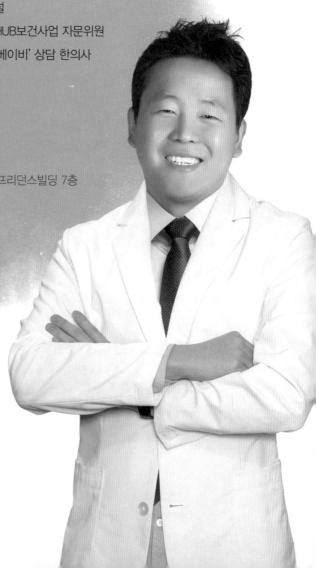

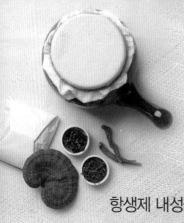

항생제 내성균으로부터 우리 아이 건강 지키기!

소아·청소년 호흡기 감염 질환

대표요법 호흡기면역강화탕(湯), 호흡기능개선침(鍼)뜸(灸)

———

열이 나고, 콧물이 흐르고, 기침이 나거나, 머리가 아프면 우리는 흔히 감기에 걸렸다고 생각한다. 아니 진단한다는 말이 더 가깝다. 그리고 병원에 가서 주사를 맞거나 약을 먹는다. 대부분의 사람들이 이런 과정을 잘못됐다고 생각하지 않는다. 오히려 곧장 병원에 가지 않거나 약을 먹지 않으면 '왜 병을 키우고 있느냐'고 욕을 먹기도 한다.

빨리빨리, 신속함이 익숙한 한국인들은 증상도 얼른 쫓아내야 속이 후련하다. 하지만 이러한 신속함이 아이들의 건강을 해치고, 약을 오남용하는 심각한 결과를 낳고 있다. 우리는 과연 감기에 대해, 호흡기계 감염에 대해 얼마나 알고 있는 것일까?

소아·청소년 호흡기 감염 질환에 대해 알아보고, 항생제 오남용을 줄여서 항생제 내성균(슈퍼 박테리아)으로부터 우리 아이 건강을 지켜줄 올바른 의학 상식을 쌓아보자.

소아·청소년 호흡기 감염 질환에 대한 일문일답

Q. 열이 나는 원인은 무엇인가요?

아이들이 '열熱, Fever'이 나는 제일 흔한 원인은 상기도 감염으로 인한 인두염 증, 즉 '목이 부어서'입니다. 간혹 요로 감염 등의 다른 원인으로 열이 나는 경우도 있지만 여기서는 주로 상기도 감염으로 인해 열이 나는 상황에 대해서 얘기하도록 하겠습니다.

보통 집이나 병의원에서 많이 사용하는 귀 체온계로 38℃가 넘어가면 열이 난다고 보면 됩니다. 사람들은 열이 나면 빨리 해열제를 먹어 열을 내리는 게 좋다고 알고 있고, 실제로 그렇게 하고 있습니다. 하지만 열이 나는 상황은 의학적으로는 우리 몸에 이로운 면역학적 반응입니다. 열이 나는 이유는 바이러스, 세균 같은 병원체에 감염돼 병이 생기려고 할 때, 감염원과 싸워 이겨내기 위해 우리 몸이 체온을 높이기 때문입니다. 미국소아과학회AAP에선 아래와 같이 이야기하고 있습니다.

"아픈 아이에게 대부분의 열은 이로운 반응이다. 열은 우리 몸이 감염원과 싸워 이겨내는 것을 돕는다."

"Most fevers are good for sick children. They help the body fight infection."
열은 곧 감염과의 싸움이라는 걸 기억할 필요가 있습니다Fever=Fight infection.
그렇기 때문에 해열제를 오남용하여 열을 계속 내리면 오히려 병을 더 길어지
게 하면서 합병증을 유발할 수도 있습니다.

흔하지는 않지만 해열제 부작용으로 뇌수막염이 발생할 수 있습니다. 《소아
과진료》 책에서도 "해열제를 씀으로써 병 자체의 경과에 대하여 불리한 영향
을 줄 수 있다"라고 얘기하고, 〈미국소아과학회〉에서도 "열은 우리 몸의 면역
시스템을 활성화시켜 미래 감염을 막아주는 역할을 한다Keep in mind that fever is
fighting the infection. It also boosts the immune system to prevent future infections"고 얘기하고
있습니다.

Q. 올바른 해열제 사용법을 알려주세요

해열제 사용의 가장 중요한 원칙은 "열이 나더라도 아이가 힘들어 하지 않으
면 해열제를 쓸 필요가 없다"입니다.

그럼, 체온계 숫자를 이용한 해열제 사용법에 대해 알아보겠습니다.

〈미국소아과학회〉에서 말하는 해열제 사용법

- Low grade fever(37.8–39℃): Helpful, good range. Don't treat.

- Average fever(39–40℃): Helpful, Treat if it causes discomfort.

- High fever(40℃): Cause discomfort but is harmless. Always treat.

- Dangerous fever(42.2℃): Fever itself can be harmful.

40℃를 기준으로 40℃ 이하 열(38, 39℃)에는 아이 컨디션에 따라 힘들어하면

해열제를 복용하고, 컨디션이 괜찮다면 안 먹이는 게 좋습니다. 대신 40℃가 넘어가면 아이 몸에 해는 없지만 해열제를 먹이면 됩니다. 열 자체만으로 해가 되려면 42.2℃는 되어야 합니다. 예외적으로 선천적 심장·폐 질환자, 수술 직후, 탈수 또는 영양 결핍처럼 건강에 심각한 문제가 있는 아이는 열이 나는 상황이 아이에게 무리가 될 수 있으니, 열이 나면 일찍 해열제를 사용해주세요.

열에 대한 오해와 진실

많은 분들이 잘 못 알고 있는 '열 공포Fever Phobia'에 대해 알아보겠습니다.

1. 열은 몸에 해롭고, 고열이 나면 뇌에 문제를 일으켜 머리가 나빠진다?
모두 틀린 내용입니다. 열은 우리 몸에 이로운 면역학적 반응으로 병을 이기게 도와줍니다. 일반인들이 얘기하는 고열(39, 40℃)은 뇌에 문제를 일으키지 않습니다. 오히려 해열제 부작용으로 흔하지는 않지만 뇌수막염이 있습니다.

2. 열이 나면 열성 경련을 할 수 있으니, 해열제를 먹어서 예방해야 한다?
틀린 내용입니다. 해열제에는 열성 경련 예방효과는 없습니다. 열성 경련을 한 번이라도 한 자녀를 두신 부모님들이 제일 많이 해열제를 오남용하시는데, 해열제는 앞에서 얘기한 방법에 따라 복용하시는 것이 가장 안전하며 건강에도 도움이 됩니다.
열성 경련은 중추 신경계 감염(뇌수막염, 뇌염 등) 없이 주로 상기도 감염에 의해 열이 나면서 경련을 하는 증상입니다. 아이들에게서 2~5% 비율로 발생하니 흔하게 나타나는 편입니다. 보통의 경련은 15분을 넘지 않고, 24시간 이내 재발하지 않습니다. 단순 열성 경련은 예후도 좋고, 지능 장애와 같은 후유증을 남기지 않기 때문에 크게 걱정하지 않으셔도 됩니다.

대신 경련을 한다면 잘 관찰하시고(의사에게 경련 양상을 얘기), 주위에 위험한 물건은 치워주시고, 구토 시 흡입 방지를 위해 고개만 살짝 옆으로 돌려주시면 됩니다.

3. 해열제를 먹어야 열이 떨어지고, 열이 나는 기간을 줄여준다?

해열제의 역할은 현재 체온에서 1~1.5℃ 정도 내리는 것 뿐, 열이 나는 기간을 줄여주지 못합니다. 해열제를 복용하지 않아도 아이 컨디션이 괜찮고, 심각한 질환이 아니고, 합병증 없다면 열은 우리 몸이 감염원과 싸워 이겨내면서 저절로 떨어집니다. 오히려 해열제를 오남용하면 병이 낫기까지 기간이 더 길어질 수 있으며, 해열제 부작용이 훨씬 더 몸에 해롭습니다.

Q. 약열 혹은 약물열이란 무엇인가요?

열이 나는 원인 중에서는 약물열 또는 약열도 있습니다. 이름 그대로 약물 부작용으로 열이 나는 증상입니다. 아이들이 감기 때문에 복용하는 항생제, 항히스타민제가 가장 흔하게 약열을 일으킵니다. 아래는 〈네이버 지식백과〉 검색 결과 중 일부입니다.

"약열은 항생제의 과민성 부작용으로 입원환자 발열의 약 10~15%가 약열로 보고된 바 있습니다. 약열은 어떤 항생제에 의해서도 유발될 수 있으나, 항생제 이외의 약물에 의해서도 많이 유발되므로 약열을 일으킨 원인 약제를 찾기는 쉽지 않습니다. 감염증의 증상은 호전되고 있는데 특별한 원인 없이 다시 열이 나는 경우에는 약열이 아닌지 반드시 고려해야 합니다. 대개는 원인 약제를 끊은 후 72시간 이내에 정상 체온으로 회복됩니다."

Q. 한의학적 열 치료법은 무엇인가요?

아이가 열이 났을 때 한의원에 내원하면 우선 왜 열이 나는지 원인을 파악합니다. 열이 났을 때 가장 중요한 것은 체온계 숫자가 아니라, 열이 나는 원인을 파악해 치료하는 것입니다. 바이러스 감염으로 인한 상기도 염증 때문에 열이 난다면 쌍황련탕 또는 은교산 같은 천연 한방 감기약을 처방하여 소염 작용과 항바이러스 작용으로 열이 나는 원인을 치료합니다. 그리고 열이 나면 위장 기능이 떨어져 있는 경우가 많기 때문에 침 치료를 통해 소화기능 회복을 돕습니다.

열이 나거나 호흡기 감염 질환 진단에 있어서 가장 중요한 것은 원인이 바이러스성인지 세균성인지를 파악하는 것입니다.

아이들 상기도 감염 질환의 원인 대부분은 감기 같은 바이러스이기 때문에 특별한 치료약이 없고, 우리 몸의 면역력으로 이겨내는 수밖에 없습니다. 그 사이 불편한 증상이 심하면 대증 치료를 짧게 병행합니다. 하지만 대증 치료는 증상을 억제하는 것 이외에도 우리 몸의 정상적인 면역 반응까지 억제하기 때문에 대증 치료 오남용은 득보단 실이 더 클 수 있어 주의하셔야 합니다.

만약 감염의 원인이 세균성이라면 항생제가 치료약입니다. 이와 관련된 〈미국 소아과학회〉 책 내용이 있어 인용합니다.

Most infections in children are caused by a virus. Antibiotics do not help.
아이들 감염 질환 대부분은 바이러스가 원인이고, 바이러스 감염 질환에 항생제는 도움이 안 됩니다.
Viruses cause
• 100% of colds 감기 100%

- 95% of new coughs 새로운 기침 95%
- 95% of fevers 열나는 원인 95%
- 80% of sore throats 목감기 80%
- 90% of pneumonia 폐렴 90%
- 99% of diarrhea and vomiting 위장염 99%

항생제는 세균 감염을 치료하는 약이고, 바이러스 감염 질환에는 아무 효과가 없습니다. 아이들 건강과 성장을 위해, 항생제 내성균(슈퍼 박테리아) 문제를 해결하기 위해 항생제 오남용을 줄이는 것이 중요합니다. 항생제를 오남용하는 흔한 질환인 감기, 급성 기관지염, 급성 부비동염(축농증), 중이염에 대해 알아보겠습니다.

Q. 감기를 건강하게 이겨내는 방법은?

감기는 한의원에서 제일 많이 보는 질환입니다. 바이러스에 감염돼 걸리는 급성 상기도 감염으로 코막힘, 콧물, 인후통, 기침, 미열(또는 고열), 두통 및 근육통과 같은 증상이 나타나지만 특별한 치료약은 없고, 저절로 치유됩니다.

감기에 걸렸을 때 가장 중요한 것은 휴식입니다. 무리하면 병을 더 키우게 됩니다. 미온수 섭취를 늘려주시는 것이 증상 완화와 회복에 도움이 됩니다.

감기에 관한 오해와 진실

1. 감기에 걸리면 감기약을 먹어야 빨리 낫는다?

감기약이 치료기간을 줄이지는 못합니다. 휴식과 충분한 수분 섭취, 적절한 영양 공급을 통해 우리 몸의 면역력이 잘 발휘되는 수밖에 없습니다. 감기약들은 대증약입니다. 증상(콧물, 코막힘, 기침, 통증 등)을 억제시키는 약인데 그 과정에서 우리 몸의 정상적인 면역 반응까지도 억제해 오히려 병을 더 키울 수 있습니다. 예를 들면 콧물 때문에 먹는 항히스타민제는 콧물을 말리는 약인데, 콧물만 말리는 것이 아니라 우리 몸의 정상적인 점액(눈물, 콧물, 침 등) 분비까지 방해합니다. 이로인해 점막을 건조하게 하고 섬모운동 장애를 초래하여 2차 세균 감염(폐렴 등)의 위험성과 부비동염(축농증), 중이염의 발생 빈도를 높이는 부작용이 있습니다. 이 외에도 변비, 녹내장, 소변 저류, 전립선 비대증, 코피, 비염 등의 부작용을 유발할 수 있습니다.

어린 아이들에게는 감기약의 안전성과 유해성 때문에 복용을 추천하지 않거나 금하고 있습니다. 미국식약처인 FDA와 미국소아과학회 모두 만 4세 이하 아이에게는 기침, 감기약 사용을 추천하지 않거나 금하고 있습니다. 영국이나 유럽 등의 대부분의 의료 선진국에서도 비슷합니다. 〈미국소아과학회〉 책에 적힌 내용을 인용합니다.

"만 4세 이하 아이에게는 어떤 기침, 감기약도 사용하지 마세요."(이유: 안전하지 않아서 FDA 승인을 받지 못 했습니다.)

"Before your child is 4 years of age, never use any cough or cold medicines."(Reason: Unsafe and not approved by the US Food and Drug Administration.)

2. 항생제를 먹어야 감기가 빨리 낫고, 세균성 합병증 예방을 도와준다?

항생제는 감기 치료 경과에 아무 효과가 없고, 기관지염 · 폐렴 등의 합병증 예방 효과도 없습니다. 감기 같은 바이러스 감염 질환에 불필요한 항생제 오남용은 전세계적으로 심각한 문제인 항생제 내성균(슈퍼 박테리아)과 항생제 부작용(면역력 저하, 장건강 악화, 비염·천식·아토피 등 알레르기 질환 유발, 성장 악영향 등)을 유발할 수 있습니다.

3. 감기에 걸렸을 때 누렇거나 녹색의 콧물이 나면 항생제를 먹어야 한다?

감기에 걸리면 처음에는 맑은 콧물이 나오다가 2~3일이 지나면 점점 진해져서 누렇고 탁한 콧물이 납니다. 이와 같은 증상은 감기의 자연 경과로 인한 것이지 세균의 합병증 때문은 아닙니다. 그래서 항생제는 필요치 않습니다. 〈미국소아과학회〉 책에서도 감기와 콧물 색의 변화에 대한 내용이 있어 인용합니다.

"Nasal discharge changes color during different stages of a cold. This is normal. It starts as a clear discharge and later becomes cloudy. Sometimes it becomes yellow or green colored for a few days. This is still normal."

American Academy of Pediatrics
DEDICATED TO THE HEALTH OF ALL CHILDREN

Five Things Physicians and Patients Should Question

1 Antibiotics should not be used for apparent viral respiratory illnesses (sinusitis, pharyngitis, bronchitis).
Although overall antibiotic prescription rates for children have fallen, they still remain alarmingly high. Unnecessary medication use for viral respiratory illnesses can lead to antibiotic resistance and contributes to higher health care costs and the risks of adverse events.

2 Cough and cold medicines should not be prescribed or recommended for respiratory illnesses in children under four years of age.
Research has shown these products offer little benefit to young children and can have potentially serious side effects. Many cough and cold products for children have more than one ingredient, increasing the chance of accidental overdose if combined with another product.

아이가 감기에 걸려서 한의원에 내원하게 되면 현재 감기의 진행과 합병증 유무를 확인하고 호흡기 면역력 회복에 도움을 줄 수 있는 쌍화탕 등을 처방합니다. 건강 회복을 돕고, 쌍황련탕 같은 소염 작용을 하는 한약을 복용하여 감

Hindawi Publishing Corporation
Evidence-Based Complementary and Alternative Medicine
Volume 2013, Article ID 987326, 7 pages
http://dx.doi.org/10.1155/2013/987326

Review Article

**Chinese Medicine Injection Shuanghuanglian for
Treatment of Acute Upper Respiratory Tract Infection:
A Systematic Review of Randomized Controlled Trials**

Hongwei Zhang,[1] Qin Chen,[2] Weiwei Zhou,[3] Shi Gao,[3] Huiguang Lin,[3] Shuifen Ye,[4]
Yihui Xu,[4] and Jing Cai[4]

▲ 급성 상기도 감염질환 치료에 한약, 쌍황련 효과

기 치료나 합병증을 줄이는 치료를 병행합니다. 감기에 걸리면 아이들은 위장 기능도 떨어져 있는 경우가 많아서 침치료를 통해 소화 기능을 개선시킵니다.

Q. 급성 기관지염이면 항생제를 먹어야 하지 않나요?

아이들이 감기 합병증으로 잘 걸리는 급성 기관지염도 대부분 바이러스 감염으로 발생하기 때문에 항생제는 기관지염 치료나 세균 감염을 예방하는데 도움이 되지 않습니다. 바이러스가 원인이기 때문에 감기처럼 특별한 치료약이 없고 무리만 하지 않는다면 별다른 치료 없이도 약 2주 정도면 저절로 낫습니다. 열이 있는 경우도 있으나 대개는 없거나 미열인 경우가 많습니다.

대신 고열이 나면서 기침이 심해지면 2차 세균 감염 등의 합병증이 발생한 것일 수 있으니 항생제 치료가 필요할 수 있지만, 이와 같은 경우는 보통의 건강한 아이들에게는 잘 일어나지 않습니다.

대부분의 부모님들이 아이가 기침을 하면 기침약을 빨리 먹는 게 좋다고 생각하시고 그렇게 하고 있습니다. 기침약은 기관지를 튼튼하게 해 기침을 멈추는 것이 아니라, 기관지를 살짝 마취시켜 기침을 억제하는 것입니다. 기관지염, 폐렴 등을 일으키는 것은 기침이 아니라 바이러스, 세균 같은 병원체입니다. 기침은 이런 병원체들의 감염으로 생기는 분비물이나 노폐물을 배출하기 위해서 하는 것인데 오히려 기침약을 복용해 기침이 억제되면 기관지염, 폐렴의 경과에 좋지 않은 영향을 줄 수 있습니다.

대신에 기침이 너무 심해 잠을 못 잘 정도거나 일상생활이 불편할 정도, 기침 때문에 가슴의 통증이 느껴질 정도면 기침약을 짧게 복용하는 것이 좋습니다. 미국소아과학회 책에서도 기침에 관한 내용이 있어 소개합니다.

"기침을 해서 가래 같은 점액을 뱉는 것이 중요합니다. 기침은 폐렴으로부터 폐를 지켜주는데 도움을 주는 좋은 증상입니다."

"Coughing up mucus is very important. It helps protect the lungs from pneumonia. A cough can be a good thing."

아이가 급성 기관지염에 걸려서 한의원에 내원하게 되면 호흡기 면역력 회복을 돕는 쌍화탕이나 쌍황련탕을 복용하여 소염 작용을 통해 기관지염을 치료하고, 침·뜸 치료를 통해 호흡기 기혈 순환을 개선시킵니다.

Q. 급성 축농증(부비동염)이면 항생제를 먹어야 하지 않나요?

감기나 비염 합병증으로 잘 생기는 급성 부비동염은 부비동 점막에 급성으로 발생한 염증성 질환입니다. 질환 기간이 4주 이내로 대부분 95~99.5%가 바이러스가 원인입니다. 그래서 급성 부비동염 역시 항생제는 거의 필요 없습니다. 바이러스성 부비동염이 세균성 부비동염보다 20~200배 더 흔히 발생합니다.

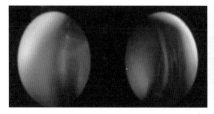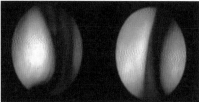

▲ 급성 축농증 항생제 없이 한방 치료 후 호전된 사진

> 급성 부비동염의 주원인은 바이러스 감염이고, 0.5~2% 정도가 세균 감염으로
> 진행합니다. 대부분의 급성 부비동염은 항생제 치료 없이 2주 안에 낫습니다.
>
> [미국 알러지 천식&면역 학회]

대신에 노랗거나 녹색의 콧물과 고열(39℃ 이상)이 최소 3~4일 정도 났거나, 아이가 기침을 하면서 녹색의 끈적한 콧물감기가 10일 이상 지속되면 이것은 세균성 부비동염일 수 있습니다. 이때는 항생제 치료가 필요합니다.

한의원에 급성 부비동염으로 내원하게 되면 형개연교탕 등의 한약 복용을 통해 콧물의 배출을 돕고 침·뜸 치료를 통해 코 주변 기혈 순환을 원활히 해서 급성 부비동염을 치료합니다.

Q. 급성 중이염이면 항생제를 먹어야 하지 않나요?

급성 중이염의 원인 또한 바이러스가 세균보다 더 많습니다. 그래서 급성 중이염도 최소한 절반 이상은 항생제가 필요 없으며 항생제 치료 없이 호전됩니다. 특히 아이의 나이가 만 2세가 넘었다면, 39℃ 이상 고열이 나지 않거나, 심한 통증을 호소하지 않는다면 항생제를 복용하지 않고 우선은 경과를 관찰합니다.

만약 고열이 나면서 통증이 심하다면 항생제를 처방할 수 있습니다. 또한 6개월 미만의 어린 아이가 급성 중이염이 의심이 된다면 항생제를 처방할 수 있습니다.

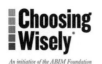

American Academy of Family Physicians

AMERICAN ACADEMY OF
FAMILY PHYSICIANS

**Fifteen Things Physicians
and Patients Should Question**

**Don't prescribe antibiotics for otitis media in children aged 2–12 years
with non-severe symptoms where the observation option is reasonable.**

The "observation option" refers to deferring antibacterial treatment of selected children for 48 to 72 hours and limiting management to symptomatic relief. The decision to observe or treat is based on the child's age, diagnostic certainty and illness severity. To observe a child without initial antibacterial therapy, it is important that the parent or caregiver has a ready means of communicating with the clinician. There also must be a system in place that permits reevaluation of the child.

▲ 미국 가정의학회에서 발표한 중이염 항생제 오남용에 대한 반대 의견

급성 중이염으로 한의원에 내원하게 되면 항생제를 복용해야 하는 경우인지를 우선 판별하고 항생제가 필요하지 않은 급성 중이염이라면 쌍황련탕 등의 탕약을 복용해 소염 작용을 돕고 침·뜸 치료를 통해 코점막을 튼튼하게 하고 이관의 환기를 개선해 중이염을 치료합니다.

Q. 항생제 내성균(슈퍼 박테리아) 문제를 해결하려면?

항생제 오남용을 줄이는 것이 무엇보다 중요합니다. 항생제는 성장기 아이들 성장판에 손상을 줄 수도 있습니다. 뉴욕의대에서 발표한 연구내용입니다.

"A new study found that short, high-dose pulses of tylosin had the most pronounced and long-lasting effect on weight gain, while amoxicillin had the biggest effect on bone growth—a prerequisite for increased height."

즉, 타일로산Tylosin 항생제가 체중 증가(비만)에 가장 현저하고 오래 지속되는 효과를 나타내었고, 아목시실린Amoxicillin 항생제는 키 성장에 대한 전제조건인 뼈 성장에 가장 큰 영향을 미치는 것으로 나타났습니다.

결론만 다시 한번 얘기한다면 급성 기관지염, 급성 부비동염은 항생제를 쓸 일이 거의 없고, 급성 중이염 또한 항생제가 필요한 세균성 감염보단 항생제가 필요 없는 바이러스성 감염이 더 많습니다.

전 세계적으로 심각한 위협이 되고 있는 항생제 내성균(슈퍼 박테리아)과 관련해 美 하버드 건강 블로그 "Harvard Health Blog"의 게시글 "Is the 'full course of antibiotics' full of baloney?"의 결론은 다음과 같습니다. 참고로 이 글은 세계에서 가장 오래된 의학 저널 중 하나인 〈British Medical Journal〉에 실린 연구논문을 하버드 의대에서 일반인들이 이해하기 쉽게 쓴 글입니다.

- 항생제는 제한된 자원이므로 현명하고 선택적으로 사용해야 한다.
- 항생제는 대장 질환인 Clostridium difficile colitis와 같은 심각한 부작용이 생길 수 있다.
- 항생제를 충분히 복용해야 항생제 내성균 발생을 줄인다는 근거는 없다. 사실 그 반대로, 항생제를 짧게 복용해야 항생제 내성균 발생을 줄인다가 옳을 수 있다.
- 항생제 치료 기간에 대한 지침은 때로는 자의적이며, 일부 환자는 더 빨리 회복하여 다른 환자보다 항생제가 더 적게 필요할 수 있다.
- 그럼에도 항생제 치료 기간에 대해서는 의사의 지시를 따라야한다.
- 기분이 나아지고 더 이상 항생제가 필요하지 않을 수도 있다고 생각되면 의사

에게 먼저 물어보아라.

- 항생제 투여는 모든 감염에 반드시 필요한 것은 아니다. 특히, 대부분의 상기도 감염(감기, 급성 부비동염 등)은 바이러스성이며 항생제는 필요하지 않다.

- Antibiotics are a limited resource, and they should be used wisely and selectively.

- Antibiotics may also have serious side effects, such as the major intestinal ailment Clostridium difficile colitis.

- There is no evidence that longer courses prevent the development of antibiotic resistance. In fact, just the opposite may be true.

- Instructions about length of antibiotic therapy are sometimes arbitrary, and some patients may recover faster and need fewer days of antibiotics than others.

- You should still follow your doctor's instructions about the length of antibiotic therapy.

- If you are feeling better and think that you may not need the entire course, be sure to ask your doctor first.

- Antibiotic administration is not necessary for all infections. In particular, most upper respiratory infections are viral, and do not respond to antibiotics.

한의학 치료를 통해 면역력을 회복하고 우리 몸의 생리 기능을 개선한다면, 대부분의 급성 바이러스성 호흡기 감염 질환(감기, 급성 기관지염, 급성 부비동염, 급성 중이염)을 항생제 없이 건강하게 이겨낼 수 있습니다.

한 방 이 답 이 다

생리불순과 무월경

인애탕가감, 왕뜸, 심부온열요법

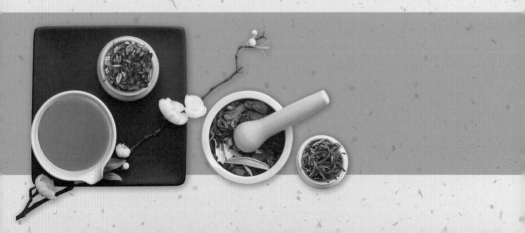

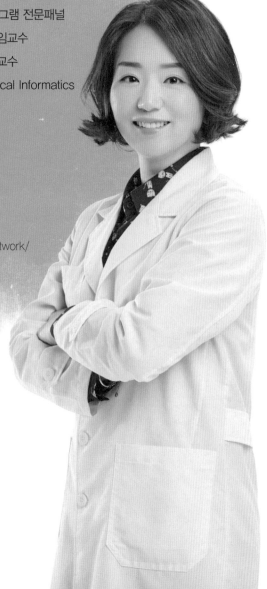

지은혜 원장

- 수원 인애한의원 대표원장
- 한방부인과 전문서적 "생명의 꽃을 피우다" 집필
- SBS '좋은 아침' 외 다수 방송프로그램 전문패널
- 前 영남이공대학 보건과학계열 겸임교수
- 前 대경대학 병원의료행정과 외래교수
- 경북대학교 의과대학 대학원 Medical Informatics 석사과정 수료
- 동국대학교 한의과대학 졸업

수원 인애한의원

주소 경기도 수원시 영통구 영통동
  청명남로 44, 5층
전화 031-205-5659
홈페이지 www.omdi.co.kr/home/network/
  suwon.jsp

생리불순과 무월경

대표요법 인애탕가감, 왕뜸 심부온열요법

—

한 달에 한 번. 여성들이 예민해지는 순간. 말로 표현할 수 없는 이 시기의 괴로움은 생리 중인 여자라면 누구나 안다.

생리는 여성건강 그리고 자궁과 난소의 상태를 살필 수 있는 척도이다. 여성 건강에 큰 영향을 미치는 여성호르몬이 제대로 분비되고 있는지를 알려 주기 때문이다. 생리가 정상적이지 않다면 특정 질병의 신호일 수도 있고, 어쩌면 난임의 원인이 될 수도 있다. 특히, 3개월 이상 무월경이라면 당신의 자궁은 위험신호를 울리고 있는 것이다. 과연 나의 여성호르몬은 정상적으로 분비되고 있는 걸까?

만약 장담한다면 오산일지도 모른다. 내 몸 스스로 호르몬을 분비해야만 치유되는 생리불순과 무월경! 일시적이고, 인위적인 방법이 아닌, 독소를 제거하고 혈류의 흐름을 개선하는 '자궁 힐링 요법'으로 내 몸의 자궁을 깨워보자.

생리불순과 무월경에 대한 일문일답

Q. 우리 몸은 왜 생리를 하나요?

한 달에 한 번 하는 생리는 여성에게 있어 건강의 지표라고 볼 수 있습니다. 여성 건강에 큰 영향을 미치는 여성호르몬이 정상적으로 분비되고 있는지를 알려 주기 때문입니다. 만약 생리가 정상적이지 않다면 특정 질병의 신호일 수도 있고, 난임의 원인이 되기도 합니다.

가임기 여성의 성숙한 난소에서는 주기적으로 배란이 일어납니다. 이 배란을 전후로 난자는 자궁내막에서 분비된 호르몬에 의해 증식과 분비를 거쳐 착상을 준비합니다. 만약 배란된 난자가 착상, 즉 임신이 되지 않으면 자궁내막은 저절로 탈락되어 배출되는데, 이를 생리라고 합니다. 가임기는 난자가 배란되어 임신이 가능한 기간을 뜻하는 것으로, 초경이 시작되는 때부터 폐경이 될 때까지를 가임기라고 할 수 있습니다.

따라서 생리는 일차적으로 임신이 가능한 여자의 몸 상태를 말하며, 여성의 몸이 정상적인 생식기능을 가지고 있다는 것을 의미합니다. 나아가 한의학에서 여성은 "포胞에 12경맥經脈이 다 연결되어 있다"라고 합니다. 여기서 포는

자궁을 말하는데, 결국 자궁에서 일어나는 주기적인 생리현상은 여성의 건강
과 몸 상태를 반영하는 중요한 대사의 한 부분이라고 할 수 있습니다.

Q. 생리불순은 어떻게 구별하나요?

생리불순은 표준화된 의학적 질병명이 아닌 정상 범위를 벗어난 불규칙한 생
리를 뜻하는 용어입니다. 좁은 의미의 생리불순은 생리 주기가 지나치게 빠르
거나 늦을 때, 혹은 생리 주기의 변화가 커서 예측하기 어려울 때를 의미합니
다. 그러나 넓은 의미에서는 생리양의 이상, 생리 기간의 이상, 생리통의 이상,
생리 혈색과 모양의 이상까지 포함해 정상범주를 벗어난 생리를 의미합니다.
여성의 몸은 한 달을 기준으로 시상하부-뇌하수체-난소-자궁이 이루는 호
르몬 축의 상호작용에 따라 유기적으로 변화를 겪으면서 생리를 하게 되는데,
이 축이 흔들리거나 변화가 생기면 여성의 생리 역시 흔들리게 됩니다.

Q. 생리불순에도 종류가 있나요?

생리불순은 단순히 주기가 맞지 않은 경우만 생리불순으로 보는 것이 아니라,
생리의 시작부터 그 양과 통증 등 나타나는 양상까지 포함해서 설명할 수 있
습니다.

1. 초경의 시작

정상적인 월경이 시작하는 시기는 보통 사춘기인 9세에서 17세 사이입니다. 그
리고 평균적으로는 12.5세 정도에 월경을 시작합니다. 만약 사춘기가 됐는데
도 생리를 시작하지 않거나 초경이 너무 늦어지는 경우 선천적인 질환의 가능

성을 의심할 수 있으니, 2차 성징이 모두 나타난 후에도 초경이 늦어진다면 반드시 산부인과를 방문해 검사받아야 합니다.

2. 정상 생리주기
정상적인 생리주기는 평균적으로 28일입니다. 약간씩 생리날짜가 맞지 않더라도 21~35일까지는 정상 범주로 보고 있습니다. 하지만 생리주기가 20일 이하이거나, 40일 이상이 되는 경우에는 병적인 생리불순일 수 있습니다.

3. 주기 계산법
보통 사람들은 생리가 끝나는 날을 기준으로 생리 날짜를 계산하는 경우가 많습니다. 그러나 생리주기를 계산할 때는 생리를 처음 시작한 날로부터 그다음 시작일까지를 1주기로 봅니다. 요즘에는 생리주기를 편하게 계산하고 기록할 수 있는 애플리케이션이 많이 있으니 매달 같은 날에 생리를 하지 않는다면 주기를 확인해보는 게 좋습니다.

정상 생리의 기준

주기	21~40일 (마지막 생리 시작일로부터 다음 생리 시작 전날까지 계산)
생리기간	2~7일
양	생리기간 동안 중형패드 15~25개 정도
양상	덩어리가 없는 맑은 선홍색

4. 생리주기에 따른 월경불순
생리 시작일과 그다음 시작일 사이의 간격이 24일보다 짧을 때를 '빈발월경', 간격이 35~40일 이상으로 길어질 때를 '희발월경', 평소 생리주기의 3배 이상 생리가 없거나 6달 이상 생리가 없을 때를 '무월경'이라고 합니다.

생리주기의 불순 중 초경부터 무월경이거나, 선천기형, 뇌하수체 종양, 난소부전인 경우는 '원발성'이라 하고, 또 정상초경과 생리를 하다가 중단한 경우는 '속발성'이라고 합니다.

5. 생리량과 기간

정상적인 생리량과 기간은 2~7일 정도로 하루에 중형패드 3~5개 정도지만, 나이가 들면서 점점 감소하게 됩니다. 과소월경은 이보다 생리량이 지나치게 적은 경우, 과다월경은 생리기간이 8일 이상 또는 생리량이 80ml 이상인 경우를 말합니다.

6. 생리통

생리통은 생리불순의 다양한 경우 중에서도 가장 직접적으로 여성들을 괴롭히는 증상입니다. 원발성 생리통은 기능적 생리통으로 생리 시작기준 1~2일까지 복통, 요통, 치골통이 나타납니다. 반면, 속발성 생리통은 기질적 생리통으로 자궁근종, 선근증, 내막증 등 골반 내 장기의 기질적 병변이 동반되어 발생하며, 생리시작 며칠 전부터 생리 내내 혹은 끝난 후에도 통증이 지속됩니다.

생리통은 보통 통증 지속기간으로 원발성 월경통과 속발성 월경통으로 구분합니다. 원발성의 경우 생리 중 48~72시간 정도 통증이 지속되는데 비해 속발성의 경우 생리 시작 3~7일 전부터 생리 후 7~10일까지 통증이 지속되는 경우가 많습니다. 하지만 이 기준만으로는 완벽한 분류가 어렵기 때문에 속발성 생리통의 의심요인을 몇 가지 짚어볼 수 있습니다.

생리통 중에서 원발성이 차지하는 비율은 약 50%이며, 증상이 매우 심한 경우는 10% 정도입니다. 호르몬의 기능에 의해 단순히 자궁 평활근의 수축이 증가하여 나타나는 원발성 생리통은 크게 심하지 않은 한 생활관리 개선 등

속발성 생리통의 의심요인

속발성 생리통	• 25세 이후, 혹은 결혼 후 없던 생리통이 생겼을 경우 • 생리 기간과 무관하게 하복부의 통증, 불쾌감이 심할 경우 • 생리가 시작된 후 시간의 경과에 따라 통증이 증가하는 경우 • 생리량과 출혈 기간이 평소보다 많이 길어진 경우

으로 완화될 수 있으며, 보통 결혼 후 정상적인 성생활과 임신, 분만을 통해 자연스럽게 없어지기 때문에 큰 문제가 되지 않습니다.

하지만 골반 내 여성 생식기관의 문제로 발생한 속발성 생리통을 단순 생리통으로 여기고 방치하면 증상이 악화될 위험이 있습니다. 특히, 생리량 과다와 같은 이상증상은 자궁근종, 자궁선근종 등의 자궁질환일 가능성이 있으니 세심한 주의와 확인이 필요합니다.

생리혈의 색과 모양

건강한 생리혈은 붉은색입니다. 생리 시작 2~3일째에 어두운 갈색을 띤다면 건강한 상태가 아닙니다. 또한 생리가 물을 섞은 듯 묽은 것도 좋지 않습니다. 체질이 약해 자궁이 차고 허약한 경우 농도가 묽어지기 때문입니다. 생리혈은 어느 정도 덩어리지는 것이 정상이지만, 자궁근종, 선근증 등의 어혈성 질환이 발생하면 더욱 덩어리져 울컥울컥 빠져나오는 양상을 띱니다.

Q. 생리가 불규칙한 원인은 무엇인가요?

첫 번째는 자궁의 기질적 질환입니다. 자궁폴립, 자궁내막증, 자궁내막증식증, 자궁선근증, 자궁근종 등이 해당됩니다. 두 번째는 호르몬 이상을 일으키는 내분비계 질환으로 갑상선기능이상, 갑상선기능항진이나 기능저하가 포함될

치료의 대상이 되는 생리불순

희발월경	생리 주기가 40일 이상
빈발월경	생리 주기가 21일 이내
과소월경	생리 기간 3일 이하, 패드 15개 이하
과다월경	생리 기간 7일 이상, 패드 25개 이상, 새는 것이 걱정되는 경우
무월경	3주기 이상, 혹은 6개월 이상 생리하지 않을 때
부정자궁출혈	생리 기간이 아닌데 자궁출혈이 있을 때

수 있습니다. 다음으로 다낭성난소증후군, 난소기능저하 등이 원인이 되어 생리불순이 나타납니다.

그러나 기질적인 질환이나 이상이 발견되지 않아도 생리불순이 생기는 경우가 흔합니다. 스트레스와 자율신경부조화, 식이변화, 혹은 원인불명의 이유로도 호르몬 불균형이 발생할 수 있습니다.

다이어트로 인한 체중 감소, 비만으로 인한 체중 증가, 극심한 스트레스 등이 호르몬의 중추인 시상하부에 영향을 줄 수 있습니다.

즉 몸과 마음에 너무 무리가 가면 시상하부에 장애가 생겨 호르몬 분비에 문제를 일으키고, 곧 배란 및 난소의 기능에도 영향을 미쳐 생리불순이 생길 수 있는 것입니다.

Q. 양방에도 생리불순 치료의 한계가 있나요?

생리불순의 치료약은 대부분 피임약입니다. 피임약은 정해진 날짜에 생리하도록 여성호르몬을 인위적으로 조정하기 때문에 복용하는 동안은 일정 주기로 생리를 합니다. 그러나 이는 자궁내막의 탈락과 재생을 돕는 것이지 배란을 도와주는 치료는 아닙니다. 시상하부-뇌하수체-난소-자궁의 축을 이루는 호르몬의 균형이 원활하지 않으면, 피임약의 효과는 먹는 동안에만 나타날 뿐 근본적인 문제는 해결되지 않습니다.

Q. 생리불순이 오래되면 왜 위험한가요?

생리불순이 오래되면 임신 가능성이 굉장히 낮아집니다. 난소의 기능이 저하돼 간혹 생리를 하더라도 무배란성일 경우가 굉장히 많습니다. 다시 말해, 생리혈은 나오는데 난자가 배출되지 않아 불임의 원인이 되는 것입니다.

또한 생리불순은 다양한 질환의 원인으로 작용하기도 합니다. 자궁내막이 두꺼워지기만 하고 탈락하지 않는 무월경이 지속되다 보면 자궁내막암이나, 유방암 같이 여성에게서 나타나는 다양한 종양들이 발생할 수 있습니다.

Q. 무월경이 지속돼 병원에 갔더니 다낭성난소증후군이라고 합니다.

다낭성난소증후군이란 초음파상으로 봤을 때 난소에서 여러 개의 난포가 한꺼번에 자란 것을 말합니다. 원래 난소에서는 1개의 난포가 자라서 배란되는 것이 정상입니다. 초음파로 관찰하면 동그란 구멍 여러 개가 마치 주머니처럼 주렁주렁 매달려 있는 것처럼 보입니다.

또한 초음파 소견 외에도 혈액검사를 통해 다낭성난소증후군을 판단할 수 있습니다. 환자의 혈액검사를 해보면 난포를 자라게 하는 LHLeutinizing Hormon, 황체형성호르몬가 2~3배 정도 높게 나타납니다. 그래서 FSHFollicle Stimulating hormone, 여포자극호르몬보다 LH가 3배 이상 높게 나타나면 다낭성난소증후군으로 진단할 수 있습니다.

다낭성난소증후군의 진단

초음파 소견	• 난소의 피질부 주위에 9mm 이상 되는 난포 10개 이상 • 난소중심부 간질이 난소 부피의 25%이상 증가한 경우
내분비 소견	• 혈중 안드로겐치가 증가 • 혈중 LH 증가 • FSH 정상 혹은 경도 감소 (LH : FSH / 3 : 1 이상) • 혈중 prolactin 증가(19~50%의 환자)

Q. 다낭성난소증후군의 원인은 무엇인가요?

다낭성난소증후군의 근본적인 문제는 바로 인슐린 저항성으로 인한 고인슐린혈증입니다. 노화나 비만, 유전적인 원인 등으로 인체에 인슐린 저항성이 생기면 다낭성난소증후군이 유발됩니다. 인슐린 저항성은 또한 2형 당뇨병과 고혈압, 동맥경화와 같은 2차 성인병을 유발하기 때문에 다낭성난소증후군 환자라면 반드시 치료를 받는 것이 좋습니다.

시상하부와 뇌하수체 이상에 의한 LH 증가, 부신과 난소 이상에 의한 안드로젠 과다 분비, 그리고 비만으로 인한 에스트로젠 과다 분비로도 다낭성난소증후군이 발생합니다. 결국 이 때문에 호르몬 불균형을 초래해 월경불순이 생기는 것입니다.

Q. 혹시 조기폐경도 발생할 수 있나요?

조기폐경이란 쉽게 말하면 만 40세 이하의 나이에 폐경이 되는 것을 의미합니다. 무월경과 폐경이후 나타나는 갱년기 장애의 대표 증상인 안면홍조가 나타나며, 진단 기준으로는 FSH 호르몬이 40 이상이 되면 조기난소부전, 즉 조기폐경이라고 진단합니다.

요즘은 AMH라는 난소 나이 검사를 통해 수치 1.5 이상은 정상, 0.5~1.0은 폐경 시작, 0.5 이하는 폐경 상태를 의미한다고 보기도 합니다. 40세 미만의 무월경인 상태에서 안면홍조 상열감, 안면부 발한 등의 폐경 증상이 동반되고, 조기폐경의 가족력이 있으며, 혈중 FSH가 증가하는 등의 제반 증상이 나타나면 조기폐경을 의심해봐야 합니다.

Q. 조기폐경의 원인은 무엇인가요?

조기폐경의 원인은 매우 다양합니다. 선천적으로 생식기능이 약하거나, 후천적으로 약물, 방사선, 또는 볼거리 등의 바이러스에 감염되어 조기폐경이 나타날 수 있습니다. 그뿐만 아니라 난소 농양이나 외과적 파괴, 수술 등으로 난소 조직을 잘라낸 경우에도 폐경이 될 수 있습니다. 자가면역질환이나 유전적 경향도 있는데, 어머니가 조기폐경인 경우 딸에게서도 조기폐경이 나타날 수 있으며, 자가면역질환인 갑상선, 루푸스 등의 질환이 있거나, 시험관시술로 과배란을 한 경우에도 조기폐경이 발생할 수 있습니다. 예를 들어, 시험관 시술 전에는 AMH가 3 이상으로 정상이었다가 시험관 3회, 인공수정 3회 시술 후 조기폐경 진단을 받은 사례가 있었습니다.

Q. 한의학에서는 생리불순을 어떻게 치료하나요?

한의학에서는 '조경調經' 즉, 생리를 조화롭게 한다고 해서 신체 스스로 호르몬 균형을 조절하도록 도와줍니다.

1. 침 치료

생리불순, 생리통 등 생식기계 문제와 관련 있는 혈자리에 침을 놓아, 자궁 내 어혈 및 습담 등을 제거하고, 자궁의 기혈순환을 돕습니다. 또한 스트레스 및 과로 등으로 간에 울체된 기운을 풀어주어 생리불순을 치료합니다.

2. 뜸 치료

여성의 몸이 차거나 생리가 잘 나오지 않는 경우에는 뜸치료를 통해 자궁의 냉기를 몰아내고, 자궁 내 기혈순환이 원활하도록 도와 생리불순 및 하복냉증을 치료합니다.

3. 한약 치료

생리불순이나 생리통 치료를 위한 한약은 간에 울체된 기운을 풀고 기혈의 부조화를 바로잡아 줍니다. 또한 개인별 증상 및 원인에 따른 한약 처방을 통해 습담과 어혈을 제거합니다. 이는 자궁과 골반강 내의 기혈순환을 원활히 도와 자궁환경을 건강하게 만들어 주며, 신장의 기운을 강화해 기혈을 보충해줍니다.

4. 치료기간

한방에서 생리불순의 치료기간은 보통 3개월 이상입니다. 그러나 증상의 경중과 유병기간, 기질적 질환의 유무에 따라 6개월 이상 장기치료가 필요한 경우도 있습니다. 이후 정상 생리가 3주기 이상 반복되면 치료를 완료합니다.

Q. 치료과정에서 주의해야 할 점이 있나요?

자궁은 정혈이 채워져 있어야 하는 장기로 간, 신장과 연관이 깊습니다. 정혈은 선천적으로 차지하는 비율이 높고 과하게 소모되고 나면 다시 채워지기 어려운 에너지입니다. 장기간의 영양결핍, 소모성 질환, 만성질환, 과로, 수면 부족, 불규칙한 식사습관 등이 모두 정혈을 과하게 소모하게 하는 것일 수 있습니다. 따라서 치료 중에도 반드시 충분한 수면과 휴식, 규칙적이고 건강한 식사습관을 지키고, 알코올과 탄산, 카페인이 함유된 커피나 녹차 등은 피하는 것이 좋습니다. 또한 아랫배와 하체를 따뜻하게 해주는 것이 중요합니다. 핫팩, 족욕, 반신욕 등이 도움이 되며, 딱 붙는 스키니진이나 배꼽티 등은 피하시는 것이 좋습니다.

Q. 생리불순을 극복하기 위한 근본적인 체질개선 방법이 있나요?

한약은 주로 약해진 자궁을 비롯해 비뇨생식기계의 기능을 끌어올리는 역할을 합니다. 호르몬 요법처럼 외부 호르몬을 인위적으로 넣는 것이 아니라, 우리 몸이 스스로 기능을 회복하는 것이기 때문에 바로 다시 나빠지지는 않습니다. 그러나 호르몬 균형 조절능력이 저하되는 생활습관이나 질환이 반복되면 다시 기능이 저하될 수 있습니다. 따라서 치료 후에도 생활습관 관리 등을 통해 자궁의 혈류 흐름이 원활하도록 신경써야 합니다.

먼저 생리할 시기가 다가오면 아랫배를 따뜻하게 해주는 옷을 입는 것이 좋습니다. 평상시에도 아랫배가 차가워지지 않도록 냉한 환경은 피하고, 쑥뜸이나 핫팩 등으로 따뜻하게 해주는 것이 좋습니다. 또한 생리 중에는 외부 오염에 감염되지 않도록 위생과 청결을 철저히 관리해야 하며 특히, 생리 중 성관계는 반드시 피해야 합니다.

이 외에도 아랫배 쪽의 순환이 더욱 잘될 수 있도록 적당한 운동이나 요가, 그리고 스트레스를 완화해주는 명상도 많은 도움이 됩니다.

유산 후 조리

생화탕, 보궁탕, 자궁튼튼운동치료

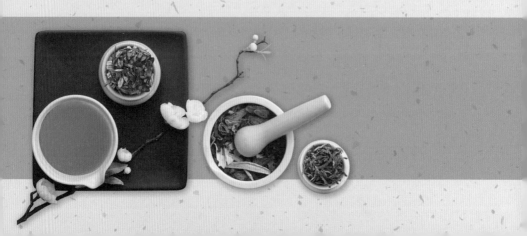

사 정 윤 원장

- 現 기운찬한의원 원장
- 인천아시안게임, 광주유니버시아드, 평창올림픽 선수촌한의원 진료원장
- 2013년 보건복지부 장관 표창
- '한국 여성의 전화' 정회원
- Stanford University : International Women's Health & Human Rights 과정 수료
- 대한한방부인과학회 회원
- 유럽생식의학회(ESHRE) 회원
- 〈공중보건한의사를 위한 임상지침서〉 5판 공저

기운찬한의원

주소 서울시 중랑구 사가정로 52길 22
   광현빌딩 5층
전화 02-491-8871

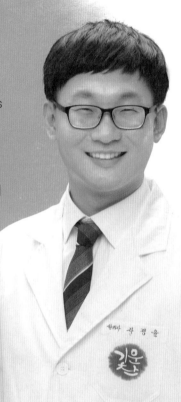

마음 조리와 몸 조리의 융합

유산 후 조리

대표요법 생화탕과 보궁탕, 자궁튼튼 운동치료

보건사회연구원의 조사에 따르면 1년간 임신이 되지 않은 난임 여성의 90%가 심한 우울증을 겪는다고 한다. 심지어 임신을 했다가 유산된 경우라면, 얼마나 가슴이 무너질까? 정신적인 충격뿐만 아니라 유산 후 제대로 조리를 하지 않는다면 산후풍이나 난임, 불임 등의 후유증까지 생길수도 있다. 그만큼 새카맣게 타버린 가슴을 안고 여성이 다시 임신을 하기 위해선 일반 임신과는 다른 특별한 준비가 필요하다.

몸 조리와 함께 마음 조리가 병행되는 체질에 맞는 재임신 준비. 나에게 맞는 건강한 재임신 준비 방법에 대해 알아보자.

유산 후 조리에 대한 일문일답

Q. 유산, 어떤 마음으로 바라봐야 할까요?

한국사회에서, 여성은 임신과 출산 문제에 관한 '왕따'입니다. 유럽생식의학회의 연구결과에 따르면, 유산의 과실비율은 남자 50, 여자 50입니다. 더욱이 한국사회에서는 남성의 생활습관이 좋지 않은 경우가 더 많습니다. 그런데 유산 이후 진료실 문을 두드리는 것은 거의 여성 혼자입니다. 다행인 점은 예비아빠가 함께 치료받는 비율이 조금씩 늘어나고 있습니다.

사회적으로, 유산은 여성의 잘못이라고 생각하는 경우가 많습니다. 믿었던 친정엄마까지 '예비맘'에게 걱정 섞인 압박을 주는 경우도 있습니다. 이런 분위기에서 여성 스스로 자책하는 것은 당연한 결과인지도 모릅니다.

유산으로 내원하신 한 여성분은 "매운 걸 먹지 않아야 한다고 했는데, 2주 전에 참지 못하고 라면을 먹어버렸어요. 그래서 유산된 것 같아요"라고 하셨습니다. 라면 한번 먹었다고 이런 일이 일어나지는 않습니다. 그 분도 라면이 문제가 아니라는 것을 알고 계셨을 겁니다. 하지만 다시는 이런 일을 겪고 싶지 않고, 문제의 원인을 해결해서 다음에는 잘 될 거라는 희망을 가지고 싶으셨을 겁니다. '환자분, 매운 걸 드시지 않으면 다음엔 잘 되실 겁니다'라는 말을 바라고 오셨던 겁니다.

'혹시 내가 ○○ 해서 잘못된 건 아닐까?'

유산 이후 많은 여성들이 이 생각으로 밤을 지새웁니다. 일단 죄책감을 덜어내야 할 필요가 있습니다. 자책을 덜어내는 '마음조리'가 유산 후 조리의 첫 시작입니다. 그리고 재임신을 위한 가장 중요한 열쇠이고, 행복한 엄마가 되어 행복한 아이를 키울 수 있는 기초공사입니다.

Q. 유산 후 재임신 준비, 왜 한방치료를 해야 할까요?

한방치료는 체질에서부터 시작합니다. 맞춤양복처럼 내 몸에 딱 맞는 치료는, 몸의 균형을 잡아주고, 무리를 주지 않습니다. 호르몬제를 통해 다섯 개의 난자를 과배란 시키면, 난소는 다섯 달 야근을 한 것과 같습니다. 때문에 붓고 더부룩하거나 메슥거리는 난소과자극증후군 등의 부작용이 발생하기 쉽습니다.

한방치료는 임신만을 목적으로 하지 않습니다. 자꾸 더부룩하고 불편한 내 속이 편해질 수 있고, 달고 살던 비염을 떨치고 제대로 숨 쉴 수도 있습니다. 피부와 어깨를 부드럽게 해주고 규칙적이고 편안한 생리를 하도록 만들어 줍니다. 편안한 잠을 잘 수 있게 해주고, 대변이 부드럽게 나가게 합니다. 불편했던 소변이 사라지고, 행복하고 쾌활해집니다. 몸의 균형을 천천히 잡아주는 일은 아주 느린 길처럼 보일지 모르지만, 실제로는 행복한 엄마와 아이가 되는 가장 빠른 길입니다.

한방치료와 양방치료를 병행하는 경우도 많습니다. 양방은 수정을 책임집니다. 한방은 건강한 정자와 난자를 만들고, 착상이 잘 될 수 있도록 엄마와 아빠의 몸을 좋게 만드는 치료를 합니다. 4,000여명을 대상으로 한 논문에서는 시험관 치료를 했을 때 임신율이 33%, 한방치료를 병행했을 때 60%까지 상승하는 것이 확인되었습니다. 좋은 정자와 좋은 난자가 나오는 비결은 엄마와 아빠의 체질에 맞는 치료를 통해 불균형을 회복하고 건강하고 행복한 몸 상태를 만들어 주는 것입니다.

Q. 유산 후 여성을 괴롭히는 문제는 무엇인가요?

크게 온도, 붓기, 영양부족, 통증, 스트레스 유발증상으로 나눌 수 있습니다.

1. 온도

유산 직후 가장 빨리 느낄 수 있는 문제는 온도 문제입니다. 유산이 되면 자궁에 상처가 나며 열이 날 수 있습니다. 보통은 하루, 이틀, 길어야 일주일이면 이런 증상은 사라지게 됩니다.

반대로 차가운 감각을 느끼는 경우가 있습니다. 시린 감각은 인대에서 느끼는 경우가 많고, 실제로 말단의 온도가 차가워지기도 합니다. 이는 유산 후 호르몬의 변화에 인체가 적응하는 과정으로 추측할 수 있습니다. 한방에서는 마치 땀구멍이 열렸는데 바람이 들어온 것처럼 추워하고 약해졌다고 해서, 주리(땀구멍의 한자어)가 열렸다고 표현하기도 하고, 산후풍이라고 표현하기도 합니다.

온도와 갑상선: 유산 후 체내 온도 문제가 오래가는 경우, 갑상선에 문제가 동반된 경우가 있습니다. 통계에 따라 다르지만 산후 혹은 유산 후 5~12%의 여성이 갑상선에 부담을 느낄 수 있습니다. 갑상선 문제는 다음에 시도할 임신 유지에도 큰 영향을 미치기 때문에, 잘 관찰하면서 치료하는 것이 좋습니다.

온도와 스트레스: 유산 후 온도 문제는 스트레스 반응과 연계되기도 합니다. 게다가 유산에 의한 스트레스로 수면 상태가 좋지 않고, 가슴이 두근거리고, 기분이 우울하고, 두통이나 메슥거림이 생기고, 식욕이 떨어지고, 목 주변에 무언가 답답한 것이 느껴질 수 있습니다. 침 치료, 한약 치료, 심리요법이 많은 도움이 되고, 장기적으로는 스트레스를 풀어줄 수 있는 생활계획을 짜면 됩니다.

2. 붓기

유산 이후 가장 많이 느끼는 문제는 붓기에 대한 문제입니다. 넘어져서 다치면 그 부위가 붓게 되죠. 자궁도 상처가 나면 붓게 됩니다. 관련된 평활근이 붓기 때문에 속이 약간 더부룩해지고, 몸 전체에도 영향을 주어 다소 부종이 생기게 됩니다. 대부분은 불편할 정도로 심하지는 않습니다. 붓기에 대한 문제는 한약치료로 잘 호전되기 때문에 걱정하지 않으셔도 됩니다.

3. 통증

유산 이후 느끼는 통증의 특징은 손목과 발목 끝에서부터 시작된다는 것입니다. 교통사고나 과로로 불편한 통증은 목이나 허리 등 척추에서 시작되는 경우가 많습니다. 하지만 유산 이후 느끼는 통증은 주로 호르몬과 영양부족에 의한 반응이기 때문에 끝에서부터 시작됩니다. 사실 유산 후 증상이라고 해서 자궁에서 통증을 느끼는 경우는 아주 드뭅니다. 아랫배가 콕콕 쑤시거나 아픈 느낌이 오래가는 경우는 산증이라고 하는, 골반질환이 결합된 경우가 많습니다.

Q. 유산 이후 언제부터 한약을 먹어야 하나요?

한약은 유산 직후부터 복용하는 것이 가장 좋습니다. 이때는 생화탕이라는 한약이 큰 효과를 발휘합니다. 자궁을 원래 크기로 수축시켜주고, 자궁에 남아있는 노폐물인 오로를 빠르게 배출시켜 줍니다. 자연스럽게 열이나 붓기와 같은 유산 후 증상 호전에도 도움이 됩니다. 한약 복용은 유산 후 사용하는 자궁 메디폼이라고 생각하시면 좋습니다. 유산 후, 산후에 생화탕을 복용하는 것이 이후 생활의 질에도 영향을 미친다는 연구결과도 있습니다. 때문에 최대한 빠른 회복을 위해 체질에 맞는 처방약을 달이는 동안, 미리 달여 둔 생화탕을 몇 일분 복용하실 수 있도록 합니다.

한약을 의사가 사용하고 있는 일본에서 생화탕을 산후, 유산 후 직후에 바로 투여한 결과 에르고메트린 등 양약 자궁수축제에 비해서 월등한 효과를 보여주었다는 실험결과도 있습니다. 그리고 종종 항생제를 드시고 계신 경우가 있는데 이로 인해 약효가 떨어지는 경우가 있습니다. 그럴 때는 식전에 한약을 복용하시고 소화기에 부담이 있는 항생제는 식후에 복용하시면 됩니다.

Q. 재임신을 위한 체질에 맞는 치료방법은?

먼저 장기적으로 유산 후유증이 지속되지 않는지 살펴봐야 합니다. 그리고 균형을 맞춰 재임신 준비 계획을 한의사와 같이 정하셔야 합니다.

생리통이란?

생리통은 Menstrual Cramp라고 하며 Mens는 생리를 의미하고 Cramp는 쥐를 의미한다. 자궁근육층이 아기씨앗이 오지 않은 자궁밭을 갈아엎는 과정에서 근육에 힘이 부족해 쥐가 나는 현상.

생리통이 심한 체질은 자궁을 튼튼하게 해주는 치료가 필요합니다.

유산 후 첫 생리는 6주 정도에 나오는 경우가 많은데, 4주 만에 나오거나 8주
가 넘어 나오더라도 큰 문제는 없습니다. 하지만 생리통이 심한 경우는 골반 주
변의 다른 장기들의 기능도 떨어져 있는 것입니다. 한집에 사는 식구들이 함께
행복과 슬픔을 나누는 것처럼, 골반 내 기관들도 비슷한 방향성을 가집니다.

생리통이 심할 때 동반되는 증상

- 자다가 일어나 자주 소변을 보러감

- 잔뇨감이 생김

- 변비나 설사가 잦음

- 배가 나옴

- 방광염이나 질염이 생김

자궁튼튼 치료

침 치료와 자기장 치료가 있습니다. 침 치료는 자율신경계와 내장, 자궁 등 평
활근 안정, 몸 균형 조절해줍니다. 자기장 치료는 인체 내 근육 운동 유도 효
과가 있습니다.

보궁탕

아랫배가 차가운 체질은 골반의 기능을 회복시켜야 하기 때문에 자궁과 골반
을 보충해주는 처방을 복용해서 회복하는 것이 좋습니다. 이를 보궁탕이라고
부르기도 하는데, 정해진 처방이 있는 것이 아니라 체질과 맥에 맞게 처방해
신체의 균형을 맞추고 골반의 기능을 회복시켜 줍니다.

> ### 습관성 유산의 경우
>
> 유산이 3회 이상 있었던 경우 녹용을 포함한 한약 치료가 필요하다. 재임신한 뒤에는 태산반석산이라는 처방을 통해 태를 튼튼하게 붙잡아주는 것이 좋다.

뜸 치료

뜸 치료는 특히 혈자리에 직접 뜸을 대는 직구방식이 효과가 좋습니다. 하지만 흉터가 남게 되므로 다른 치료법을 먼저 권유합니다. 일반적인 경우, 한약 치료만으로도 충분한 효과를 얻을 수 있습니다.

식생활 조절 및 운동

부드럽고 순한 음식을 먹으면서 과로를 피하고 체력을 천천히 올려가야 합니다. 이후 생리양이 부족하다면 신체 전반에서 영양부족증상이 나타나는 경우가 많습니다. 이 경우 채식만 하는 것은 좋지 않고, 살코기의 섭취가 필요합니다. 체력이 생기면 조금씩 운동을 시작하는데, 5분 맨손운동 정도의 아주 가벼운 운동부터 시작하는 것을 추천합니다.

스트레스 관리

스트레스가 심한 경우 갑상선 증상, 온도 증상이 오래 지속될 수 있습니다. 자신만의 스트레스 해소법을 찾아 하거나, 자존감을 회복하는 거울요법(거울 보며 자신 있는 표정 짓고 말하기)을 통해 긍정적인 마인드를 갖는 것이 좋습니다.

중 관리

임신을 준비하면서 체중이 늘거나 신혼 때 체중이 늘어난 분들이 많으신데,

BMI 기준으로 30 이상은 재임신에 영향을 줄 수 있습니다. 특히 체중이 늘면서 생리가 불규칙해지는 체중증가형 다낭성난소증후군 타입은 살을 빼는 것이 임신에 유리합니다. 한약은 살이 찐다는 일부 사람들의 오해와 달리, 한약 치료는 체중을 원래대로 조절해주고 신체균형을 맞춰주는 효과가 있습니다.

Q. 예비 아빠의 역할은 무엇인가요?

예비 아빠는 예쁜 정자를 만들어 주고, 예비 엄마에게 정서적 지지를 안겨줄 수 있습니다. 먼저 예쁜 정자를 만들 수 있는 몸 상태를 만드는 것이 예비 아빠의 유산 후 조리가 되겠습니다. 남자의 고환에는 정자를 만드는 공장이 있습니다. 이 공장은 원자재와 전기가 잘 공급되어야 원활하게 정자를 생산할 수 있습니다. 원자재에 해당하는 것은 DNA의 재료인 엽산입니다. 엽산은 여성만 먹는 것이 아니라, 남자도 반드시 챙겨먹어야 합니다. 전기에 해당하는 것은 원활한 혈액의 흐름입니다. 하지만 이 흐름을 방해하는 삼총사가 있습니다.

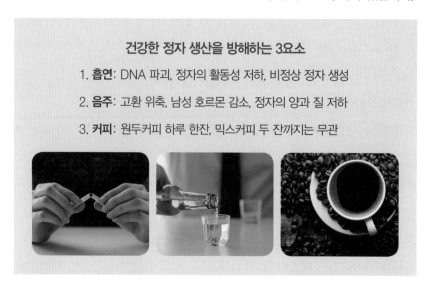

건강한 정자 생산을 방해하는 3요소

1. **흡연**: DNA 파괴, 정자의 활동성 저하, 비정상 정자 생성
2. **음주**: 고환 위축, 남성 호르몬 감소, 정자의 양과 질 저하
3. **커피**: 원두커피 하루 한잔, 믹스커피 두 잔까지는 무관

예비 아빠가 과로에 대처하는 방법

과로는 정자량에 영향을 미칠 수 있습니다.

오후 피로가 심하며 업무자체가 많은 경우, 눈의 피로를 동반하는 경우가 많은데 종아리 중앙의 승산혈부터 천천히 아래쪽으로 주물러 내려가는 것이 일시적으로 도움이 됩니다.

오전 피로가 심한데 체중이 많은 경우(BMI 30 이상), 살을 빼는 치료가 도움이 될 수 있습니다. 배가 나오면 허리가 틀어지기 쉬운데 허리의 위치를 바로 잡아 요통을 줄여줄 수 있습니다. 아침에 일어나서 발을 디딜 때 발바닥이나 뒤꿈치가 아픈 족저근막염 증상이 있다면 치료를 받아야 합니다.

오전오후가 피로하며 근육량이 부족한 경우, 기력이 없으며 소화기가 약해 치료가 오래 걸립니다. 한방치료로 체력이 호전되면 가벼운 운동으로 관리를 시작하셔야 합니다.

예비 엄마에 대한 정신적 지지

예비 엄마에 대한 정서적 지지는 매우 중요한 부분입니다. '그래서 그렇게 힘들었구나', '괜찮아, 내가 있잖아. 나도 같이 노력할게' 등의 공감의 한마디, 따뜻하고 든든한 말 한마디가 예비엄마의 몸과 마음을 조리를 하는데 가장 효과적인 보약입니다.

대한민국 한의학 명의가 알려주는 24가지 질병과 그 해답

한방이 답이다

초판 1쇄　2018년 3월 26일

지은이　매일경제TV 〈건강 한의사〉
펴낸이　전호림
책임편집　신수엽
마케팅　박종욱 김혜원
영업　황기철

펴낸곳　매경출판(주)
등록　2003년 4월 24일(No. 2-3759)
주소　(04557) 서울시 중구 충무로 2(필동1가) 매일경제 별관 2층 매경출판(주)
홈페이지　www.mkbook.co.kr
전화　02)2000-2634(기획편집)　02)2000-2645(마케팅)　02)2000-2606(구입 문의)
팩스　02)2000-2609　**이메일**　publish@mk.co.kr
인쇄 · 제본　(주)M-print　031)8071-0961
ISBN　979-11-5542-821-4(03510)

이 도서의 국립중앙도서관 출판예정도서목록(CIP)은 서지정보유통지원시스템 홈페이지(http://seoji.nl.go.kr)와
국가자료공동목록시스템(http://www.nl.go.kr/kolisnet)에서 이용하실 수 있습니다.
(CIP제어번호: CIP2018006774)